中医 热搜话题

百问百答

ZHONGYI
RESOU HUATI
BAIWEN BAIDA

王君平 著

山西出版传媒集团

山西科学技术出版社

太 原

图书在版编目（CIP）数据

中医热搜话题百问百答 / 王君平著. -- 太原：
山西科学技术出版社，2022.10
ISBN 978-7-5377-6171-0

Ⅰ. ①中… Ⅱ. ①王… Ⅲ. ①中医学—问题解答
Ⅳ. ①R2-44

中国版本图书馆CIP数据核字（2022）第168028号

中医热搜话题百问百答

出　版　人	阎文凯
著　　　者	王君平
策　划　编　辑	翟　昕
责　任　编　辑	宋　伟　杨兴华
助　理　编　辑	文世虹
装　帧　设　计	华胜文化

出　版　发　行	山西出版传媒集团·山西科学技术出版社
	太原市建设南路21号　　邮编：030012
编辑部电话	0351-4922078
投　稿　邮　箱	shanxikeji@qq.com
发行部电话	0351-4922121
经　　　销	全国新华书店
印　　　刷	山西苍龙印业有限公司

开　　　本	787毫米×960毫米　　1/16
印　　　张	30.25
字　　　数	387千字
版　　　次	2022年10月第1版　　2022年10月第1次印刷
书　　　号	ISBN 978-7-5377-6171-0
定　　　价	89.00元

致敬中医药的杰出传媒人

历史的年轮跨入2021年。回望2020年，新冠病毒来势汹汹。疫情突发，来势凶猛，没有特效药，没有疫苗，人们将期待的目光投向中医药。

中医药及时介入，全程参与，在抗击疫情的各个阶段都发挥了重要作用、初期严格隔离加上中医药的介入，有效阻截了疫情的蔓延；中药进方舱，中医包方舱，采用中医药综合治疗方案治疗轻症、普通型患者，切实降低了转重率；重症患者采用中西医结合治疗，降低了死亡率，提高了治愈率；康复期患者采用中西医结合方法治疗，改善了疲乏、心悸、多汗等症状，改善了免疫功能，修复了肺、心、肾等脏器功能的损伤，促进了患者早日全面康复。

习近平总书记指出，"中西医结合、中西药并用，是这次疫情防控的一大特点，也是中医药传承精华、守正创新的生动实践。"几千年来，中华民族能一次次转危为安，靠的就是中医药，并在同疫病的斗争中创作了《伤寒杂病论》《温病条辨》《温热论》等经典著作。大疫出良方。从古典医籍中挖掘精华，在传统方剂中寻找方法，以现代科技智慧为指引，创造性、高效率地筛选出"三药三方"，有效地降低了发病率、转重率、死亡率，提高了治愈率，加快了恢复期患者的康复。 中医药几千年的历史经验很宝贵，但也需要讲好"现代话"。在武汉方舱医院，一年轻患者经中医治疗后康复出院。他出舱时说："你们中医治好了我，但是我还是不相信中医药。因为你们说不清治好我的道理。"我的同道们很愤愤不平，我倒是说，他给中医人提出了一个新的问题，要治好人家的病，还要说明为什么能治好。古老的中医药历久弥新，我们不应只是传承精华，促进发展，还要应用现代科技去研究它、诠释它、揭示它的治病原理。这就是总书记所说的"传承精华、守正创新"。中医药走向国际是一个漫长的过程。但是，我相信中医药一定能够走出去，惠及世界的目标也一定能够实现。

中医抗疫赢得了总书记的赞誉，赢得全国人民的好评。这次抗击新冠疫情的胜利既有制度的优势、科技的支持，也有文化的因素。中华文化经过千百年的锤炼，已经深深融入中国人民的骨子里和血液中，平常时候不显山不露水，甚至还有人认为中医药陈旧、落后，但关键时刻迸发出的力量让人深受震撼！这次抗疫全国人民上下同心，守望相助，令行禁止，共克时艰，展现了理智、克己、牺牲、奉献的精神，为抗疫做出了巨大贡献。我们应该大声地说："中国人民是英雄的人民，中华民族是伟大的民族！"

在危机中育新机，于变局中开新局。新冠肺炎疫情加剧了百年大变革的演进。我在去年3月份写了一首诗"疫苗考全球"，疫情就是一场考试，但中国是闭卷考试，西方是开卷考试。不同抗疫结果形成鲜明对照，让我们更加坚定了中国特色社会主义道路自信、制度自信、文化自信。习总书记讲道："文化自信是一个国家、一个民族发展中更基本、更深沉、更持久的力量。"文化需要发扬，文化也需要传承，文化更需要具有使命担当的传承人的鼓与呼。我的朋友——王君平主任记者就是其中的佼佼者。

王君平为《人民日报》主任记者、国家健康科普专家。他以党报为主阵地，长期为中医药鼓与呼，助力传播中医药好声音，致力讲好中医药故事，是《人民日报》中医评论员。他的新闻作品多次获奖，并被中央领导批示。抗击新冠疫情，他以新闻人敏锐的视角，学者睿智的思维，全面、客观地宣传报道中医药抗疫的人和事，为正面引导舆情发挥了重要作用。一时间，"中医药"成了热词，屡上热搜。他将此汇聚成册，成为他的第二本中医药文集，定名为《中医热搜话题百问百答》。全书分为抗疫、传承、精华、守正、创新5个部分，其中收录的文章有不少是第一次公开发表。相信本书的出版会有力推动中医药的科学普及，让更多的人认识中医药、了解中医药、信任中医药、使用中医药，推动中医药瑰宝更好地维护人民健康并惠顾世界。

中医药作为中华文明的杰出代表，是中华民族在几千年生产生活实践和与疾病做斗争的过程中逐步形成并不断丰富发展的医学科学，是中国古代科学的瑰宝，是打开中华文明宝库的钥匙，也是未来健康中国建设进程中不可或缺的重要力量，更是解决世界医改难题的中国办法的重要内容。识势者智，驭势者赢。传承、创新、发展中医药恰逢其时！"传承精华、守正创新"，让中医药走向世界，推动中医药高质量发展，这不仅是全体中医人的时代使命，更是摆在当代中医人面前的历史考卷。征途漫漫，唯有奋斗。弘扬抗疫精神，增强文化自信，中医药必将发扬光大，造福人类。

"人民英雄"国家荣誉称号获得者
中国工程院 院士
天津中医药大学 名誉校长 张伯礼
中国中医科学院 名誉院长

2022年9月1日

道经千载更光辉

"借问瘟君欲何往，纸船明烛照天烧。"回顾应对新冠肺炎疫情的斗争，中医药人保持定力，沉着应战，努力探索急性病毒性疫病后救治规律，积极开拓延伸中医应对急症的新领域，提高了中医对瘟疫的临床防治水平，大力弘扬了伟大抗疫精神，让中华文明瑰宝惠及世界！

人类历史上，鼠疫、天花、霍乱等重大传染病，导致了数千万乃至上亿人口的死亡。历史上中医药对瘟疫的防控做出了重大贡献。《中国疫病史鉴》记载，西汉以来，中国先后发生过321次疫病流行，均得到了有效防控，中医药为护佑中华民族的健康做出了重大贡献。在抗击新冠肺炎的过程中，中医药明显降低了死亡率，提升了治愈率，彰显了其在疫情防控和医疗救治中的特色和优势。

长期以来，我们对中医药重大价值的认识不足。近百年来，在东西方文化的激荡中，中医药曾经历了一段痛苦、黑暗的历史时期，是党的政策使中医药获得了重生并不断冲破维艰，努力前行，特别是党的十八大以来，中医药迎来了天时、地利、人和的大好发展时机，以崭新的姿态走向新时代。

中医文化自信，源于"三个伟大"，即中医药是中华民族的伟大创造，是伟大宝库，是中华民族伟大复兴的重要组成部分。中国悠久的传统文化如同中医的"根"和"魂"。传统文化中的"天人合一"，衍为中医里的"生生之道"，几千年来，已经深深融入了中华民族的文化基因里。而中医药的复兴，也同样需要有传统文化复兴的深厚土壤。只有理解了传统文化在中国人生命态度、生活起居、生存情感中的重要作用，才能理解中医药所蕴藏的巨大意义和价值。

习近平总书记强调，要遵循中医药发展规律，传承精华，守正创新，加快推进中医药现代化、产业化，坚持中西医并重，推动中医药和西医药相互补充、协调发展，推动中医药事业和产业高质量发展，推动中医药走向世界，充分发挥中医药防病治病的独特优势和作用，为建设健康中国、实现中华民族伟大复兴的中国梦贡献力量。目前，中医药发展进入新发展阶段，广大的中医药人要抓住这个大好时机，提高"三个力"：

服务能力。中医人要不断提升自己的学术水平，提升自己解决重大疑难疾病的攻坚克难能力。2009年中医体质辨识被纳入《国家基本公共卫生服务规范》，成为首个进入国家公共卫生服务体系的中医体检项目，并在全国推广应用，为慢病防控、降低医疗支出提供了新的可靠抓手。这说明我们中医人是能够用原创思维为健康中国做出贡献的。

对话能力。在整个大的医学背景下，中西并重、中西互补，只有拿出硬核的东西才能对话，只有自己做出成绩才能对话，只有自己有贡献度才能对话。对话能力说到底就是实力！在国家"一带一路"倡议的引领下，中医药也要从本土走向海外，走出自己的"一带一路"。实现中医药"一带一路"需要具备三个基本条件，即要实现中医药的现代化转型，要有中医原创的、成熟的技术成果，要提升与沿线国家的对接能力。由此可见，有了对话能力才能走得长，走得远。

解释能力。在大科学的背景下，要通过中医药人的努力，讲好中医的故事，领会中医的智慧，不断解读它的精髓，诠释它的科学内涵，不断提高它的现代科学水平，不断增强中医药文化自信。筛选中医治疗的优势病种、适宜技术和疗效独特的方药，运用现代科研方法，在中医理论、作用机理的研究和阐释上有新突破、新进展，要发现更多的像青蒿素一样的科研成果，让更多的人理解、接受中医药，让更多的中医药科研成果走入世界科学殿堂。

如果我们把服务能力、对话能力、解释能力都提升了，那中医药事业整体格局将发生深刻的变化，将推动中医药事业高质量发展，实现"创新性发展，创造性转化"，为建设中国特色的医药卫生事业，为提高全人类的健康水平做出更大的贡献，使中医药道经千载更光辉！

中医药传承、创新、发展都离不开媒体的传播助力和引领。《人民日报》记者王君平对中医药一往情深，对中医药大方向、大事件，用大手笔快速反应，并沉下心来发现问题、思考问题，撰写了不少有深度的稿件，思考中医药传承、创新的发展路径，为中医药发展鼓与呼，受到普遍关注和赞许。最近，君平的第二本中医药文集《中医热搜话题百问百答》即将付梓，相信本书会激发更多理性的分析，让中医声音在时空的穿越中更响、更远。

国医大师
中国工程院院士
北京中医药大学一级教授

2022年9月3日

守中医之正，创医学之新

穿过时间的河流，我们迎来了2022年。

回望2020年，新冠肺炎疫情爆发，席卷全球，其传播速度之快，范围之广，发展之迅速，可谓百年不遇的全球大疫。中医药在第一时间介入了这场"战疫"。与以往相比，中医药真正全面、全程地介入了疫情防控。在疫情集中爆发，没有特效药物和疫苗，医疗资源严重不足的危急时刻，我们率先提出"寒湿疫"理论指导新冠肺炎防治，并制订相应的治法方药，拟定了通治方"寒湿疫方"，结合中医古代抗疫经验，提出用中医通治方大规模治疗的策略，并针对疫情最为严重的基层社区进行了防控模式创新，最终形成了以"中医通治方+社区+互联网"为框架的"武昌模式"。采取第一时间社区大规模集中用药的方法，不仅大大降低了高危人群发病率，阻断了轻症患者病情加重；还为政府决策提供了实时的数据支持，使整个防控关口前移、重心下沉至社区，为医疗系统恢复运转争取了宝贵的时间。该模式在孝感、黄冈、郑州、西安、舒兰等地区成功推广应用，构筑起新冠肺炎社区防控的第一道防线。

国家中医药管理局医疗救治专家组牵头制订了第三至八版《新型冠状病毒肺炎诊疗方案》中的中医方案，并组织全国专家针对恢复期患者组织制订了《新型冠状病毒肺炎恢复期中医康复指导建议（试行）》，为一线临床医师提供了切合临床需求的中医方案。我们还充分运用中医"治未病"的理论思想，开展了覆盖新冠肺炎防治全程的诊疗研究，在"未病先防、已病防变、瘥后防复"三个阶段均获得了第一手资料，科研成果发表在《药理学研究》（*Pharmacological Research*）和《医学前言》（*Frontiers of Medicine*）等权威学术杂志上。此外，我们也通过临床筛选出有效方剂"三药三方"，提升了医疗救治能力。

中医药具有丰富的文化底蕴，传承千年，历久弥新。总体来看，中医药在此次疫情防治中的整体作用和意义，主要体现在以下三点：一是中医药发挥了积极有效的治疗作用，提升了公众对中医药的认知度和认可度；二是为推进我国中西医并重特色医疗体系的建设注入了新的活力；三是发挥了中医药的独特优势和作用，为全球抗疫贡献了中国智慧和力量。正如习近平总书记所说："中西医结合、中西药并用，是这次疫情防控的一大特点，也是中医药传承精华、守正创新的生动实践。"

我亲身经历了这场百年不遇之全球大疫，可以骄傲地说，我们中医药人经受住了这场"百年大考"。如果说近两百年的中西碰撞和半个多世纪的中西医结合、中医分科等，奠定了中医千年未有之大变局、大变革，那么这次新冠"战疫"很可能成为其转折点。我们要重新衡量中医在整个医学体系中的位置，未来的医学必将走上中西医并重的守正创新之路。我们将借用现代医学的诊断和疗效评价标准，将中西医对疾病的认知放在一个新的、统一的基准上，用中医思维，从因机证治的角度，重新审视疾病，找到疾病的规律，用中医的手段解决问题。利用现代科学、现代医学等多学科的手段阐释治病的机理，进而丰富现代医学的认知。

当今社会面临着老年病、慢性病、代谢性疾病、心源性疾病、药源性疾病及新发、突发重大传染病多发等诸多挑战。振兴中医药，关键在于守正、创新和发展。我们要以传承为基础，在传承中求创新，在创新中求发展，以理论为根基，以临床为抓手，以科研为动力，以教育为保障，做好顶层设计，加强战略引领，做到"守中医之正，创医学之新"。

在这场战役中，冲锋在前的不仅有医护人员，还有媒体记者，他们第一时间深入一线，及时报道最新的疫情讯息、最真切的抗疫实例、最感人的医患故事，让全世界了解中国人民为抗击疫情所做出的努力与贡献，广泛传播中医药为全球抗击疫情所贡献的中国智慧。王君平同志作为《人民日报》的一名资深记者，对振兴发展中医药充满责任感，悉心调研，深度采访，积极宣传介绍中医药领域的各项成果。《中医热搜话题百问百答》一书是王君平同志整理的近年来中医药热点、重点事件，内容涉及中医抗疫、中医传承、中药质量、中医创新、中医发展与海外传播等多个方面，用通俗易懂的语言讲述了中医药的独特优势与作用，向部分民众澄清其对中医药的误解，冷静看待中医药领域的现状，并对中医药的未来发展进行了深入思考。希望借助本书的出版来更好地传播中医声音，让更多的人认识中医药，了解中医药，传承好中医药，共同推动中医药事业高质量发展，为全面推进健康中国建设贡献中医力量。

中国科学院院士
中国中医科学院广安门医院主任医师

2022年9月10日

目/录

传承编 ·01·

邓铁涛：为何要当铁杆中医 ·03·

路志正：治疗疑难杂病，中医为何有优势 ·07·

王琦：为啥要做传承中医的"潮人" ·12·

金世元：中药为啥要用道地药 ·18·

刘志明：中医治疗传染病的"急先锋" ·25·

吕仁和：看病是我的职业 ·31·

许润三：中医看病要学梅兰芳 ·36·

柴嵩岩：我要给中医争气 ·41·

周超凡：超凡人生超凡意 ·46·

中医种子怎样播进娃娃心里 ·51·

"西学中"为啥不是开倒车 ·54·

民间中医为啥会背黑锅 ·56·

国医大师是怎样评出的 ·58·

谁把国医大师当"招牌" ·62·

中医传承为何要遵循中医规律 ·65·

名中医为何进社区带徒弟 ·70·

酷暑难耐，中医专家有啥高招 ·75·

园艺手法如何展示中草药之美 ·79·

如何留住民族医药的根 ·84·

精华编 *·87·*

中医为何遭遇"无药"窘境 ·89·

药材质量如何保障 ·94·

道地药材如何保"道地" ·99·

中药炮制为啥不能"省人工" ·105·

中药饮片为啥不能"减物力" ·111·

如何种出绿色中药材 ·117·

西医开中药如何更稳妥 ·123·

不让西医开中药意在何为 ·126·

中药为啥不是辅助用药 ·131·

农作物也能"喝中药"吗 ·136·

"一锅煮"还需加把什么火 ·139·

"三伏贴"为啥这么火 ·142·

三伏贴究竟谁能贴 ·145·

中药禁忌如何讲明白 ·150·

低价药为何频频"玩失踪" ·153·

中药注射剂能不能放心用 ·156·

中药不良反应为啥远少于西药 ·161·

中药用量该多大 ·165·

中国之蒿如何走向世界 ·172·

守正编 ·179·

守正创新，如何让中医药永远姓"中" ·181·

遵循规律，如何让中医药根深叶茂 ·184·

传承创新，如何为中医药注入源头活水 ·187·

中西医并重，如何让中华瑰宝重焕光彩 ·190·

中医优势，如何为健康中国贡献力量 ·193·

走向世界，如何让"中国处方"造福人类 ·196·

中医药如何书写传承创新发展新篇章 ·199·

如何擦亮中医文化瑰宝 ·205·

谁来保护中医药知识产权 ·208·

传统中医如何化解现代尴尬 ·211·

中医药如何赢得信任 ·216·

打击虚假广告，如何让中医不受伤 ·220·

中医药为啥还是不受待见 ·223·

带瘤生存也能活得好吗 ·228·

"大忽悠"为啥爱傍中医 ·232·

养生为啥会走偏伤身　　　　　　　　　·235·

排毒养颜是事实还是炒作　　　　　　　·240·

"食物相克"为啥有人信　　　　　　　·244·

辟谷该不该野蛮生长　　　　　　　　　·248·

中西医并重，为啥要坚持　　　　　　　·251·

创新编　　　　　　　　　　　　　　·257·

世界卫生组织为何认可中医药　　　　　·259·

跨国药企为何跨界"吃中药"　　　　　·264·

中医药"朋友圈"为啥越来越大　　　　·269·

"一带一路"能否带火中医药　　　　　·275·

中医药走出去能走多远　　　　　　　　·281·

中医创新为何呼唤"李时珍"　　　　　·285·

中医为何要建医联体　　　　　　　　　·288·

廉价"纯中医"能活下去吗　　　　　　·292·

中医医改为啥能控费　　　　　　　　　·297·

法律能否为中医发展开出良方　　　　　·301·

办中医诊所，"门"宽了吗　　　　　　·306·

中医诊所为何遍地开花　　　　　　　　·312·

民间中医能靠本事吃饭吗　　　　　　　·318·

民间中医考核为啥引不满　　　　　　　·324·

经典名方如何焕发生机　　　　　　　　·329·

从方到药要走多远　　　　　　　　　　·332·

《中医药法》如何落到实处　　　　　　· 339 ·

抗疫编　　　　　　· *343* ·

抗疫能否彰显中医中药力量　　　　　　· 345 ·

中医战疫　能否妙手春回　　　　　　· 352 ·

清肺排毒汤是怎样诞生的　　　　　　· 358 ·

清肺排毒汤为何被中央督导　　　　　　· 366 ·

中医药使用率开始为啥低　　　　　　· 369 ·

"人民英雄"为何授予张伯礼　　　　　　· 376 ·

中医抗疫是主力军吗　　　　　　· 382 ·

抗疫能为中药注射剂正名吗　　　　　　· 385 ·

中医药临床有效，为啥不说是特效药　　　　　　· 390 ·

复阳并非二次感染，为啥是没治彻底　　　　　　· 392 ·

中西医如何结合抗疫　　　　　　· 394 ·

如何开辟中医抗疫"示范田"　　　　　　· 397 ·

"武昌模式"能打响抗疫的第一枪吗　　　　　　· 405 ·

双黄连是"人血馒头"吗　　　　　　· 412 ·

如何彰显中医药的"硬核"力量　　　　　　· 415 ·

疫情防控为何舍近求远　　　　　　· 418 ·

防疫能否见证中医实力　　　　　　· 421 ·

中医药瑰宝如何惠及世界　　　　　　· 424 ·

防治新冠肺炎，中医到底有啥良方　　　　　　· 427 ·

对付新冠肺炎，中医疗效为啥好　　　　　　· 431 ·

目录
MU LU

中医治重症，为啥疗效好 ·435·

中医抗疫，西医怎么看 ·440·

预防新冠肺炎，"艾"祛"湿"是啥 ·451·

雷神山清零，中医药参与率如何做到100% ·455·

中医战疫为何成疫情防控亮点 ·458·

后记 ·463·

中医
热搜话题
百问百答
ZHONGYI
RESOU HUATI
BAIWEN BAIDA

传承编

CHUAN CHENG

师承教育一直是传统中医教育的主流形式。师承模式将临床与教学相结合，实践贯穿始终，搭建起理论与临床转换的桥梁，口传心授，在临床中学临床，学的是望、闻、问、切的本事。

邓铁涛：为何要当铁杆中医

在"邓老凉茶"罐上，有一位身穿西服、戴细框眼镜、面带微笑的老人，他就是国医大师——邓铁涛。他一生为振兴中医大声疾呼，是一位"铁杆中医"。2019年1月10日，这位老人走完了人生旅程，享年104岁。

我是为中医而生的人

从幼时眼见父亲悬壶济世，到后来走上中医求学之路，邓铁涛始终在为中医发展奔走呼号。他说："我是为中医而生的人。"

邓铁涛1938年就曾与同学在香港合办了南国新中医学院。"中医学受轻视、歧视、排斥，从民国初的政策开始一直到今天，中医在这一百年里经常受到不正确的对待。"邓铁涛说，"自己感到中医这个宝贝不能在我们这一代人手中丢掉。"

"鲁迅的《呐喊》我读过好多次，我要像他一样去呐喊，为中国文化呐喊"。邓铁涛一生多次上书中央，为弘扬祖国医学大声疾呼。

邓铁涛第一次上书，呼吁成立国家中医药管理局。第二次上书，保下国家中医药管理局，这就是中医界著名的"八老上书"。第三次上书，为中医和西医院校合并"踩刹车"。第四次上书，重申中医不能丢，呼吁全社会对中医加以重视。第五次上书，建议中医介入抗击非典。

邓铁涛不担心中医走不出国门，而是担心中医走出去不姓"中"。他说："我们中医一定要争气。日本人曾提出，中国人迟早要到日本学中医。我现在最怕的就是中国人没把中医学好、用好，一看到西医那些方法，心里就胆怯了。中医要有底气，要为全球健康提供中国处方。"

传承中医不当"完人"

有病人向邓铁涛反映，他在中医院住院一周，医生没有给他摸过一次脉。邓铁涛愤然地说："这到底是西医的脑袋还是中医的脑袋啊？你这个医生的屁股到底坐在哪里了？"

传承中医，人才是根本。中医人才青黄不接，让邓铁涛忧心忡忡。他自嘲，中医薪火不传，我们就是一代"完人"了，"完蛋"的人。

邓铁涛说，消灭中医的不是外人，外人消灭不了中医，但中医自己能够消灭中医。

中医传承一定要培养"铁杆中医"。他多次在培训班上说："解除人类痛苦的曙光出现在东方。所以对西医的东西，大家不要迷信，对中医的东西要坚信。你做不到就是你的功夫没到。"

邓铁涛从1978年开始招收研究生，共培养硕士生27人，博士生15人，博士后1人。自身的从业经历更告诉他，中医带徒是中医教育的一

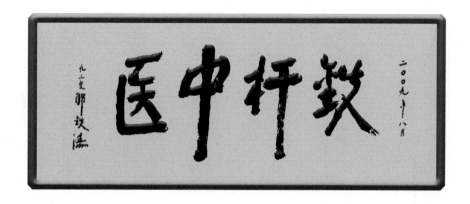

种传统方式。"书本知识毕竟是死的，临床不少疑难问题，只有法传，难以书传，需要老师在身边心传口授，方能领悟"。中医院校学生如不注重跟师实习，其学问与临证水平难以提高。

在他的倡导下，国家中医药管理局联合国家人社部、国家卫生健康委员会（以下简称"国家卫健委"）在全国推广名老中医带徒传授制度。1990年10月，首届"全国继承老中医药专家学术经验拜师大会"在北京人民大会堂隆重举行，全国首批500位名老中医开始带徒。2000年，全国中医传承面临青黄不接的困局，他振臂一呼，带头示范，号召全国名中医来广东带徒，传承中医薪火。

学好中医不仅为了生活，还应有更高的境界。邓铁涛认为，凡是中医入了门以后，真正有所成就的人，一定热爱这个事业，认为事业比自己的生命还重要。这是对祖国、对中华优秀传统文化、对中医药这门科学无限热爱的表现！

邓铁涛表示，要毫无保留地尽自己之所有教自己的学生，并提出"学我者必须超过我"的口号，表达了对继承人的热切期望。他说：

"我不保守，我对待我的儿子和学生都是平等的。在邓铁涛学术经验研修班，我自己只讲了一堂课，其余都是由我的弟子主讲，说明我有了一支可持续发展的队伍，这支队伍已经形成了。"

抗击非典，中医立功

2002年末，一种世界首次发现的烈性传染病突然袭击广东，这种疫病后来被定名为非典型性肺炎，英文简称"SARS"。当时87岁高龄的邓铁涛站出来勇敢而自信地说，SARS是瘟病的一种，而中医治疗瘟病历史悠久，用中医药可以治好SARS。之后，邓铁涛立马撰写学术文章，以便全国中医介入抗击非典时参考。

邓铁涛临危受命，抗击非典期间被任命为中医专家组组长。在他的努力下，当时他所在的广州中医药大学第一附属医院共收治了73例SARS病人，取得"零转院""零死亡""零感染"的"三个零"成绩。

中医不只是养生保健、治未病，中医并不是慢郎中，抗击传染病中医也毫不逊色。有人说，非典救了中医！从此，中医有了和西医平起平坐对抗疾病的机会。人们不会忘记为中医赢得声誉的邓铁涛。

邓铁涛行医御药80多年，一直精心研究中医理论，极力主张"伤寒""温病"统一辨证论治，为《中医诊断学》的内涵建设提出了新的见解。

路志正：治疗疑难杂病，中医如何有优势

疑难杂病治起来最棘手。首届国医大师路志正认为，疑难病治疗是中医的优势所在，在辨证论治的基础上发挥中医综合治疗优势，疑难病往往能迎刃而解。

路志正年近百岁，眼不花，耳不背，行动自如，坚持每周出诊，是我国出诊年龄最大的中医师。他常说："临床疗效是中医的生命力。多看病，就是对社会最大的贡献。"

每当临诊，我总觉得诚惶诚恐

路志正依然记得他初诊的那位患者。

那是一位十六七岁、大小便不通的患者，病情危重，脉搏微弱。路志正希望通过"温通"，把病人的小便引出来，缓解病情。病人很虚弱，坐起来时，用力过猛，昏迷过去，最终没有得救。这件事使路志正难过了很久。

路志正12岁拜师学医，17岁独立应诊，悬壶济世80年，救治了数以万计的患者。路志正说："每当临诊，我总觉得诚惶诚恐，生怕一时

疏忽而出变故。因为我们面对的是病人，是生命，生命大于天！"

"每一位患者，路老都亲自望、闻、问、切，再给我们提问。"路志正的弟子说，"每一个方子，他都反复斟酌，坚持精确、至简的用药原则。"

药不在多，而在精；量不在大，而在恰中病机。有人拿一张方子给路志正看，上面写得神乎其神，结果一研究发现，配伍乱七八糟。这种方子，被路志正称为"驴马方"——驴马吃了都未必受得了，何况是人？

"治病如御敌，贵在轻便、轻简、轻淡。临证用药如将用兵，不在多，而在独选其能。药不贵繁，量不在大，唯取其功，所谓四两拨千斤"。路志正认为，药量过大、五味杂陈、味厚气雄，则矫枉过正、损伤脾胃。脾胃受损则不能运药，产生不良反应，导致药源性疾病。路志正临证处方用药，一般药味不超过12味，每味用量不超过12克，常选质轻、味薄、性平和之品。

路志正喜欢当医生，给病人解除痛苦。他认为，中医治病，贵在辨证施治，要因人、因时、因地制宜，不能拘于古方、古法和某一经验方药，临证必须灵活变通。

有些中医一见冠状动脉粥样硬化性心脏病（简称"冠心病"）动辄就靠活血化瘀，忽视其他法则。路志正遇到一位心律失常的病人，刚出院就复发了，又来看病。路志正按湿热阻滞胃肠辨证治疗，患者很快就恢复了。"冠心病的发病非独在于心，五脏气化失常，湿、痰、瘀均可引发"。

在他的主持下，"路志正调理脾胃法治疗胸痹经验的继承整理研究"课题获国家中医药管理局中医药基础研究二等奖。临床观察结果显示，调理脾胃法治疗心绞痛显效率为60.3%，总有效率为95.3%，心电图显效率为24%，总有效率为49.4%。

满招损，谦受益；活到老，学到老

在路志正家里，客厅、卧室随处可见医书，茶几和床上摆满他正在编纂的文集资料。

黎明即起诵经典，挑灯夜读觅新知。路志正之所以成为一代名医，与他几十年来学习不辍、精读医典、学用结合大有关系。日间诊病，每每遇到疑难杂症，他就在夜深人静之时阅读大量医案，学习前人治验，并深入研究探索。

一位女患者大小便不通，饮食难进，腹胀难忍，处于极度虚弱状态。晚上读书时，路志正从《本草纲目》中找到了法子，为患者开了相应的药。其后，患者二便通利，疾病痊愈。

路志正将"满招损，谦受益"作为座右铭悬于书斋，表达自己"活到老，学到老"的决心。如今，他读书兴趣不减，如果晨间不读书、晚间不看报，就会怅然若失。他对中医经典著作中的重要章节烂熟于心，几十年过去，仍能背诵。

为何用功如是？因为中医治病方法众多，有药物、针灸、导引、食疗等方法，药物治疗又有内治、外治之分，有汤、散、丸、膏、丹、酒等多种剂型，不同方法的作用形式、起效时间、药效持续时间等均有所不同。路志正说，没有两个完全相同的病人。临证应根据患者就诊时的体质状态、病情轻重、病程长短、临床表现和生活环境等，灵活应用治疗方法，方能取得显著疗效。

中医学博大精深，入门易，学精难。要做到学用一致，以治愈疑难疾病，这就更难。路志正常感叹："做到老，学到老。"但他认为，只要树仁爱为怀之心、立济世救人之志，做到勤学、勤思、勤问、勤记、勤用，忌浮躁、浅尝辄止、骄傲自满，就一定能成为学验俱丰的医学大家。

要夯实中医基础，还要提高文化底蕴

几十年来，路志正带出的一批批研究生、留学生、进修生、学术继承人，许多都成了学术骨干和高级中医、中西医结合人才。

根据学生专业的不同，路志正区别指导：对"西学中"的学生，让其钻研《伤寒论》，结合常见病、多发病，将中医宏观调控与西医微观检测相结合，探讨一些疑难病的中西医结合之法；对科班出身、在肺病专科有研究的中医学生，路志正要求其再读《赤水玄珠》和《理虚元鉴》，提高其临床辨治能力。

路京华是路志正的二儿子，从小跟父亲练"童子功"。父亲对他要求很严，让他背诵经典古籍，甚至要比看着念流利。近年来，路京华往返于中日之间，一边跟随父亲出诊、学习父亲的经验、整理父亲的医学论著，一边致力于在海外推广中医药文化。路京华认为，中医药要做大、做强，关键要有适宜的环境和土壤。作为一名合格的中医医生，要具备文史哲基础，不仅得精通医学，还要旁通天文、地理、气象、历法等知识。

河北省廊坊市广阳区人民医院中医石瑞舫跟随路志正侍诊学习。他感觉，自己需要学习的东西太多了。路志正教导他说："学中医，得由浅入深慢慢来，学医之功在医外，不但要夯实中医基础，还要提高文化底蕴。"

路志正担任过三届全国政协委员，15年间积极建言献策，为中医药奔走呼吁：不能用管理西医药的标准来管理中医药，而应按照中医药规律，真正做到"药为医用，医知药用"。

2003年，非典肆虐。当时，中医人员没有参与非典防治。时刻关注这一疫情发展的路志正，心急如焚。在国务院举行的中医药防治非典座谈会上，路志正提出："中医人员应充分参与临床救治工作。"国务院领导听取与会专家的建议，中医进入了防治非典的主战场。

路志正的外孙郑昭瀛从小跟随路志正学习中医。他对路志正的病案逐个研习，在临床中加以实践。"中医的事，不是一个人、一个家、一个行业的事，而是全中国乃至全世界的事。"他说。如今他创办了微信公众号，希望踏上时代的节拍，凝聚更多年轻中医人的力量。

"中西医学，是两种不同的理论体系，各有所长。"路志正表示，"在临床中参考现代医学检查数据，是必要的。但是，要根据中医理论辨证论治，不要被西医病名束缚了自己的思路。"路志正说，这是他行医的心得，也是自己对后辈的期盼。

王琦：为啥要做传承中医的"潮人"

王琦，第二届国医大师，是国医大师里的"年轻人"，江苏高邮人，是北京中医药大学终身教授。

他力主行医不能只看人的病，更要看病的人，把辨体、辨病、辨证结合起来。

他说，中医要被认可，要靠疗效，要靠原创的理论体系。他开创中医体质学，用体质辨识助医生治病，帮普通人读懂自己的身体，进行自我健康管理。

一个中年汉子坐在了王琦的对面。脸色青黑，但已泛着微微的血色。年前他从江苏赶来找到王琦时，虚弱得几乎不能走路。现在，已经能稳稳端起一盆水。今天，他来复诊。跟诊的学生掏出自己的智能手机放到了王琦面前，初诊的病历、药方，还有服药之后的效果，在屏幕上一页页划过。一边看，一边想，王琦开始写方。

75岁的王琦，瞧病已经离不开手机。

来找他的患者多，外地患者又占大头，初诊开了方子，复诊来回折腾，路上很受罪。

老爷子想到了手机，不光自己存了很多病人的信息，也让学生跟患者加微信，一对一追踪病情，方子如果吃着好，就在当地抓药继续吃；非要来复诊的，也让学生提前把病情、药方、药效理清，提高看病的效率。

他常常对患有疑难杂症的病人讲："不要着急，我们会帮你想办法。"这不仅仅是一种安慰，更是中医的责任。

是看病的人，还是看人的病

中医如何被认可？王琦一直在想路子。

首先得讲疗效。"如果病都治不好，那人家肯定会说中医不行。"王琦说。在他看来，疗效就是硬道理、疗效就是话语权、疗效就是贡献度，而要实现愈人之病，不能只看病，更要看人。

"我们行医，是看病的人，还是看人的病？现在可能更多的是看人的病，丢掉了病背后的人，这是不行的。"王琦说。从人体的综合视角入手，他致力于改变中医的思维方式，采用辨体、辨病、辨证相结合的诊疗模式进行治疗，并倡导"主病主方论"，以此论述62种疑难病的诊疗。

能治好病就够了么？王琦觉得未必，中医要被国内外认可，首先要基于临床疗效，但这只是"术"的范畴，还要上升到"道"的层面，必须形成自己原创的理论体系。

王琦仍把目光聚焦在人的身上。

在40多年的时间里，他逐步开创中医体质学，以2万多例的流行病调查数据为依据，把人的体质分为9种类型，根据不同体质的差异，进行个体化的诊疗和医学干预，并将其确立为中医理论体系中一门独立的学说，成为国家中医药管理局的重点学科、教育部批准高校自主设置的目录外二级学科。

比如，治疗过敏，若从过敏原入手，不仅种类繁多，而且难以完全控制。王琦从人的体质入手，提出"过敏体质"的概念，以此用药物来改善偏颇体质，取得了良好的效果。

体质辨识不仅能帮助医生治病，更能帮助普通人防病，进行自我健康管理。

王琦带领自己的团队，编制了评价中医体质类型的测试工具——中医体质量表，通过这个量表列出的个人健康量化标准，帮助人们更加准确地了解自己的体质，以及这种体质可能导致的疾病，从而改变生活方式、饮食习惯，实现自主自助式的健康管理。

"告诉老百姓，我是什么体质、我应该怎么管理身体，才能达到少生病的目的，这也是对中医治未病的一个重要贡献。"王琦说。

目前，中医体质辨识法已被纳入《国家基本公共卫生服务规范》，这是中医药首次进入国家公共卫生服务体系。

中医的理论怎样才能被国外接受？"中医要走出去，得有充分的解释力。"王琦说。为了完善学说的理论体系，王琦积极接触现代医学，与基因学专家合作，寻找基因与体质之间的互通桥梁。

"体质之间有什么差异？咱就得从基因说差异，这样西医就能接受。我们治病跟他们不同在哪？他们从病的基因入手，我们从人的基因入手。"王琦说。

王琦认为，变，是最大的不变。一次演讲，他为台下的一群基因学专家播放了两分钟的曲子《茉莉花》。"《茉莉花》原本是民间传唱的一首小调。而现在，全世界有各种版本的《茉莉花》。当《茉莉花》

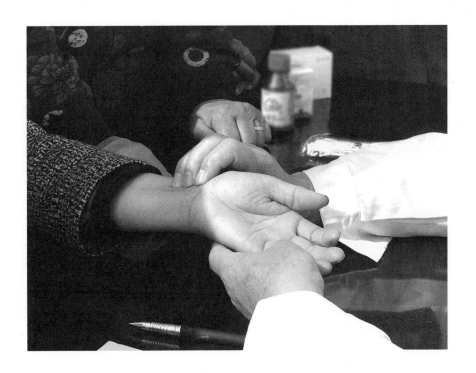

变成小提琴曲、钢琴曲的时候，《茉莉花》没变，但它的表达形式变了，传播得就广了。"王琦说。中医也是一样，"光讲传统沉淀、历史辉煌是不行的，中医回归经典只是第一步，经典还需要重生、延伸。我们不应该只回顾历史，我们的责任更在于改写历史，写下新的历史"。

如果治不好病人，我会很惭愧

行医50年，如今年过古稀，王琦仍坚持出诊。每周3次，每次5个小时以上，最多要看30个病人。王琦背不弯、腰不塌，为了少上厕所，喝水只是抿一下。

王琦说："给每个病人多争取点时间。尤其一些疑难杂症，更要问得细一些。"

王琦经常遇到棘手病例。有个病人拖着个大箱子来看病，箱子里是几床被子。他怕冷，一冷就要捂上被子。对待这样的病人，王琦总是很谨慎："我没法当场拿出好的办法，我会跟他说，你得让我回去想一想，我想好了再告诉你。"他常常跟着病人一起着急，周末也待在办公室，查病历、找资料。

"看病这事，不是因为你是大师就什么病都能治得好。很多时候我都得反思，得查文献，得看看是不是还有人比我开的方子更好。如果治不好病人，我会很惭愧。"王琦说。

除了尽心治病，医患间的关系更要清清白白，王琦一样都不想马虎。

王琦说："老老实实当医生，不难，难的是治好病人。病人那么痛苦，我再去多收人家钱，我良心上过得去吗？"

有一次，一个病人偷偷在脉枕下塞了一叠钱，被他发现了，他让对方把钱拿回去。过了几天，病人送来一盒当地的酱菜，说是土产，不值钱，就当个心意。王琦没多想，留下了。可回家打开一看，先前的那叠钱被包好放在盒子里。再想退，人早走了。咋办？对，病历！他跟学生一起找，翻出病历，找到电话号码和地址，把钱寄了回去。

不抱善念，肯定看不好病

王琦在带学生上，没少动脑子。

每年春节后王琦都会与弟子们聚会，2018年老爷子定的主题是"真善美"。"人心向善、人心向学是王老师经常教导我们的。善是放在第一位的。"学生孙鹏程说。

王琦总是说，他首先是一名医生，其次才是一个学者。"如果你只搞科研，那就一意求真、一心向学就足够了。但你作为一名医生，不抱善念、没有怜悯之心，就不可能真正了解病人的诉求，那你肯定看不好病"。

王琦自1980年开始带学生，先后培养出学术继承人9人，博士后14人，博士、硕士104人。

传承不光在"言传"，更在"身教"。一天5～6个小时的门诊下来，王琦感到特别疲劳。这时候有的学生犹豫再三，最后还是上前告诉老师有几个病人的方子没开。他说："你做得对，你这是医生的心肠。"

如果说医者仁心更多源自传统，那么在传承形式的探索上，王琦一直是个"潮人"。"中医不能光啃经典，不在当代与时俱进，保持勤进的状态，是不行的。"王琦说。

他的徒弟和学生们被戏称为"王家军"。每天早上"王家军"都会进行晨读，朗读背诵《黄帝内经》等中医经典著作，而他的研究团队和学生中都有外国人的身影。为什么不利用一下呢？王琦盘算：在中文晨读之后，让一名美国留学生带领大家进行英语晨读。那阵子，中国学生们知道了不少中医用语的英文表述，跟外国学生的交流也多了。

王琦对人工智能也很有兴趣。能不能在中医传承上借上一把力？中医的传承往往是一对一、手把手地教。让老中医的经验能够被复制，能够让更大范围的人学到，这就难了。人工智能是不是解开难题的一种尝试呢？王琦跟学术继承人倪诚提出了这个想法。倪诚接下了这个任务，成立了互联网传承工作室，把名老中医的临床经验传播给基层中医人员。倪诚说："现在我们在努力依托老师的临床经验，研发和完善中医人工智能诊疗系统，希望能够惠及更多基层的病人。"

金世元：中药为啥要用道地药

金世元，第二届国医大师，1926年生。

在他看来，人生如药，做人、做药都是一个道理——求真、恶假、重道德。从业近80年，他大力推崇道地药材，自己通过多年研习和实践，能够精准把握每种药材的真伪优劣。走南闯北中，他把中药版图和中药材鉴别本领印在自己脑中。有了辨药的真功夫，伪货、掺假货，都逃不出他的"火眼金睛"。

"羌活，伞形科植物，有蚕羌、条羌、大头羌，这是蚕羌。"一位年过九旬的老人向围在身边的弟子们讲解，"这是种植的，大家注意，种植的和野生的相比，形状有很大变化。"

作为货真质优、药效独特的代名词，道地药材被他大力推崇、积极倡导。

他就是国医大师金世元，被尊称为"国药泰斗"。

辨药：眼看、手摸、水试，练就辨伪真功夫

金世元房间的墙上悬挂着"和风盛世，杏林新元"八个大字，巧

妙暗藏着老人的名字，也恰如其分地概括了他和中医药的不解之缘。

"我这脑子里呀，装的全都是中药。一闭眼，各种药的鉴别特点、功效，就像放电影似的在眼前过。"年过九旬的金世元，一谈起中药，就打开了话匣子。

接受记者采访，他直接从药谈起。中药包括三大类，植物药最多，每种植物药用部位不同，有的是部分入药，有的是全草入药。以花来说，花入药的有17种，花朵入药的有4种，其他用花蕾。人们常说的西红花，入药的不是整朵花，而是花的柱头部分。

"你看下《中华人民共和国中医药法》（以下简称《中医药法》）第二十三条。"金世元竟然能一字一句地把这一条完整地背下来。他解释，道地药材是指在一特定自然条件、生态环境的地域内所产的药材，比产自其他地区的同种药材品质佳、疗效好。

"药材品质是由原产地的地理气候决定的。"金世元说。20世纪60年代，浙江的浙贝母曾引种到北方，专门搭上棚子，但还是失败了。

某一药材究竟是不是道地药材？通过眼看、手摸、鼻闻、口尝、水试、火试等，金世元就能精准把握每种药材的真伪优劣。从《中华人民共和国药典》（以下简称《中国药典》）来说，性状是第一项，检查方法包括形、色、味。留兰香冒充薄荷，留兰香是薄荷属植物，但薄荷是叶腋生花，叶是对生的，而留兰香花长到上头，味也不对。假药难防，关键是练好辨别真伪的真功夫。

"每到一地，我都要实地观察药材生长全貌，虚心向药农学习。"金世元走遍了大江南北的中药材主产区，对道地药材的了解越来越多、越来越深。当时交通条件有限，不少地方只能靠两条腿走着去。背着水壶干粮跋山涉水，金世元见到了药材是如何从幼苗到成材的。

一幅全国中药版图渐渐印在他的脑海中。什么样的药是好药，哪种药疗效更好，在走南闯北中，他练就了一身娴熟的中药材鉴别本领。

道地药材经过加工变成饮片，中药炮制必不可少。别看是简单切片，也是个技术活，学问不少：质地越坚硬越要切薄，反之，质地疏松的药要切成厚片。以天南星为例，需经漂洗磨成细粉，与等量牛胆汁拌匀，待胆汁完全吸收，晒至半干后切成小块。中药炮制，去的是毒性，增的是药效，金世元称之为"核心技术"。

打假：特聘为专家帮着规范各地药材市场

据金世元亲传弟子、首都医科大学的罗容介绍，在三届90位国医大师中，金世元是唯一的药师；而在药师中，他是唯一的国医大师。

当年，金世元通过北京市卫生局举办的"中医师资格考试"，拿到了中医医师资格证。他弃医从药，源于当时北京市药材公司总经理焦景成的一席话："中医缺人，中药也缺人啊！像你这样既懂医又懂药的人就更缺了。"

这份割舍，或许留下了些许遗憾，但医药兼通皆精的金世元，成就了中医药界一道独特的风景。

常年为道地药材奔波呼号的金世元，行事作风尽显道地本色。1990年，国家中医药管理局举办全国中医药知识竞赛。他的学生徐宝成当时在组委会，在填写金世元的学历一栏时，不假思索地写上了"大学"。金世元严肃地说："老师只念了几年私塾，没有学历。这样填不对。"老师的实在，让徐宝成既惊讶又感动。

求真，必然伴随着恶假。金世元对假冒伪劣药的痛恨、抨击，故事颇多，为业界津津乐道。

金世元曾发现北京市面上有两种"牛黄清心丸"、两种"苏合丸"，虽然名字相同，但成分差异很大，实际效果截然相反，误服延误病情，甚至危及生命。金世元的上报引起国家有关部委的重视，随后冒用药名的两家药厂被关停。

"种类多、剂型多，加上现在需求量大，中药的确管理难。但不符合中医药理论的、对人们身体有害的，只要我发现，就会及时抨击。"金世元说。他辨识道地药材的专长，在打假、规范中药材市场方面发挥得淋漓尽致。

20世纪80年代，全国中药材专业市场由原来的5家发展到117家。伪劣药材层出不穷、市场管理不善等问题日趋严重。全国各地药材市场展开"地毯式"检查。金世元被特聘为检查组中药鉴别专家。

要取缔一个市场，必须拿出足够的、有说服力的证据。在河北某中药材专业市场调研时，金世元在一个车前子药摊前停下了脚步，他随手抓起一把凑到鼻子前一闻，抬头对摊主说："这货有问题。"摊主不

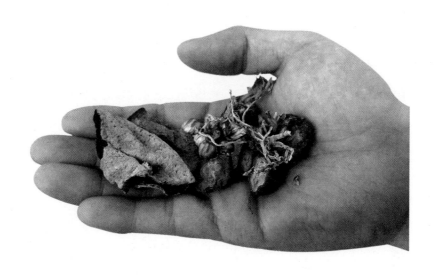

肯承认，随行的人也认为车前子价格不高，应该不至于造假。听罢，金世元说出了自己的理由："车前子没有香味，但这份有香味。香气闻着很熟，很可能是荆芥子掺进去了。"事后一查，果然掺假。

假药不但得一眼看出来，还得说出门道，让卖假药的心服口服。金世元的眼力和认真，令检查组成员深感敬佩，最终117个市场只保留了17个。

传承：带徒不光教知识，还教他们药道

既是第一期学生，又是第一批学术传承人，北京积水潭医院主任中药师翟胜利是金世元名副其实的大弟子。

金世元负责北京卫生学校中药专业的筹建，直到2007年，年过八旬才退休，翟胜利是他的第一届学生。1990年，原卫生部和国家中医药管理局在全国范围内遴选第一批500名老中医药专家作为传承指导老师，金世元成为唯一一个中药指导老师，翟胜利成为首批拜师弟子。

金世元说："我带徒弟，不光教他们知识，还教他们药道，作为中药人的职业道德。治病救人的事情，可不敢马虎。"

最让翟胜利难忘的就是跟随金世元实地探访，他说："从药材种植基地到中药饮片厂，从访问药材市场到上山采药，我们看到了中药制作的各个环节，真是广开眼界，大长见识。"

"淡竹叶和苦竹叶都长在南方，但用法还是有区别的。"金世元像一本活药典，信手拈来，学生们和金世元在一起，时常感觉自己对中药的了解实在太少了。金世元的课总是很生动，讲中药就像讲故事，天文地理、引经据典，他对每一个品种的来源种类、生态环境、产季、产

地、采收加工，甚至产量多少的了解，都可以准确具体到让人吃惊的程度。

在金世元家的茶几上，有一串手指肚大毛茸茸的植物，像佛珠一样串在一起，这是止咳良药化橘红，它的道地产地是广东化州，并不常见的化橘红，变成了一种特殊的教学道具，来金家的学生、弟子都有机会仔细把玩。

耳闻不如目睹，技艺真传离不开自身的感悟。同仁堂的细料库是其经济命脉所在，绝对禁止非本库人员进入。但为了教学，为了中药人才的培养，金世元多次找公司领导商议，最终成行。首批学术传承人李京生说，当进口天然牛黄、落水沉香等珍稀药材摆在眼前，金世元在旁一一讲解形状特征，自己通过眼看、鼻闻、手摸等强化记忆，药材的真谛就此深埋心中。

"现在道地药材正在渐渐减少，且不说加工的问题，原材料的保

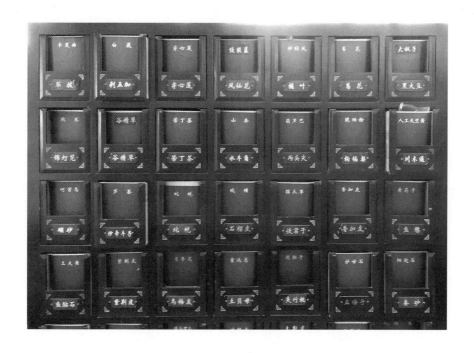

证至关重要。还有药材的鉴别要点，再不总结，恐怕都要失传。"金世元说。

罗容是金世元第一个也是唯一一个传承博士后。罗容说，传统的中药鉴别技术已经定型，在总结完善的基础上，要运用现代技术去挖掘提高，把老师的学术思想全面传承。

"我都90多岁了，能带的弟子有限了。你们要尽快组建个团队，把中药绝活传承下去。"金世元对孙女金艳说。

在北京市朝阳区卫生健康委员会的统筹下，包括李京生、鞠海、于保墀、金艳、罗容等在内的金世元亲传弟子，成为"北京市朝阳区中药特色技术传承工程"指导老师，13名中药师和48名中医大夫有幸成为金世元再传弟子，形成了朝阳区中药特色技术传承团队，并率先在朝阳区建立了医疗机构中药饮片质量监管团队。据不完全统计，金世元及其亲传弟子和再传弟子开展专业培训中，各地参培人员达千人次。

刘志明：中医治疗传染病的"急先锋"

刘志明，生于1925年，湖南湘潭人，第二届国医大师，首届首都国医名师，中国中医科学院广安门医院主任医师。从青衿之岁到白首之年，从师承名医到独立行医，从悬壶三湘到名扬全国，从名满杏林到桃李满园，刘志明走上了人生辉煌的顶点。他擅长治疗外感热病及内科疾病，对温病、伤寒等外感急症具有独特见解，疗效显著。

在广安门医院国医大师工作室，笔者见到一位面色红润、满头白发的老者。他身穿深蓝色的西服，上衣口袋插着两支钢笔，一件白色衬衣紧扣着风纪扣，腰板挺得笔直。从医近80年，他出门诊时在白大褂里面穿正装，看病从没有半点儿马虎。他就是国医大师刘志明。

传染病组治愈率高达90%

一端是湖南湘潭市中心医院传染病区医生工作站，另一端是广安门医院远程会诊中心，两地医生为湘潭4名新冠肺炎重症患者远程会诊。

刘志明团队详细询问了4名患者的病情，发现患者舌苔非常厚腻且偏黄，判断新冠肺炎属于中医的湿热类型。"这种疾病非常棘手，不可妄用清热解毒，主要参考瘟疫、冬温、湿温的防治方法。"刘志明口授给患者开方施药。

广安门医院主任医师刘如秀是刘志明的女儿。2020年2月，她牵头组建了一个名为"抗新冠肺炎刘老团队公益医疗组湘潭"的微信群，与湘潭抗疫一线医务人员在线交流会诊。经过悉心调治，6名危重症患者（包括1名上了有创呼吸机的患者）全部治愈出院，无一例复发。通过远程会诊，团队还治愈1名黑龙江新冠肺炎患者。

治疗传染病一直是刘志明的强项。15岁时，他拜当地名老中医杨香谷为师。跟随年逾六旬的杨香谷出诊，对于高热病人，往往两三剂药下去，病人热退身凉，非常灵验。这激发起刘志明学习温病的热情和兴趣，对他的中医生涯产生了深远的影响。

在广安门医院一楼门诊大厅，有一张中国中医研究院（现改名为中国中医科学院）建院65周年时的合影。当时年仅29岁的刘志明位列其中，也成为合影中唯一的现存者。1954年，他被点将入京，与蒲辅周、冉雪峰等名老专家成为该院第一批医疗科研人员。他担负创建全院八大组之一"传染病组"的重任，成为中医治疗传染病的"急先锋"。一切从零做起，从制定规章制度，到自己动手制作科研设备，短短1年时间，初步担负起中医防治传染病的职能。刘志明回忆说："当时传染病组治愈率高达90%。"

1955年，石家庄、北京暴发流行性乙型脑炎，患病人数众多，死亡率高。刘志明受命于危难之际，率领全组成员主导全国中医防治乙脑的工作，并在北京、浙江、辽宁建立起传染病医院。此后，北京地区流行小儿病毒性肺炎，刘志明和几位西医儿科专家一起开展研究，采取西医出诊断，中医出方案的策略，很快阻断传染病的流行。

非典肆虐时，刘志明通宵写材料为中医药防治非典献策献方。中央领导点赞了他的发言，把他开出的3个处方转交国家中医药管理局，并要求"重视中医，让中医参与治疗非典"。事隔18年，刘志明笑言，也不知当年为啥有那么大的勇气！

时至今日，刘志明当年运用中医药治疗传染病，力挽狂澜的事迹还为人津津乐道、难以忘怀。

实现中西医高水平结合

"不能用安宫牛黄，病人用不起，也退不了热。"刘志明大声说。

刘志明曾接诊了一名高热昏迷的患者，患者牙关紧闭，都没法观察舌象。有医生建议用安宫牛黄丸。"首先要退热。如果24小时热不退，病人就会有性命之忧。"刘志明坚持用白虎汤，石膏用量加大到500克，汤药灌下去了，病人的热慢慢退了。刘志明不断调整处方，在病房守着病人观察病情，直到病人脱离危险。

治急诊患者、挽救危重症病人，刘志明当惯了"急先锋"。在门诊中遇到越来越多的慢性病，尽管有点不习惯，刘志明决心要当"慢郎中"。在医院老门诊楼出诊，刘志明逐渐变成了主力军，每次需要看50~60位病人，有时连卫生间都顾不上去。

治疗慢病，类风湿性关节炎最为棘手。一位31岁的外国患者长期大量使用激素，病情无好转，导致股骨头坏死，行走困难，连洗澡都需要人帮忙，丧失了劳动能力。经过多方周折，患者慕名来到医院就诊。

刘志明辨证为肝肾两虚，湿热交阻，重用甘草及生地，以泻火解毒、凉血润燥，患者病情逐渐好转。当用到100剂中药时，患者完全停用了激素和其他西药。再接再厉，患者继续服用100剂中药，能够独自来中国看病，病情得到控制，恢复正常工作。最后一次来看门诊，患者用生硬的汉语告诉刘志明，他已经结婚成家，感谢医生给了他第二次生命。

一个外国人认可中医，在于中医疗效的判定有了量化指标。这打破传统中医仅凭症状、体征进行疗效的评价的局限，为中医的有效性、科学性提供了令人信服的客观依据。在刘志明看来，中医学可将现代科学有机融入其中，以此作为望、闻、问、切的延伸，一方面弥补中医直观感觉的不足，提高中医疗效；另一方面通过对检查结果的分析，进行微观辨证，丰富中医的辨证依据和内容。

微观辨证与宏观辨证相结合，为提高中医临床疗效探出一条新路。刘志明发现，大部分慢性肾炎患者尿液浑浊，经检查红细胞、白细胞等指标偏高，这是湿热毒邪存在的微观标志。以此为依据，刘志明对此类患者不再一味温补，而是增加清热利湿的中药品种，临床疗效明显。

刘志明提倡中医与现代科技有机结合，但反对依赖设备、仪器进行诊断，单凭实验报告处方用药。中医发展应立足于中医整体观念、辨证论治的根本，将现代科学技术中可用的成果和西医的某些检测方法，有选择地吸收过来，既为我所用，又避免西化。刘志明深感，实现中西医高水平结合，不仅治疗效果更好，还能促进我国医学的进步。

在临床培养上注入中医思维

63岁的丹某被诊断为冠心病心绞痛，反复发作9年，服药只能缓解症状。刘志明采用滋肾通阳的办法，调阴阳，和气血，标本兼顾，攻补兼施，先后开了14剂中药，使频繁发作的心绞痛完全缓解，心电图恢复正常，其他疾病得到改善。外出工作半年多，丹某虽有劳累也未再发病。

以冠心病的治疗为例，刘志明在临床中发现，冠心病为年老体弱者多见，发病年龄与中医学肾元始衰的时间相吻合。他提出，年老正气亏虚，其中尤以肾元匮乏为要，此为本病肇始之因。以"补肾""通阳""祛邪"三法结合治疗，并据此创制出通阳滋肾之方药。刘如秀组建科研团队，应用现代科技手段，揭示通阳滋肾方治疗冠心病的机理，并精心研制出冠心爽合剂。目前，该药已申报国家发明专利。

刘如秀是刘志明的女儿，也是他最为得意的弟子。她原先是个西医师，毕业于湖南湘雅医学院，在中南大学湘雅医院工作14年，毅然进京随父学习，如今是广安门医院中西医结合主任医师。国医大师刘志明传承工作室成立以来，刘如秀团队系统总结了刘志明学术思想体系，形成了"冠心病—胸痹心痛辨治""高血压病—眩晕病辨治"、心律失常等多个病种的特色诊疗方案，得到了中医药界的广泛肯定。

如今，女儿成为刘志明的首批学术继承人，让他颇感欣慰。自1978年恢复研究生制度以来，刘志明被确定为硕士研究生导师、全国首批博士研究生导师、首批博士后指导老师。1990年，刘志明又承担起第一批全国老中医药专家师带徒工作。刘志明说："我是名临床大夫。这几十年带了很多徒弟和学生，深切体会到中医学实践性很强。中医药传承要坚持早临床、多临床、反复临床，在临床技能培养上注入中医思维，发挥好中医药的独特优势和作用。"

回望从医路，刘志明因仁心，得仁术，既救疾苦，又获真知，受益终生。他希望每一个初涉杏林之人，必先修德，诚心正意，方可学仁术，而成苍生大医。

吕仁和：看病是我的职业

吕仁和，生于1934年，山西人。第三届国医大师，北京中医药大学中医内科学专业博士生导师，国家中医药管理局重点学科中医内科内分泌学科和肾病重点专科学术带头人。1956年考取北京中医学院（现为北京中医药大学），成为新中国首届中医大学毕业生。1962年8月毕业后，他一直在北京中医药大学东直门医院从事临床工作至今，诠释着"学宗岐黄、医道仁和"的大师风范。

出诊近60年，87岁高龄的吕仁和坚持每周出诊两次，只是有点耳背，病人如果说话声音低了，就得由跟诊的学生充当"麦克风"。在东直门医院朝阳苑，笔者见到吕仁和时，他刚刚结束住院治疗，身体恢复得不错，用浓浓的山西口音说："我没做什么，看了一辈子病，看病是我的职业。"

一张方子解决一组问题

糖尿病是一种终身性疾病，发病率高、并发症多、病因复杂，"治愈"不易，吕仁和却与糖尿病较上了劲。

时隔多年，吕仁和清晰地记得患者刘大妈。在吕仁和的精心治疗下，刘大妈血糖指标正常了。指标一正常，她就管不住嘴，大吃大喝，胡吃海塞。她最爱吃雪糕，一连能吃5~6支。刘大妈一犯病就来找吕仁和治疗。最严重的时候，眼睛也看不到了，尿也尿不出来了，原因是她的脾气太大，与丈夫、儿媳吵架。旧的问题没解决，新的问题出现了，吕仁和辨证施治，对证下药，一张方子解决一组问题，不停地调整中药处方，降血糖、控血压、清肝火……终于让刘大妈的指标恢复正常。

能够降住纠缠刘大妈多年的"糖魔"，源于吕仁和对糖尿病的独特认识。古人将消渴分为三消：上消、中消和下消，"三消"治疗法则被写进教科书。在临床中，吕仁和发现消渴病（糖尿病的中医病名）病情纵向发展，渐趋严重。他根据《黄帝内经》的论述，将消渴病分为脾瘅、消渴、消瘅三期进行辨证诊治，有利于研究糖尿病不同阶段的证候表现、病机重点及预后，以便采取相应的干预措施。

从"三消"辨证到"三期"辨证，吕仁和为中医治疗糖尿病拓展全新思路，形成了糖尿病及其并发症分期辨证、防治"二五八"方案，"六对诊治"，糖尿病肾病"微型癥瘕"病理学说，慢性肾脏病分期辨证等学术思想和经验，帮助无数患者坚强、乐观、有尊严地对抗病魔。

拥有美好生活且活得长久，才是糖尿病患者最大幸福。吕仁和把健康和长寿作为糖尿病治疗的两个目标，也就是"二五八"方案中的"二"。他说："对于糖尿病，这样目前还无法彻底治愈的终身病，应该尽可能减轻症状、减少并发症，提高患者的生活质量，让患者活得更健康长久。"

不开"大锅饭"药

"双肾、膀胱未见异常"。72岁的黄奶奶一遍遍地读着B超报告单，她有点儿不相信自己的眼睛。

在87天之前，黄奶奶还处在崩溃的边缘，她的左肾检查发现大量积水，不及时治疗容易造成肾坏死。跑了好多家大医院，治疗方案就是戴尿袋子。她心有不甘，这怎么见人呢？在她无望之际，经人推荐找到了吕仁和。

吕仁和耐心地听完黄奶奶的诉说，好像看透了她的心思，画了肾的结构图，讲述了肾的工作原理。"只要残留尿不超过100毫升，就不会回流到肾，就不用戴尿袋子。"吕仁和的话驱散了黄奶奶心头的阴云。

第一次门诊给黄奶奶留下深刻的印象，吕仁和还给她在处方的背面写了三句话：不能过劳，自己不觉得累；不能着急生气；饮食适度（不太饿、不太饱）。"吕大夫不只是药疗，还有话疗，句句话说到心坎上。"黄奶奶说。

治疗1个月，B超检查只有少量积水；2个月，检查未见异常（没有积水）。黄奶奶心里有点不踏实，就做了第3次检查，真的没有积水了。从不治之症到可治之病，她感觉生活重新有了前途。"在这严寒的冬季里，是你用精湛的医术解除了我的忧虑，用真挚的关怀温暖我的心……谢谢你，我尊敬的医生。"黄奶奶写了一长段话表达对吕仁和的感激之情。

包括黄奶奶在内，吕仁和记不清给多少患者看过病。他开处方习惯一排写4味药，一般会写4排，算下来就有16味药。"用药要轻巧，方子要小一点，不能开大锅药。"吕仁和说，不同症状用不同的药，方子越开越大，结果成了大锅药。即使是治好病，也不知是哪个药起作用。他从《伤寒杂病论》等中医经典中寻找小方子，不断地减少用药数量。如今，吕仁和的处方一排只写3味药，一般只有8~9味药。这样既能治病保证疗效，还减少用药量，避免不良反应，减轻患者用药负担。

你看到墨迹能想到啥

"定海神针""卡脖子""一招鲜"等13个对科研求索道路的妙喻，成为讨论的热点。在吕仁和国医大师传承工作室，吕仁和带着弟子们举办了一场别开生面的学术讨论会。会后，每位弟子被要求提交一份正式的报告，贴上自己照片，标注上导师的名字。一位博士生说，研讨会是场学术盛宴、一次难得的提升机会。研讨报告是同门弟子同台竞争，让自己不敢有丝毫的懈怠。

从事中医教育50余年，吕仁和已培养博士后3人、博士17人、硕士18人，带教学生400多人。他对学生的要求非常严格。

2021年，吕仁和与赵进喜、王世东联合招收、指导博士生。在面试时，他别出心裁地向考生展示一张滴有墨迹的白纸，询问其："你看到墨迹能想到啥？"吕仁和喜欢引导学生用联想、推理等方法提高记忆能力，提倡学生节省时间，提高效率。"不只是注重学生品格、道德的教育，我注重培养学生的能力。"吕仁和说。

吕仁和传承了施今墨、秦伯未、祝谌予等北京名医及原北京中医学院名师的思想。在学术上，他特别强调《黄帝内经》的学习，这是来

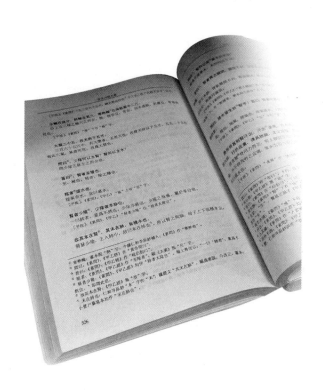

自祝谌予的影响。吕仁和回忆："祝谌予认为，中医典籍浩如烟海，必须要抓住重点，重点就是《内经》。"祝谌予还带着吕仁和到施今墨家里跟师抄方。"中医要发展，第一是古为今用，突出能用；第二是洋为中用，力求好用。施今墨的教诲让我受益终生。"吕仁和说。时任卫生部中医顾问的秦伯未也在北京中医学院授课，每星期都要查房。吕仁和记得，在病房里，秦伯未最喜欢讲《内经》的阴阳平衡学说，还要求大家背诵。秦伯未的学术思想对吕仁和影响至今。

"承古求用，关键在用。学习古人的东西关键要联系现代临床，学以致用。纳新求好，关键在好。学习今人的知识是为了提高临床疗效，促进中医学术进步。"吕仁和要求青年中医熟读经典，打好中医的基石，与时俱进，不断更新知识宝库，让中医药走向世界，让中医服务更多人。

许润三：中医看病要学梅兰芳

许润三，1926年10月出生于江苏省阜宁县，第三届国医大师，著名中医妇科临床家，中日友好医院主任医师，兼任中国中医药促进会中医生殖医学专业委员会特聘专家。许润三的"润"字有"诗书典藏以润屋，饱学大度以润身，救人治病以润德"之意，正是他耕耘杏林的写照。

在中日友好医院国际部320诊室，一位鲐背老人拄着手杖每周五上午在这里出诊。他就是许润三，眼不花、耳不背、思路清晰，一周7天只休息两个半天，其他时间都在为病人看病。"看病就是我最大的长寿秘诀。身为一个医生，治病救人是最应该做的。社会还需要我，病人还需要我，我就不能离开临床。"许润三说。

一辈子搞好一个病就行

时隔多年，许润三清晰地记得他治的第一例输卵管不通的患者。北京市和平西桥的高某，结婚多年，一直怀不上孩子。经许润三治疗，她终于圆了当妈妈的梦。她抱着孩子来看许润三的照片，还刊登在当年的《北京日报》上，引起不小的轰动。

刚到北京中医学院（现北京中医药大学）时，学院师资力量不足，临床、教学任务繁重，许润三一个人承担编教材、教学和临床带教等工作。1961年，他调到东直门医院成为妇科教研室主任，将研究领域由内科转向了妇科，一干就是60多年。

1984年，许润三调入中日友好医院，担任妇科主任。30多岁的张某怀孕无望，慕名来到医院找许润三治疗。堵塞的输卵管疏通了，她挺起大肚子。成功怀孕的消息被《健康报》刊登后，找许润三治疗不孕症的患者更多了。

中医治疗输卵管不通，并非易事。当时中医没有输卵管阻塞的病名，也没有对应输卵管不通治疗的中医具体疗法。这让许润三伤透了脑筋，如何用中医思维去治疗现代医学概念下的疾病呢？

"我最引以为豪的，就是运用中医成功治疗输卵管阻塞性不孕症。"许润三感慨。参照西医影像学对输卵管阻塞的诊断，许润三发现这与中医学体系中"瘀血病证"极为相似。最终，通过将西医输卵管造影检查与中医经典思想及处方相结合，也就是基于中医妇科的胞宫、胞脉、胞络等概念，许润三创建性地提出，中医所说的胞脉相当于输卵管，而输卵管阻塞的病理机制则是由于瘀血内停，胞脉闭阻，使两精难以相遇而致不孕。他运用中医理论系统地论述了输卵管阻塞的病因、病机，并确定了中医病名、诊断要点和特色疗法，形成了一整套衷中参西、中主西随，行之有效的中医诊疗方案。他选用经典名方张仲景的四逆散加味组成新方"通络煎"，给药途径既有中药口服，又有中药灌肠，贯彻全身调整与局部治疗相结合，使中医治疗该病取得明显疗效。如今这一学术思想和治疗方法得到广泛推广和应用。

现代辅助生殖技术越来越成熟，许润三还在治疗不孕证。以前是输卵管不通的患者多，现在是辅助生殖技术中遇到各种新问题的患者增多，平添了治疗难度，年过九旬的许润三在临床上孜孜以求。他说："梅兰芳一辈子只演了一个角色，票房那么好。中医看病要学梅兰芳，一辈子搞好一个病就行。"

我要对她们的生命负责

"妇女很伟大。没有妇女，就没有人类，就没有社会。"这是许润三经常挂在嘴边的一句话。

为了解决妇女生育难题，许润三也是蛮拼的。由于当时的特殊政策，不少中医不敢治疗不孕症，但许润三不信邪，依然为患者把脉开方。他满有把握地说，治疗不能生育的妇女，不是违反政策，而是保障她们的生育权。1987年，他的研究成果荣获国家中医药管理局科技进步二等奖，换来无数输卵管阻塞性不孕症患者灿烂的笑脸。

治病如打仗，用药如用兵。许润三用药主张"稳、准、狠"。所谓"狠"，就是要求药味少而专，但分量大。要做到"狠"，就必须辨证准确，在此基础上才能"稳""准"。一位崩漏（功能性子宫出血）日久不愈的患者乏力、气短，许润三辨证为气虚不摄血，开出包括生黄芪、当归、三七粉、瞿麦4味药组成的处方，其中生黄芪100克、当归30克。不用如此大的量，就不能益气养血治崩。吃了许润三开的药，患者终于不崩不漏，回归正常生活。

"不入虎穴，焉得虎子"，这是许润三救治患者时的口头禅。他依照病情用药，敢用猛药和毒药，只想着为患者治病，而不考虑个人得失。他曾为一位重症患者开了三生饮处方，生附子用量太大，连药店都不敢抓药，他们劝许润三说，别把患者吃坏了，毁了自己的前程。他轻描淡写地说："我属虎的，不怕虎。"在他的坚持下，患者按方服药，重获新生。一位孕妇下肢静脉曲张，许润三给患者用了活血药以改善末梢血液循环。为孕妇用活血药，是医者大忌。许润三却说："患者找到我，是对我最高的信任，我要对她们的生命负责。"

许润三的医者担当，与他当年被中医救命的经历有关。许润三18岁时染上了疥疮，全身水肿，有一次昏迷了两天两夜。走投无路之际，父母请来了当地名医崔省三为昏迷中的许润三医治。一服中药灌下，10多个小时之后许润三慢慢转醒。许润三通过中药调理，病再没犯过。正是这一次救命的经历，让许润三与中医、与启蒙老师崔省三结下了不解之缘。

治疗不孕症，面对的不只是不孕的妇女，还有渴望新生命的整个家庭，许润三将岐黄春暖送达千家万户。正是这份仁心仁德，让他赢得了患者和晚辈医生的尊重，他们会发自内心地称呼许润三为"许爷爷"。

学好中医不容易

一位47岁的患者面色苍白、头晕、乏力，尽管月经周期规律，但量多如注。B超显示子宫多发肌瘤，最大的直径约8厘米。患者惧怕手术，慕名找到许润三治疗。许润三辨证为气血虚弱，给予人参归脾汤加减治疗2个月。复诊时，患者感激地对许润三说，再到那特殊的日子，她也不用提心吊胆了。经量明显减少，血红蛋白由70g/L增加为100g/L，多发肌瘤最大直径缩小到约5厘米。经过1年的治疗，患者自然过渡到绝经，子宫肌瘤也逐渐缩小。

许润三历来以中医为重，但并不排斥西医，常常会借鉴西医的方法和一些思想指导中医临床。在许润三看来，中医辨证和西医辨病都有其不足之处，应把两者有机地结合起来。根据不同情况，他总结出"无证从病、无病从证、舍病从证"等辨识和治疗疾病的方法。对于临床无明显症状疾病的治疗，以辨西医的"病"为主，根据其发生的病因及病理变化，归属于中医相应病证，给予对应的中药治疗。

"老师的思想非常'时髦'，对于前沿的科技成果十分关注。在输卵管不通治疗取得成功的基础上，还想着如何把现代先进技术融入临床之中，脑海中始终在思考着临床创新。"中日友好医院中医妇科主任医师王清说。许润三注重培养学生"师古不泥古"的精神，要求学生们要"勤学善悟"，既要关注中西医的现代研究，又要精勤于自身的临床实践，融会贯通，逐渐形成自己的独特诊疗体系。

许润三的学医之路，起步于学徒与攻读中医经典。1949年，许润三拜崔省三为师。崔省三每日前来寻医问诊的病人不计其数，因此侍诊老师成了许润三的必修课。老师没有时间给自己详细讲解，这让刚刚开始学习医术的许润三十分犯难，崔省三意味深长地说："你身边有很多书籍可以学习。"就是这句话让许润三恍然大悟，他将精力放在了老师收藏的中医经典古籍上，每晚休息时间借着微弱的烛光背诵中医经典。诵读经典和临床侍诊使许润三充分领悟到，老师的真传就藏在他出诊的过程中。

回望学医从医路，许润三总结，经典阅读后需要时间去反复临床实践，临床不足再回头读书，与同行交流，回到临床验证，这种循环渐进、学用反复循环才是最切实有效的方法。成为一名好中医，需要经过反复打磨。许润三感叹："学好中医不容易！"

柴嵩岩：我要给中医争气

柴嵩岩，女，1929年10月出生。第三届国医大师、全国名老中医、中国中医科学院学部委员、北京中医医院妇科主任医师。行医70年，被誉为"送子观音""子孙奶奶""杏林凤凰"，荣获"全国中医药杰出贡献奖"、2020年"最美医生"称号，第十七届宋庆龄樟树奖。她擅治女性闭经、不孕症、妊娠病及女童小儿性早熟等疑难病症，形成了独具特色的"柴嵩岩学术体系"，惠及患者近百万人次。

从1957年毕业至今，柴嵩岩一直从事临床一线工作。她诊脉总用左手，因为左手触觉敏感，能更好地把握病情。因为长期用左手诊脉，肩背部有严重的变形，每次出诊都忍受着肩背的疼痛。她却说："帮一个是一个，那是帮助一个家庭。治病救人是爱的事业，是善的事业，我期望让更多的人救更多的人。"

在西医生理基础上，运用好中医理念

当啷一声，一把镊子被扔到手术室的地面上。递镊子的柴嵩岩吓呆了，她被喝令停止参与手术。柴嵩岩当时20岁出头，跟随北京大学医学院吴阶平教授和李家忠教授做手术。在紧张慌忙中，她的隔离衣前襟蹭了污染区。吴阶平脸色变了，李家忠更不客气，直接让她贴墙根站着。后来，吴阶平说情，罚站10分钟后，她加了件手术服才再上台。柴嵩岩永远记得这件"丢人"事，她立志要做一名像老师那样严于律己、有担当的医生，把患者的安全健康放在首位。

柴嵩岩跟师学习西医，源于1952年国家倡导中医学习西医。北京大学医学院面向全国招收一批中学西五年制本科生。拿到新中国第一批中医医师资格证的柴嵩岩，幸运地被录取，吴阶平成为她的班主任。柴嵩岩是新中国唯一一批由国家培养的中医学习西医本科生。通过5年的学习，子宫、垂体、卵泡等生理学和病理学的知识，让柴嵩岩的中医妇科知识更加清晰，让中医思维更有指导性。柴嵩岩说："在治疗女性内分泌方面，学习西医知识、运用现代科技，中医妇科会扩大体系视野，更好地展现中医妇科学的优势。"

卵巢早衰、多囊卵巢综合征、子宫内膜异位症被称为世界性医学难题。特别是近些年来，越来越多的卵巢早衰导致的不孕症患者慕名求医。卵巢早衰被医学界认为几乎不能逆转，经柴嵩岩妙手治疗，30%左右的患者卵巢功能得到一定程度的恢复，5%左右的患者成功怀孕生子，创造了中医药学的奇迹，也令西方医学叹为观止。不少国外患者慕名来治疗。她们治愈回国后，当地医生赞叹说："中医好像在云彩里，摸不到呵。"

柴嵩岩的诀窍在于中西医融会贯通，在西医生理基础上，运用好中医理念。一位患者被西医诊断为不孕症。在她绝望之际，柴嵩岩为她边把脉边说："尽管你的脉细滑无力，但还是有希望的，河没干，还没露底。河里养不了鱼，原因在于血亏闭经，用扶的办法来充实，培植好根，还是有生命力的。"果不出所料，在柴嵩岩的精心调理下，患者终于怀孕了。她和老公商定，给孩子起名叫松泽，意为受柴嵩岩的恩泽。柴奶奶是全家的恩人。

在70年从医经验的基础上，针对与女性月经和生殖生理密切相关的三大要素——血海、胞宫、胎元，柴嵩岩提出了包含"水库论""土地论""种子论"的"妇人三论"学术思想，并以此作为女性不孕症治疗遣方用药的依据，为众多几乎绝望的家庭带来新生命。

只要有一线希望，我愿尽我所能去帮助她

柴嵩岩有很多已泛黄的病案本，上面密密麻麻地记录着她从医以来遇到的典型或疑难病例。

"只要有一线希望，我愿尽我所能去帮助她。"柴嵩岩说。20世纪60年代，她接诊了已经生了4个无脑儿的李女士。患者第五次怀孕，许多医院建议她做人工流产，但是她不肯。李女士生第一胎时羊水达到2万毫升，而一般临床上超过2500毫升就属羊水过多。这把柴嵩岩给难倒了。她向内科老大夫卢冶忱请教，卢冶忱提醒她查查古书，也许里面会有这样的案例。柴嵩岩翻阅大量古籍，终于发现茯苓皮专治胎水。于是她在给患者开的方子中，加入茯苓皮来健脾保胎、祛胎水。在柴嵩岩的调理下，病人怀孕第六个月的时候，柴嵩岩终于摸到胎头了。"柴大夫，我生了，是个健康的女孩！"柴嵩岩接到了患者报喜的电话。

这个病例对柴嵩岩最大的启发是舌象的重要性。她说："那个患者的舌头就像一个牛腰子一样，又厚又肥又亮，一点苔都没有，嘴里齿痕起码有1厘米深。"

舌象不仅成为柴嵩岩诊断疾病的重要依据，也成为她诊病的特色之一。一位患者怀孕两个月后，突遇偶然事件后气恼大怒，随即乳房迅速涨大，周径48厘米，还出现纵裂，辗转难忍，被诊断为妊娠合并巨乳症。然而，患者正值孕期，生育保胎是当前要务，不宜手术。柴嵩岩与众专家探讨均无良策。她端详患者舌苔良久，舌苔白、光润，而舌根中心处有一个微小剥脱。这一个小细节给她启发，与曾经治疗的闭经案例舌象相似。于是她推断，患者巨乳症与妊娠后激素分泌过盛有关，治疗可以从疏肝解郁、清下焦火着手。服药后仅数日，患者乳房缩小，再服数剂，乳房明显缩小。一年后随访，患者足月顺产一名男婴。

临床中的一个个病例给了柴嵩岩启发，让她认识到舌象的重要性。她在四诊中尤重舌诊，强调辨舌诊病、辨舌用药。从20世纪80年代开始收集舌象，她每次出诊都带着相机，与学生共同收集妇科疾病舌象3000份，如多囊卵巢综合征、卵巢早衰、子宫内膜异位、妊娠病等常见疾病及其他疑难病症。在柴嵩岩看来，"中医学是一门临床应用学科，提高只有经过理论与实践的循环反复，没有捷径"。

要做一个好医生，最重要的是先学会做人

柴嵩岩的卧室也是她的书房，一走进门满满当当，书柜就几乎占了整整一面墙。她的书桌上堆着医案，床头放着最近在看的医书，发黄的书页被翻破了，补了再补。

"这辈子舍不得时间，没看过一部电视剧，有时走路都在想工作。我把毕生经验集结成册，希望能为人类医学进步做点什么。"柴嵩岩说，100余万字的《柴嵩岩中医妇科精粹丛书（全套十册）》出版，

开创了现代中医妇科临床理论先河，在海内外产生了深远影响。

"一个好医生要甘于寂寞，但不能甘于平庸。"柴嵩岩致力于攻克疑难杂症，勇于攀登医学高峰。她常对弟子们感叹，现代疾病谱变化了，妇科疾病越来越难治，有时四五十个病人全是疑难杂症。卵巢早衰的患者最小的有16岁的，却有着相当于70~80岁老人的卵巢；35岁的女性十几年没来例假。她碰上复杂难治的疾病，总把压力当成挑战，用压力促进学习，为中医妇科事业的发展穷尽了心血。

20世纪90年代以后，柴嵩岩开始带徒。俗话说，"教会徒弟，饿死师傅"。有人好奇地问柴嵩岩："您带徒弟，有没有保留？"柴嵩岩表示："我不保留。我用5年时间悟出的道理，花5分钟告诉他们，他们这辈子就等于多赢得了5年！"她不仅在医道上授业解惑，还常常教导学生："要做一个好医生，最重要的是先学会做人。"

柴嵩岩门诊时间是8点，常常7点多就到，提早来为了给一些经济困难的患者看病，同时也不影响挂了号的病人。她一号难求却几十年不加诊费，还经常为患者免费诊疗。她解释，"妇科疾病疗程相对比较长，女同胞都不容易，得了病还有经济压力"。有一对外地来的姐妹同时得了卵巢早衰，柴嵩岩让她们只挂了1个号，治愈后，姐妹俩都抱着孩子来感谢她。

退休至今，柴嵩岩仍然坚持一周四诊不辍。她说："我对中医的感情和责任，随着年龄增大而越来越强烈。我要给中医争气！"

周超凡：超凡人生超凡意

在中国中医科学院中医基础理论研究所主办的"周超凡学术传承大会"上，周超凡招收了21名传承弟子。周超凡不遗余力地广收弟子，培养后辈。他说："人的一生很短，我一辈子做一件事也没有完成，这一代人没有完成，希望后起之秀敢于担责，勇于超越。"

85岁的周超凡仍然把大部分精力倾注在中医药学术传承上。周超凡认为，搞药的人要懂中医临床，才能有感性知识；搞临床的中医大夫，也要吸取现代药理研究的成果，才能与时俱进。

搞清药物药理，不能只研究动物

周超凡出生在传承五代的中医世家，与中医的缘分与生俱来。

父亲生平最大的愿望就是希望周超凡将来可以继承衣钵，践行中医事业。高中班主任老师强烈建议他攻读理工科，成为国家需要的人才。周超凡把《中国青年》杂志中的4家中医院校成立和鼓励有志青年投身中医药事业的文章，拿给班主任老师，说："这是我父亲的毕生心愿，他这一代人没有完成，我想继续去完成。"老师觉得有些惋惜，最终支持了他的决定。

1963年，周超凡从上海中医学院（现上海中医药大学）毕业，被王筠默先生推荐分配到中国中医研究院（现中国中医科学院）中药研究所工作，开始全身心投入中药科研工作。

周超凡刚刚进入工作岗位时，以为很快就能实现父亲的愿望。但在实验室里工作了两三年后，却陷入迷茫。小鼠口服葛根制剂有避孕作用，在人身上就失灵了；人吃了巴豆拉肚子可以减肥，老鼠吃了却增肥……很多类似的例子。周超凡认识到，在动物身上做研究，种属不同，只能作为临床参考。于是，带着困惑的他去广安门医院跟师学习。经历了3年临床工作，再回到科研岗位的他，终于认识到临床和实验相结合的重要性。

1965年，周超凡被派往山西稷山县为当地百姓看病。"不光给人看病，还给动物看病。"周超凡回忆起这段难忘的经历。山西万荣县配种的马出现了心脏病。不知马的心脏在什么部位，更估量不清马的体重有多重，周超凡边问边学，开出炙甘草汤，研成粉灌服，马竟然痊愈了。

一年后，周超凡从山西返京后，接着就被派往武汉，为当地部队的西医讲授中医课。一位残疾人深夜出现难产，来不及送往大医院了，从来没看过妇产科的周超凡担起重任。详细了解病情后，周超凡开出中药方。药到病除，产妇顺利生产，母子平安。

结束了11个月的军旅生活，周超凡被派往江西上饶德兴县，接受工人教育。他为当地农民治疗感冒时，被飘香的山腊梅所吸引。当地丰富的中药资源引起周超凡的极大兴趣，他开始收集中药标本。离开江西回京时，周超凡收集了100多种中药标本。

周超凡感叹：搞清药物药理，不能只研究动物，更不能原样照搬。治病救人要回到人身上来！

成分分析固然重要，但不能唯成分论

下过乡采过药还做过中药标本，周超凡成为中药所参加国家药典编辑的不二人选。经过4年多的努力，他参编《全国中草药汇编》荣获全国科学大会奖。

对于中药药理而言，成分分析固然重要，但不能唯成分论。周超凡说："譬如甘草，自古就有'十方九甘草'的说法，甘草中含有70多种化学成分，在不同的方子、配伍、用量下，就会发挥不同的药效，或补、或和、或缓，甚至还有解毒的功效，用途很广。如果撇开临床，单纯分析成分，就背离了传统中医理论。"

连续30年，周超凡参与了前后6个版次的《中国药典》的编写和修订工作，很多修订意见最终被采纳。如基于化学成分不稳定及卫生等问题，取消了对粪便类中药的收录。他很严谨，不主张"一刀切"，认为对粪便类药物盲目草率地一概废除的观点或做法欠妥，尤其对五灵脂（活血化瘀药）这类临床常用而有效的药物，应该在加强临床研究和基础研究的前提下，加以科学利用。

"再举一个朱砂的例子"，周超凡朗声诵道，"矿物颜料性稳定，永不退色红艳艳。朱砂本是硫化汞，利弊得失须区分"。朱砂是传统的重镇安神药，原先药典中收录的含朱砂的成方制剂达45个之多。朱砂中含汞，一些含朱砂的中成药因重金属超标在出口时遇到外方抵制。周超凡给出了减量的建议。1995年版《中国药典》中，将朱砂用量由原来的0.3~1.5克减为0.1~0.5克；在2000年版《中国药典》中，用法增加了"不宜入煎剂",注意项加上"不宜大量服用,也不宜少量久服,孕妇及肝肾功能不全者禁用"。

在临床上,周超凡注重现代研究成果。20世纪80年代,他就运用中医传统治法结合现代研究成果,治愈了徐向前元帅的原发性血管性头痛。徐帅40多年来头痛反复发作,脑电图、脑血流图、头部多普勒、头颅CT均未见异常,后来又出现了心律失常。周超凡经过望、闻、问、切四诊辨证,辨为风痰头痛,并推测此前服用的"复方羊角冲剂"中"乌头"含有的乌头碱引起了心律失常,从而加重了病情。他当机立断,一方面建议立即停服该药,一方面辨证与辨病相结合,采用"疏风化痰"法,开出芎辛汤合半夏白术天麻汤。服用7剂后,徐帅的头痛便消失了。后随证用药巩固疗效,徐帅的头痛痼疾再也没有发作过。

徐向前为表感激之情,写给周超凡八个字——"发扬古意,融会新知",现存放在中医基础理论研究所所史馆。这正是他追求中医药事业的真实写照和总结。

中医理论的创新与突破,就是治疗观念的转变

"中医理论的创新与突破,就是治疗观念的转变,即治则的转变。这充分说明治则是治病的关键所在,中医从医者必须认真学习,熟练掌握。"周超凡说,"因为'治则'是通用的,药物知识也是通用的,然后就是结合各自的临床实践活学活用了"。

1985年,他被调到中国中医科学院基础理论研究所工作,专门从事医理研究。此后6年间,他天天加班、全年无休,全身心扑在中医基础理论研究上。"那6年里,我把从有文字记载以来的历代医书3000多

部，从汉朝到清朝的，都翻了一遍。"他说，"遴选是个艰难的过程！我从中挑选出有价值的书籍300多部，都是有关'治则'的一些版本不错的书籍。从而慢慢将中医治学系统地整理了出来"。

"那时我们住在东直门中国中医科学院大院内，光靠上班时间是不够的。那时下了班，电梯就关了。我晚上和节假日去加班，那是没有电梯的，得爬楼梯；加完班，再走楼梯下来。就这样坚持了6年。"令人高兴的是，他有关治则学的著作，已经加印了5次。

周超凡深耕23年，通过对治则治法理论的整理与系统研究，发表了10余篇高水平的学术论文，出版了《历代中医治则精华》《中医治则学》《历代中医治则治法精粹》《历代中医治则精华》等4部中医专著，初步完成了中医治则治法体系的框架构建，开辟了一条实验、理论与临床相结合的研究路径，彰显了中医治则治法理论的实践价值。

周超凡退休后，仍然心系中医，先后进行了28次专题讲座。在认真听了1年的诗歌修辞广播节目后，他主编的科普图书《精彩诗图话中药》《精彩诗图话方剂》相继问世。他通过多种方式，以中医药文化传播为己任，不断奋马扬鞭。

回望60年从医路，周超凡说："我只有一个身份——中医人。我一辈子干一件事——坚持探索与研究中医临床和实验相结合的道路。"

中医种子怎样播进娃娃心里

中医药进课堂，就是要培养孩子们对中华优秀传统文化的亲近感和认同感，补齐中医药知识缺失的短板，使其借助古老的东方智慧，擦亮中医药这张"中国名片"。

"《红楼梦》里的林黛玉弱不禁风、面色苍白，你认为她哪个脏器可能出了问题？"这是浙江省五年级教材《中医药与健康》中的一道思考题。2017年，浙江推出全国首套小学中医药教材，引起了孩子们的浓厚兴趣。

中医药进课堂，并非为了培养"小郎中"，而是为了让孩子们从小培养健康的生活方式。课程内容不是中医的"汤头歌"，也不是望、闻、问、切的技法，而是中医药健康知识。很多小孩子爱吃肉，晚餐荤菜吃得多、吃得太饱，吃完饭就写作业，甚至还要吃夜宵。从中医的角度来说，"胃不和则卧不安"，食物积滞在胃肠中，引起胃气上逆，扰乱心神，造成心胃不和，卧不安稳。现代医学研究证实，在失眠病人中，有近一半与吃得不合适有关。中医强调顺应自然、形神共养，调饮食、慎起居、适寒温、和喜怒，从而达到保养身体、减少疾病、增进健康的目的。中医药进课堂，就是要把中华文化中的养生智慧传授给孩子们，使其从小确立健康理念，选择健康生活方式，筑起防控慢性病的屏障。

近年来，灌输式教育方式备受诟病。学生死记硬背，应付考试，不仅不利于中华优秀传统文化的传承，还可能适得其反。中医药进课堂，可以激发学生对中医药这一伟大宝库的兴趣，提升对中华优秀传统文化的自信心。上海中学生段沛妍凭借"地黄抗糖尿病有效成分的作用初探"这一项目，荣获第六十三届英特尔国际科学与工程大奖赛一等奖。她的参赛项目与中医药密切相关，灵感源于患糖尿病的爷爷泡茶用的地黄。中医药进课堂，就是要把兴趣的种子埋在孩子们心中。在阳光雨露的滋润下，这颗种子迟早会生根发芽，早播种，早收获。

"看我抓一把中药，服下一帖骄傲……"流行歌曲《本草纲目》唱出了中医文化自信。中国外文局发布的《中国国家形象全球调查报告2015》显示，中医是最能代表中国文化的元素，排在第一位。但是，如

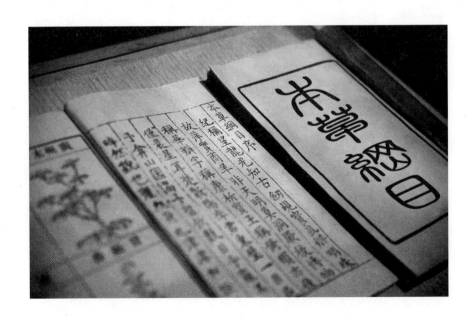

今还有不少中国人盲目崇拜西医，厚"西"薄"中"，忘记了中医这笔老祖宗留下的珍贵遗产，甚至一味反对中医。如果一个人在中小学教育阶段，就开始接触中医文化，肯定不会盲目排斥中医。北京零点市场调查有限公司发布的《中医药民众认知度调查报告》显示，"在被访的17岁以下年龄段人群中，首选中医为治疗手段的比例仅为17.5%"，说明我国青少年人群对中医药的关注、认知与接受程度相对较低。中医药知识在基础教育阶段出现断层，青少年缺乏对中医药最起码的感性认识和理性认知。这种先天不足，严重影响了中医药人才队伍的培养。如果青少年时期没有机会接触到中医药的理念与独特的认知方法，错过了最佳学习年龄，等到思维方式趋于定型的大学阶段，他们很难建立起中医思维，这种弊端在中医药院校教育中逐步显现。

习近平总书记指出，中医药学包含着中华民族几千年的健康养生理念及其实践经验，是中华文明的一个瑰宝，凝聚着中国人民和中华民族的博大智慧。《中医药发展战略规划纲要（2016—2030年）》提出普及中医药，中医药进校园、进社区、进乡村、进家庭，将中医药基础知识纳入中小学课程。愿全社会用好中医药这把"钥匙"，夯实传统文化的沃土，让中医文化薪火相传。

"西学中"为啥不是开倒车

西医学中医，不是学中医一方一药的招式套路，而是学中医辨证施治的临床思维，融合中西医优势，为全球健康提供"中国处方"。

2017年7月，国务院办公厅《关于深化医教协同进一步推进医学教育改革与发展的意见》（以下简称《意见》）（2020年11月26日教育部、国家卫健委、国家中医药管理局《关于深化医教协同进一步推动中医药教育改革与高质量发展的实施意见》发布，以最新政策为主。）提出，建立完善西医学习中医制度，鼓励临床医学专业毕业生攻读中医专业学位，鼓励西医离职学习中医。对此，有人质疑：先进的西医为何学落后的中医？"西学中"不是开倒车吗？

其实，西医学中医始于20世纪50年代。我国第一位诺贝尔生理学或医学奖获得者屠呦呦、中国科学院院士陈可冀和中国工程院院士李连达等都是"西学中"的典范。近年来，我们一直提倡"西学中"，但多是号召和鼓励，此次国办《意见》明确了西学中要形成制度。

中西医是两种异质医学，各有所长，各有所短。生活中，不少人被西医判死刑，抱着一线生机，经中医治疗起死回生。随着时代的发展，西医遇到很多无法解决的难题。例如，以对抗治疗为主的医学模式，并不能遏制慢性病发展趋势。中医药是中国优秀传统文化的杰出代表，具有独特的、不可取代的优势。早在2000多年前，《黄帝内经》就提出"治未病"思想，未病先防、既病防变，这是解决慢性非传染性疾病的治本之策。如今，"中国处方"正在被欧美等发达国家学习借鉴，中医药已经传播到全球183个国家和地区。作为中国人，更应继承和发扬这笔珍贵的医学遗产。

很多人不理解，为什么是西医学中医，而不是中医学西医？因为，在现行的医学体系和教育模式下，中医必须掌握西医知识，西医却不必掌握中医知识，结果导致众多西医走上临床后，除了一些中成药名称之外，对中医知识的了解一片空白。据统计，临床上70%的中成药是西医师开的，但不少西医师并不懂中药药性。西医学点儿中医，至少可以不犯常识性的错误，病人也不会吃错药。"西学中"的必要性还在于，中医药是一个伟大的宝库，但只凭中医还是有宝挖不出，需要插上现代科技的翅膀。毛泽东同志曾指出："中医的经验，需要有西医参加整理，单靠中医本身是很难整理的啊！""西学中"是用西方现代医学的方法整理、挖掘中医药学这个宝库。屠呦呦获诺奖就是很好的例证。国医大师吴咸中被誉为"中西医结合的擎旗人"，他说，如果不是中西医结合，他可能只是一个普通的外科大夫。在传统医学和现代医学互学互鉴的今天，鼓励"西学中"，汇聚中西医之长于一身，可以更好地应对人类健康新挑战。

西医学中医，最忌讳固执己见，用西医的思维方式评价中医，用西医的标准和术语改造中医，这样的结果适得其反，甚至会扼杀中医。西医学中医，"归零"心态最重要，不是学中医一方一药的招式套路，而是学中医辨证施治的临床思维，融合中西医优势，实现中医宏观整体与西医微观局部相结合，共同促进未来医学的发展。

西医学中医不是开倒车，而是搭上了中西医融合的顺风车。让更多的西医学习中医，必将壮大中医队伍，放大中医优势，为全球健康提供"中国处方"。

民间中医为啥会背黑锅

长期以来，民间中医一直处于尴尬境地，很容易被当成江湖骗子遭到"诛杀"。整治中医骗子乱象，必须正本清源，给民间中医留一条生路，满足百姓求医问药的需求。

一段时间以来，一个号称"中医药专家刘洪滨"的人在全国各大电视节目中频频亮相，为不同的虚假医药广告代言，堪称"中国最忙的表演艺术家"。国家中医药管理局回应，此人不具有中医医师资格，未在中医医疗机构任职，也不是电视节目所宣称的"苗医传人"。

从张悟本到刘洪滨，老百姓为何轻信"专家"？一个不可忽视的原因在于国民健康素养偏低。据国家中医药管理局有关调查，我国具备中医养生保健素养的居民不到10%，人们不了解中医药的基本常识，无法分辨真假，这就为"神医""神药"提供了"沃土"。同时，有关部门监管不力，也给假中医留下了生存空间。刘洪滨等人打着中医药专家的旗号，到处招摇撞骗，在公众心中形成了"中医或多或少是骗子"的印象。尽管这些人和中医没有半毛钱关系，黑锅却要中医来背。如果放任这些"杂草"在中医百花园中野蛮生长，必将给中医药造成严重的负面影响。

刘洪滨事件曝光后，相关部门联手整治虚假医药广告。但是，老百姓对中医药仍有热切渴求，有关部门不应一查了之，而要堵疏结合。对于在电视上坑蒙拐骗的江湖骗子，必须坚决查处；而对于确有一技之长的民间中医，则要给予支持。1998年《中华人民共和国执业医师法》（以下简称《执业医师法》）颁布后，民间中医跨不过医师资格考试的高门槛，不能继续从事执业活动，无证行医就成了"黑中医"，成为被打击、被取缔的对象。结果，很多确有专长的民间中医陷入执业窘境。

　　所幸的是，2017年7月1日实施的《中医药法》第十五条规定，"以师承方式学习中医或者经多年实践、医术确有专长的人员，由至少两名中医医师推荐，经省、自治区、直辖市人民政府中医药主管部门组织实践技能和效果考核合格后，即可取得中医医师资格。"《中医药法》取消了笔试内容，缩短了时间跨度，降低了执业门槛，为民间中医带来了希望。2017年6月20日，国务院法制办就《中医诊所备案管理暂行办法》和《中医医术确有专长人员医师资格考核注册管理暂行办法》公开征求意见。此举将有利于释放民间中医的活力，让他们冲出"重围"，迎来一个崭新的执业春天。

　　民间中医转正，尽管有法可依，但配套政策仍需跟上，确保民间中医转正落到实处，真正解决他们合法执业的难题，保留好中医在民间的火种。"正气存内，邪不可干"，整治中医骗子乱象，既要清除杂草，又要培育好苗，中医药的百花园才能争奇斗艳。

国医大师是怎样评出的

2017年6月，国家人力资源和社会保障部、原国家卫生和计划生育委员会（以下简称"原国家卫计委"）和国家中医药管理局在京召开大会，表彰第三届国医大师和首届全国名中医。国医大师和全国名中医的评选，能否杜绝江湖郎中，实现正本清源？记者采访了国家中医药管理局相关负责人。

为啥要评名中医

国医大师是中医药行业的最高荣誉，每次评选只有30人。国家层面尚没有开展国医大师与省级名中医之间的国家级名中医评选。评选表彰部分全国名中医，既能弥补国医大师表彰名额有限的不足，充分调动中医药人才成长的主动性和积极性，也能进一步打牢国医大师评选表彰工作基础，避免人才选拔断档等问题。100名全国名中医中，曾经是第一、二届国医大师候选人的有32人。最大限度上弥补了前两届国医大师评选因表彰名额有限而留下的遗憾，实现了"抢救性评审"的目的。

本届国医大师评选条件为从事中医临床或中药工作50年以上。本届国医大师评选，与第二届评选一致，保持了延续性。全国名中医从医年限确定为35年以上。

中医是重视经验传承的医学。一名好的中医，需要在临床诊疗方面有丰富的经验，通过大量实证经验采集和总结共性规律，逐步探索建立辨证的个体化诊疗方法，从事临床工作50年以上的老专家无论从学术水平还是从临床经验等各方面都能满足成为大师的基本要求。从事临床工作35年以上的专家，在学术积累、精力、体能等方面正值鼎盛，是中医药学术继承创新的中坚力量，是中医药事业发展的中流砥柱，能够满足成为名中医的基本要求。

本届评选共有推荐单位35个，有29个推荐单位产生了国医大师，人选共覆盖26个省（自治区、直辖市），分布更为均衡。31个省（自治区、直辖市）及新疆生产建设兵团全部产生了全国名中医。女性比例明显增加。本届国医大师中，男性25人，女性5人。全国名中医中，男性88人，女性12人。年龄结构保持稳定。本届国医大师年龄最大的96岁，最小的66岁，平均年龄82岁。全国名中医建议人选中，年龄最大的95岁，最小的59岁，平均年龄76岁。

国医大师和全国名中医评选能否避免暗箱操作

国家中医药管理局相关负责人介绍，一是推荐过程需经过必要的民主程序，集体研究，广泛征求意见。二是坚持"两审三公示"制度。

国家中医药管理局相关负责人介绍，评审专家遴选推荐范围是：各省（自治区、直辖市）在本地区中医药管理部门、医疗机构、科研院所和中医药高等院校范围内推荐。国家卫计委在机关和直属单位范围内推荐，国家中医药管理局在中国中医科学院、北京中医药大学范围内推荐。中华中医药学会、中国中西医结合学会、中国针灸学会、中国民族医药学会、中国中药协会在会员范围内推荐，总计75名。推荐人选为专业技术人员的，应担任正高级专业技术职务，在行业内和本专业领域具有一定的知名度和影响力。

推荐人选为管理人员的，应为省级以上中医药管理部门负责人，熟悉中医药行业情况，有较为丰富的管理工作经验。相关部门对评审专家严格管理和监督，按照科学、公正、公平的原则开展评审工作。评审专家认真履行职责，廉洁自律，评审过程公开透明，确保了评审结果的公正性和严肃性。

按照首届和第二届国医大师评选工作惯例，本届国医大师、全国名中医评审工作延续了专家无记名投票的做法。国家相关部委同志观摩了国医大师投票过程。

怎么杜绝江湖郎中

"扮演"中医专家的刘洪滨引起广泛关注。本次评选，能否杜绝江湖郎中？

这些所谓的中医专家，既不具有中医师资格，也不在中医机构任职，却能让老百姓轻信，原因在于真正名家大医缺乏有效传播。为此，国家中医药管理局在前两届的基础上，做好名中医的传承工作，正本清源，让更多的老百姓信中医、看中医、用中医，为中医药事业发展营造良好环境。

国家中医药管理局为60位国医大师建立了国医大师传承工作室，补助专项建设经费共9000万元，全面深入整理、继承、推广国医大师学术思想和临床（实践）经验，形成国医大师学术经验传承推广平台，培养大批高层次中医药人才，推进了中医药的传承与发展。

发展好、利用好中医药，首先是要把中医药继承好。只有把中医药传承好，才能守住根和魂。要传承大师、名中医的学术经验。围绕贯彻实施《中医药法》，建立健全师承教育制度，加快形成以人才培养和传承学术为核心，贯穿中医药人才成长全过程的师承教育体系。在师承教育中高度重视发挥国医大师、全国名中医的主体作用，全面系统整理国医大师、全国名中医的学术思想、临床经验和技术专长，确保中医药的学术精华薪火相继、代代相传。要传承大师、名中医承载的健康文化。各位大师、名中医是中医药健康文化的传承者和活学活用的典范。要深入挖掘中医药健康养生文化的精髓，推动中华民族宝贵的养生理念和实践经验的创造性转化、创新性发展，多用人民群众听得懂、听得进的方式方法普及中医药健康养生文化，引导人民群众会养生、能养生、养好生，让人民群众不生病、少生病、晚生病。

把中医药振兴发展的宏伟蓝图变成现实、愿景变成实景，现在比任何时候都需要国医大师、全国名中医的榜样引领。推动中医药振兴发展，要坚持问题导向，从最紧迫的问题改起，从人民群众最关心的问题改起，用《中医药法》破障闯关、解决难题，充分发挥中医药特色优势，普及中医药健康生活，优化中医药健康服务，完善中医药健康保障，发展中医药健康产业，为人民群众提供覆盖全生命周期的中医药健康服务。

谁把国医大师当"招牌"

中医药是中华民族的国粹，把祖先留下的宝贵财富继承好、发展好、利用好，离不开知名老中医的无私奉献，更离不开国医大师的率先垂范。

"请问拜师国医大师有什么要求吗？"

"没有要求，只要是从事中医针灸工作的就可以。"

"拜师国医大师需要交费吗？"

"是的，要交纳4.5万元的拜师费。"

"交了钱就可以成为国医大师的弟子了？"

"对，会发正式的证书。"

这是网上一段微信对话。国医大师收徒没有门槛，交钱就行，听起来着实令人惊诧。尽管这只是个别现象，但如果任其野蛮生长，国医大师就会沦为少数人牟取不当利益的招牌。

国医大师是政府给予少数知名老中医的荣誉，也是整个中医药行业的骄傲。从2009年起，我国先后评选三届共90名国医大师。政府专门建立了国医大师工作室，总结国医大师的临床经验和学术思想，并配备了有潜力的传承人，以便让国医大师的独特经验和技能得到继承推

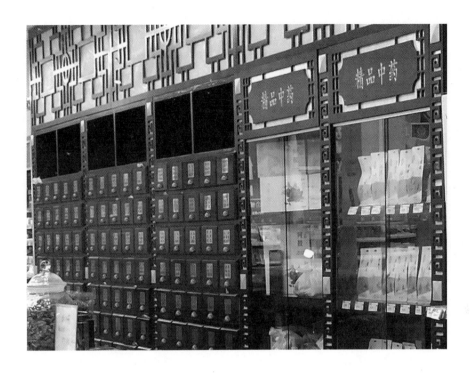

广。应该说，国医大师提振了中医界的"精气神"，行业引领作用不可低估。

发展中医药，人才是根本。近年来，我国中医药人才青黄不接，出现了传承危机。据统计，20多位国医大师已经故去。随着老一代中医纷纷离世，培养一批中医药拔尖人才迫在眉睫，国医大师理应担当起这一重任，使中医药人才薪火相传。

俗话说："师父引进门，修行在个人。"有人不在钻研医术上下功夫，而是投机取巧，靠花钱买个国医大师弟子的头衔，装点门面。这样的做法，既传承不了国医大师的医术，又不能为患者解除病痛，徒有虚名。遇到此类假冒伪劣"弟子"，人们只会把账算到中医的头上，可谓"一颗老鼠屎坏掉一锅汤"。如此花钱买证，有损国医大师的金字招牌，最终会殃及整个中医行业的发展。

针对这一现象，国家中医药管理局出台规定，任何机构、社会组织或个人不得利用国医大师、全国名中医荣誉称号进行不当炒作或进行不当商业牟利。国医大师、全国名中医因不当行为对行业或社会造成严重不良影响，并经省级中医药主管部门进行诫勉警示、责令整改后仍不改正的，将撤销其国医大师、全国名中医荣誉称号，并收回奖章、荣誉证书，停止享受有关待遇。

留住中医药的火种，使其延续至今，历代名老中医功不可没。习近平总书记强调："中医药学是中国古代科学的瑰宝，也是打开中华文明宝库的钥匙。"党的十八大以来，中医药振兴发展迎来了天时地利人和的历史性机遇。当前，我国中医药资源总量仍然不足，中医药服务领域出现萎缩现象，基层中医药服务能力薄弱，发展规模和水平还不能满足人民群众的健康需求。国医大师是耀眼的桂冠，更是沉甸甸的责任。

中医传承为何要遵循中医规律

发展中医药、民族医药事业是2016年《政府工作报告》的要求。中医药走出去、中医药的发展，归根结底都离不开中医药教育水平的提高。

长期以来，我国中医药高等教育参考的是西医高等教育模式，在课程设置、学科体系等方面限制了中医的发展。年过九旬的国医大师李今庸曾感叹：中医药高等教育在培养自己的掘墓人。

中医药教育如何体现中医特色？以北京中医药大学为代表的高等院校，正在进行一系列制度上的创新，力求摆脱束缚。

从"心明"到"指明"，
从"书本中医"到"望闻问切"高手

王舢泽是北京中医药大学2014级岐黄国医实验班的学生。他的父亲患有肾结石，西医认为需要手术治疗。而在选择中医后，他的父亲吃了几剂中药就把结石排出来了。他被神奇的中医药所折服，高考时毫不犹豫地选择了北京中医药大学。他以超出当年第一批本科录取分数线80

多分的成绩考上最好的岐黄国医实验班。9年本硕博连读后，毕业时可以拿到博士学位。

岐黄国医实验班是北京中医药大学实施教学改革的一个缩影。北京中医药大学副校长谷晓红说，在岐黄国医实验班、卓越中医师班等长学制中医学专业教学过程中，结合了师承教育、国学经典、中医药经典教育、住院医师规范化培训、国际化视野拓展等元素，培养了拥有国际化视野与发展潜力的高级中医人才。

"心中明了，指下难明"，初学中医者读再多的书，一上临床就感觉不会看病。王舯泽跟诊北京中医药大学国医堂倪诚医生。有一个患者皮肤干燥，大腿外侧脱屑、内侧瘙痒严重，双手的脉象一实一虚，王舯泽感觉无从下手。倪诚老师认为患者是血瘀体质，血热、瘀血导致肌肤不能荣养，而不能只看到血燥。王舯泽说，学中医很难，难在治疗时对症状背后病机的把握，难在临床经验的获得。

9年的学习生活刚刚开始，王舯泽拿到执业医师资格证需要6年，5年本科加1年实习后才有资格参加考试。拿到执业医师资格证可以出门诊行医，但是不能进医院，进医院还需要住院医师规范化培训证。王舯泽说，学制长可以理解，毕竟医生还要终身学习，培养过程再严格也不算过分。

像考英语四六级一样考《黄帝内经》《伤寒论》

北京四中毕业生小琪，是2015年北京中医药大学自主招生的第一名，高考成绩698分，加上额外加分项目总分700多。高考招生宣传时，他每次都去咨询招生老师。听了最后一次招生宣传，小琪决定报考北京

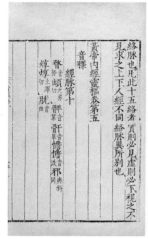
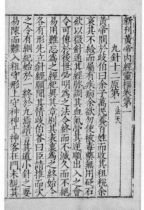
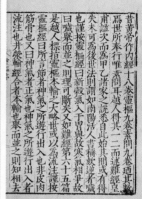

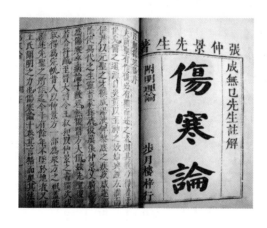

中医药大学。这位考生达到清华大学、北京大学的录取分数线，却选择了北京中医药大学。

北京中医药大学2015年招生是"大年"，24个省份的录取分数线都超过了前年的提档线，平均高出了79分。2014年自主招生有300多人报考，而2015年报考人数达1700多人，人数增加了好几倍。

北京中医药大学开设经典课程，最初每学期200余课时，目前已增至400余课时。去年增加中医经典的分级考试，像考英语四六级一样，考试内容是《黄帝内经》《伤寒论》《金匮要略》《温病学》。同时，北京中医药大学已经连续两年，由国家留学基金委和学校出资，派岐黄

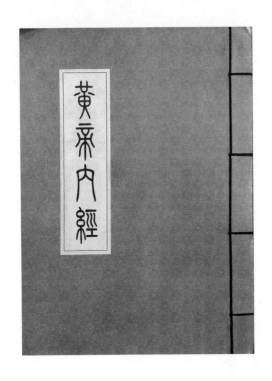

国医实验班整班和优秀本科学生，到新加坡南洋理工大学进行3个月的交流学习。

2015年12月，北京、上海、广州、成都、南京的5所中医药大学正式联盟。5所大学在校学生实现课程共享，学分互认；学者实现交流互聘，实现图书馆、网络和研究室共享，开放学术资源。联盟是开放的、互动的服务平台，希望未来成为全国中医药院校发展的一个重要平台。

打破院校教育"自循环"，为专家提供更广阔平台

诊脉判断病情的准确性，能否与CT检查仪器匹敌？

来自安徽的脉诊专家许跃远，现场选择了一名女研究生进行诊治。只通过诊脉，许跃远判断其腰椎膨出、乳腺增生，对其进行针灸治疗，直针扎入相应穴位，取出后针已弯。该学生拿着已弯的针向现场报告说，自己正在东直门医院住院，仪器检查与脉诊结果一致。经过针灸治疗，腰椎膨出部位不疼了，乳腺也没有不舒服了。

这一幕发生在2015年北京中医药大学的中医临床特聘专家评审答

辩现场。不唯学历，只唯医德、医术，北京中医药大学首创了从海内外招揽中医药英才的模式，面向全球海选，最终正式聘任48位专家，为有临床特色与优势的专家提供更广阔的专业平台。

国家中医药管理局人事教育司司长卢国慧说，临床老师的质量至关重要，只有老师对中医临床体悟够深，才能把中医临床、中医药学给学生讲透、讲深、讲准。

临床特聘专家分为讲座专家、临床专长类及学科带头人3个类型，其中讲座专家的工作重点为开办选修课或系列讲座，参与学校的医疗工作。临床专长类的工作重点为临床实践工作，不定期举办讲座。学科带头人集医疗、教学、研究为一体。2015年下半年，部分专家的讲座赢得好评。

"院校教育一直是体制内'自循环'，教学或研究有一定局限性，需要外聘专家打开围墙，开阔视野。"谷晓红说，"目前各位专家已经开始工作，这些专家来校工作与原单位并不冲突，我们不求所有，但求所用。"

传承编

CHUAN CHENG BIAN

名中医为何进社区带徒弟

中医重师承教育，不师承，很难会看病。有鉴于此，北京市朝阳区启动中医药学术经验传承工程，鼓励名中医下基层带徒弟，服务社区，让老百姓在家门口就能享受到高品质的中医服务。那么，如何让名中医能真正沉下心带徒看病？师承教育能否可持续发展下去？基层如何留住培养出来的中医师？

中医师带着徒弟在社区出门诊，这股热潮如今遍布北京市朝阳区。

2017年3月，朝阳区第五批中医药学术经验传承工程启动，33名中医师带徒43名。目前，已有111位名中医先后建立171个基层工作室，对217名社区基层医师开展学术传承教育，朝阳区内40家社区卫生服务中心和5家区直属医院实现了中医专家全覆盖。

科班中医为啥需要回炉再造

社区卫生服务中心的医生资质并不差，本科学历很普遍，硕士、博士比例也不低。为什么科班出身的医生们还需跟师学习呢？

师承教育一直是传统中医教育的主流形式。相比中医院校教育，师承模式将临床与教学相结合，实践贯穿始终，搭建起理论与临床的桥梁，口传心授，在临床中学临床，学的是望、闻、问、切的本事。

北京中医药大学马淑然教授认为，中医不师承，很难会看病。学生在大学所学多为书本知识，没有临床体会。老师说脉象、舌象时，学生都瞪着大眼睛不理解，难以搞清弄懂。在师承中，老师可以就个案给学生进行生动、形象的讲解，这到底是寒证还是热证？还是寒热错杂？案例教学让学员一下就明白了。

"当你亲身把脉时，碰到相似脉，你会开始犹豫。"北京安贞社区卫生服务中心医师石珺说。这时候，如果旁边有个有经验的人，给点提示，疑难就会迎刃而解。这种直观、即时、生动、对证的参悟和辨证体验是书本难以比拟的。

奥运村社区卫生服务中心医师孙秋苗是硕士学历，一直学中医理论，一毕业就到社区，发现书本上的病症在临床上很少见。通过师承，她不再是"心中易了，指下难明"，在临床上能活学活用。社区的几位大妈夸她会看病，让她兴奋了好几天。

中医的核心在辨证。即使医生基础理论很扎实，不会辨证，照样无法看病。"学习辨证最好的方法就是临床跟师。"北京市垂杨柳医院医师于彦表示。中医很灵活，药有四气五味、升降浮沉。如附子、肉桂，能补火祛寒、壮阳补肾。若是补火温阳，剂量要轻，5～10克即可，用之太过，则易形成壮火，反而耗气。有些初学者不懂医理，不谙药性，加重药量，一旦药证不符，救治起来就比较麻烦。

名师出高徒。朝阳区本着"不求所有，不求所在，但求所用"的原则，下基层专家全部来自市三级医院、北京中医药大学本部和朝阳区优质民营中医机构，均具备25年以上中医药从业经历、5年以上中医

（中西医结合）主任医师资质。基层学术经验继承人来自朝阳区的区直属医院和社区卫生服务中心，遴选条件为：年龄40周岁以下，具有本科及以上学历，中级以上专业技术职称或者高年资住院医师，硕士以上学历者可以不受年资限制。

师承教育会不会走过场

师承教育容易走形式，轰轰烈烈拜师，发文章就算出师，对学习过程没有追踪考核机制，不知道学生到底学了没有。朝阳区卫健委中医科科长冯传有表示，对此首先是完善监管机制，由朝阳区中医协会作为第三方进行监管，不仅考核学生，也督查专家出勤率，并且量化各项考核指标，做到有据可查、有款可依，精细化管理。

月有大课堂、季度有督查、半年有考核、年终有答辩，朝阳师承模式的精髓在于注重过程管理，建立精细化追踪考核体系，保证传承有效。学习期间，通过论文、医案整理、学习心得对继承人进行严格的日常考核、年度考核和结业出师考核。每年编印区级师承工程资料汇编，如实记录师承工程走过的路。

师承工程能否保障顺利进行，奖励与退出机制必不可少。区级师承方案中规定，师承经费由区政府专项经费保障，每位下基层带教专家带教津贴3万元/年，其中0.6万元基础教学津贴全额发放，2.4万元下基层带教津贴，按照专家下基层出勤率发放。完成三年的师承教学任务后，经过严格的出师考核，每出师1名学术经验继承人，奖励指导老师6万元，同时出师2人，奖励指导老师10万元。

根据考核情况，及时拨付各类师承经费。给予优秀年度考核学员、优秀出师学员和优秀指导老师相应奖励。建立退出机制，对不能兑现承诺或因身体原因，无法完成下基层带教工作的指导老师予以退出，对年度考核不及格等各类不宜继续培养的学术经验继承人予以淘汰。

截至2017年2月底，区财政投入专项资金已经超过1800万元。

建立中医专家传承工作室，这是朝阳区中医传承工作特点之一。指导老师每周1天半的带教时间，必须有半天在徒弟所在的基层单位出诊带教，1天在本单位带教。学术经验继承人每周到指导老师所在单位跟师2个半天或1个整天，学习更多典型病例，保证传承质量。通过"请进来"和"走出去"两手抓，促进了基层一线中医师的理论水平和临床技能的双提高。这种"双向交流"模式助力了中医专家、青年医生及社区百姓的共赢。

冯传有概括为：专家下基层、徒弟长本事、基层提能力、医院减压力、财政可持续、百姓得实惠、薪火永相传。

社区中医能否扎得下根

光熙门北里北社区的张秋丽感受到了"师承工程"的成果。她平时工作很忙，肩周炎一直困扰着她。"西医表示只能手术治疗，来社区进行中医治疗却很有效果"。她担心这批社区中医人才会被挖走。

如何培养一支带不走的中医队伍，让社区中医扎得下根？朝阳模式把师承作为中医继续教育的一部分，"砺剑工程"紧跟而至。朝阳区"师承工程"每期继承人跟师期限为3年，之后拟用5年的时间分批次培养100名"德才兼备、一专多能、针药并用、内外兼修、衷中参西、能防善治、懂医识药"的区级中青年名中医。

"砺剑工程可不是闹着玩的。"从取得区、市级中医传承出师证的人员中本着自愿、择优原则，遴选轮训医师。每位轮训医师将在本单位以外的社区卫生服务中心、区属医院和优质民营中医类医疗机构组成的轮训工作站各轮训6周，每周2个半天在轮训工作站出诊，每类轮训站均有严格考核指标，出站考核合格者方可进入下一个站继续轮训。根据三类轮训工作站考核成绩，推选出朝阳区中青年名中医，给予相应待遇，让出师人员有展示知识和技能的平台，留得住人才。

朝阳区东坝社区卫生服务站医师刘宏伟坦言："长期在社区的环境里，患者比较熟悉，思路会僵化，学习的脚步会放慢。但到一个新环境，接触陌生患者，医生会自发鞭策自己，继续学习，有利于拓宽诊疗思路，加速医生成长。"同时，通过轮训让青年医生切身感受，学习不同等级、类型医疗机构的模式，取其精华；也让青年医生能更客观地评估自我能力，找准自己的定位。

北京中医药大学第三附属医院裴晓华教授认为，中医的根在临床，临床在基层更接地气。相对于专科诊治的三甲医院，社区医院可以全科诊疗，治疗手段也更丰富。社区医院便于对慢性病全程调控，采用药物、饮食、运动、心理等治疗手段综合调控，能更好地发挥中医在慢性病上的绝对优势，中医在社区大有可为。

朝阳区安贞社区卫生服务中心主任张楠呼吁，国家应给予社区医生更好的激励政策，因为师承培养出的青年骨干医生能把常见病、慢性病的病人吸引住，对分级诊疗和盘活医疗资源配置都有利。

冯传有表示，传承中医的关键在于完善用人机制和薪酬待遇，人尽其才，多劳多得。基层中医要有上升空间，才有动力练就一身硬功夫，从而赢得患者的信任，在社区真正扎下根，才能让老百姓在家门口看得上好中医。

酷暑难耐，中医专家有啥高招

"我和烤肉之间只差一撮孜然了""我的背心都晒出盐了"……2018年8月初，中央气象台连续发布高温预警。持续的高温天气，让很多人难以忍受。酷暑天气，如何才能吃好喝好、安度夏日？中医专家开出了饮食和运动"处方"。

喝：冷饮解暑易伤脾

炎炎夏日，图一时凉快，很多人都喜欢冰镇西瓜、冰镇啤酒、冷饮等。

北京中医药大学东方医院副主任医师胡立明说，冰品冷饮能起到降温的作用，但必须适量。如果吃得太多，不但不解暑，还会加剧中暑症状。烈日炎炎的盛夏，人体实际处于外热内寒的状态，如果摄入过多冰镇饮料等，容易造成肠胃血管的收缩，出现肠胃不适应和功能紊乱，导致腹泻、腹痛，伤及脾胃。

北京世纪坛医院中医内科医生程丽雅说，三伏天稍一动就大量出汗，继而产生强烈的口渴感。冷饮可解暑降温，但不知节制，对身体有害无益。白开水、茶水就是比较好的选择，不要等感到口渴再去饮水，应该定时补充温热水。

防暑也不宜喝糖水。高温天气时，不要饮用含酒精或大量糖分的饮料。这些饮料会导致人体失去更多的体液。胡立明建议，日常可选择饮用一些具有辛凉散表热的茶饮帮助解毒散热，也可适当自制酸梅汤来解暑。

"喝水不要太快。"中国中医科学院广安门医院食疗营养部主任王宜说。由于气温高，身体缺水速度也会加快。如果喝水太快，水分会快速进入血液，在肠内被吸收，使血液变稀、血量增加，对心脏不好，尤其是患有冠心病的人就会出现胸闷、气短等症状，严重的可能导致心肌梗死。因此，夏天喝水不能太快，要少量多次。每次只喝100～150毫升，身体吸收得更好。

酷暑难熬，出汗太多，容易造成体液丢失，所以不能一味地靠补水。胡立明说，出汗多丢失的不只是水分，还有人体中的电解质，主要是钾和钠。单纯地喝水，无论是纯净水还是自来水，都无法补充丢失的电解质。补充钾的方式很多，可以多吃些水果、蔬菜。补充钠，只有通过喝淡盐水的方式。特别是在高温下进行重体力劳动的人，还需要适量饮用淡盐水。为改善口感，还可适当加点糖配制成糖盐水。

吃：来点辣椒好祛湿

民间习俗有"头伏饺子、二伏面、三伏烙饼卷鸡蛋"的说法。民谚云："起伏吃只鸡，一年好身体。"三伏天里，人的体能消耗较多，须适当补充营养。王宜认为，这些习俗和民谚都说明了夏季补充营养的重要性。

高温环境下，人们更需要摄取足够的热量，并不代表食用高油、高脂食物。不易消化的食物会给身体带来额外负担。

谷晓红说，夏季饮食宜清淡，荤素搭配，注意少吃油炸、甜腻之物，多吃新鲜蔬菜。不宜吃太多温热类食物，如羊肉、荔枝、桂圆、榴莲等，以免助阳生热，耗气伤津。饮食上应以益气生津、健脾养胃的食物为主，如西洋参、山药、百合等。

清热祛湿的食品有冬瓜、黄瓜、苦瓜、山药、芹菜等。黄瓜生吃最好，苦瓜是体热者最好的选择，薏米、红豆也可达到良好的祛湿效果。很多人会选择吃一些苦味的食物，以清热祛暑。中国中医科学院广安门医院脾胃科主治医师刘慧敏说，苦寒之物虽有清热泻火的功效，但应适度食用，过食苦寒则会损伤脾胃，尤其是老人、儿童及平素脾胃虚寒者，更应慎重。

"冬吃萝卜夏吃姜。"谷晓红建议，大量食用生冷食物易伤阳气，夏天应适当食用一些辛温散寒食物，以温中散寒，如生姜、葱、蒜等。葱蒜类食物具有丰富的植物广谱杀菌素，可预防夏季肠道传染病的发生。饮食上可增加辛味食物，辛主发散，调畅气机，可通过辛味来助肺气宣发，有利于湿邪排出。

谷晓红说，如果天气没有那么潮湿，吃辣椒就容易上火、长痘等，所以要根据情况因人而异。祛除湿邪还可以食用健脾益胃的食物，如薏米、冬瓜、茯苓、荷叶等。

夏季是肠道疾病的高发期。王宜建议，少吃过凉的食物及饮品，尤其早晨起床时和晚上临睡前。睡觉时不要赤膊，要穿睡衣，这样可以护好腹部，防止风邪进入体内，伤及脏腑。

动：切勿贪恋空调房

三伏天这么热，不动都出汗，还该不该运动？

谷晓红建议，要适度运动，寓动于静。运动量不宜过大、过于剧烈，可散步、游泳。时间则宜选择在清晨和傍晚，或者天气较凉爽的时候。浑身大汗时，不宜立即用冷水洗澡，以防止毛孔迅速闭合，血管快速收缩。应先擦干汗水，稍事休息后再用温水洗澡。

中老年人有晨练的习惯。研究表明，夏季早晨6点前，氮氧化物、碳氢化合物等各种有害物质在空气中聚集较多，正是污染的高峰期，呼吸这些污浊的空气对人体会产生有害影响。王宜提醒，夏季晨练时间不宜过早。

高温天气里应尽量避免外出。一定要在室外活动，最好避开正午时段，并且尽量避免太阳直晒。在户外，应当尽量选择轻薄、宽松及浅色的服装。同时，可以佩戴宽帽檐的遮阳帽和太阳镜，并涂抹防晒指数值30及以上的防晒霜。

频繁穿梭于高温环境和低温空调场所的人，更容易患上暑湿感冒。高温天气人们在室外行走时，皮肤上的汗腺大开，突然进入空调环境中，体内的暑热还没排完，寒气就突然袭来，很容易出现各种不适病症，所以伏天切勿贪恋空调房。另外，长期吹电风扇、洗冷水澡来降温，都易引发暑湿感冒和各种病症。

谷晓红说，吹空调不宜过冷、过久，空调温度应控制在26℃～28℃，室内外温差不宜过大。避免空调直吹身体，可以在肩背处披肩遮挡，在空调房间不要穿露脚趾的凉鞋，防止寒从足起。

园艺手法如何展示中草药之美

直径1.4米的超大灵芝标本、神秘的沙漠肉苁蓉等近500种中草药悉数亮相！2019年4月28日晚，中国北京世界园艺博览会在雄伟的长城脚下、美丽的妫水河畔正式开幕。健康君带您去看看百草园，领略一下中医药文化的博大精深。

现代设计体现古典文化底蕴

百草园占地3.2万平方米，种植和展出了来自全国各地的近500种药用植物，其中不乏珍贵和相当珍贵的中草药植物及标本。

百草园整体地形西高东低，水系从西端发源，最终汇聚于东端的仁合悬湖，北临妫水和环湖路，南界烽火台展区，东边是园艺小镇，位置紧邻世园会核心区。

百草园总体构建为一山（百草芊山）、一湖（仁合悬湖）、一馆（荟珍馆）、两广场（一元广场、乐草广场），有20个主题展园或景观。自西向东蜿蜒流转的水系贯穿全园，汇聚于仁合悬湖，将各个景点串成了一个美丽的中草药大花园。

北京市中医管理局负责人介绍，百草园以"传播中医文化，引领健康生活"为宗旨，以"本草园艺化，中医生活化"为理念，首次运用园艺的方式、景观化的手法，将中国园林以小见大的造园理念，中国地形地貌的整体走势微缩于园内。

以"阴阳五行"观念为灵感来源，百草园分为木、火、土、金、水五个区域，将中医的"草药"和"方剂"概念，巧妙地融入中草药的实物种植、标本展示与药方配伍当中，并以雕塑等景观园艺方式介绍了中医药相关的人物和经典。游客在这里不仅能近距离、真实地接触中草药，亲口品尝草药茶，而且还能通过中医、中草药进一步认识中国优秀传统文化。

百草园将中草药的自然生长、干制标本、炮制过程、干药形态全部展现于内，以现代的设计手法体现古典的文化底蕴。园内步步有景，处处有文化。

162天展会期间月月有花赏

参加本届世园会的近500个中草药品种，是从全国各地精心挑选的。为了让中草药达到景观化效果，展区按照中草药的花期精心设计，实现162天的会期月月有花赏。

为了让参展的中草药能适应当地气候，主办方煞费苦心。如从西北沙漠地区远道而来的肉苁蓉，需要通过覆盖透光薄膜伞等方式，营造沙漠药材喜欢的温度高、水分少的环境。为了保证药材成活率，又能展示药材野外生长的原始风貌，有些药材的寄生植物被一起移栽进了世园会。

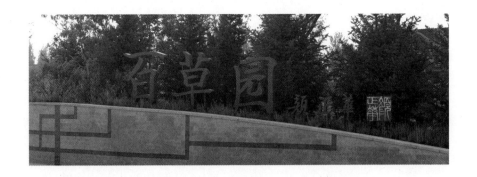

　　杏林是中医药界的代称，以中草药为主题的展园自然少不了杏林春暖。但是，在北京，杏花的盛花期是四月中上旬，为保证游客在五月仍然能观赏到杏花绽放，园艺工程师运用花卉低温处理技术，在苗木基地对花木进行"冷藏保鲜"，至开园前再进行移栽。届时，别的地方的杏花早已凋谢，游客却可以在这里观赏到如云似雪的密植杏花，感怀名医先贤之大医精诚。在杏林中，园艺工程师还栽植了一部分棠梨树，待杏花期过，绿叶成荫子满枝之时，如雪似雾的梨花将接续开放，给游客带来一个山花烂漫、春意盎然的五月。

　　六月百草芊山的主打花变为金莲花和百合、松果菊。金莲花在以往的园林绿化中并不多见，经过我国植物学家多年的驯化栽培，金莲花这一原本生长于海拔2000米左右高山草甸的野生药用植物，已实现平地种植，此次被百草园的园艺工作者用作六月主打花卉。

　　七月的百草芊山主打色是浪漫的紫色，以矮生桔梗、黄芩为主打花，以勿忘草、鸢尾为配花。桔梗别名包袱花、铃铛花、僧帽花，是多年生草本植物，花呈蓝色或紫色，可作观赏花卉，其根可入药，有止咳祛痰、宣肺排脓等作用，是中医临床常用药。李时珍在《本草纲目》中释其名曰"此草之根结实而梗直，故名桔梗"。黄芩花具有唇形科植物的显著特征，肉质、钟状，它紫花黄蕊，一串一串，十分惹人喜爱。

进入秋天，百草芊山将再一次大变妆，主打花变成了各种各样的菊花。八月的主打花是麦秆菊，配以百日菊等各色杂菊。九月和十月的主打花是万寿菊。

镇园之宝是超大灵芝标本

进入百草园，首先看到首都国医名师颜正华题写的"百草园"三个字。这是位于最东部的木之春区，包含一元广场、一元复始（雕塑）、百草芊山、仁合悬湖、杏林春暖、林下山参和百草园题字7个景点。

广场正中的主题雕塑是"一元复始，万象更新"。雕塑的设计灵感正是来源于"太极云手"的运动形式，由国家一级美术师梅墨生创意设计，全高6.4米，青铜材质，"青"色代表"五行"之中的木，方位应为东方，四时应为春。

游览完了东部的木之春区，接下来是南部的火之夏区，这个区域有四气五味、药食同源和名方药苑3个景点。名方药苑内每一个独立花坛都是一个经典方剂，通过种植本草和水晶包埋标本的方法，向游人展示了六味地黄丸等8剂老百姓耳熟能详的著名方剂。

土之长夏区位于园区的中部，长夏对应"五行"中的土，方位中，颜色黄，五脏为脾。本区有厚德公孙、乐草广场、国色天香、花红长夏4个景点。

金之秋区位于园区的西部，五行对应金，方位西，颜色白，五脏是肺。本区域有道地药苑、寻径识医、燕京本草、民族药苑、藤本药廊、药植盆景、呦呦蒿园、青青葵园、沙漠云裳、蒙童戏沙、家庭药圃、音药方舱等12个景点。音药方舱是以卞留念先生提出的"音药"概念为理论基础，通过音乐治疗技术、视听技术等多种高科技手段，让游客置身于梦幻而温馨的高品质小空间内，给予人体对应感官治疗刺激，感受全新的音乐疗法。

来到荟珍馆门口，首先看到由肖培根院士题写的匾额。这是一座温室建筑，馆内以太湖石堆筑了几组假山，山上潺潺溪水，山下雾气氤氲，仿佛长满仙草的画中仙山。馆内集中种植和展示了灵芝、石斛、沉香、金花茶等大量珍贵的南方中草药植物。一进荟珍馆，看到在玻璃展柜中大如车轮的暗红色灵芝，它采自湖南怀化，是灵芝中的赤芝，直径达到1.4米。

如何留住民族医药的根

传承发展少数民族医药，增强的是对中华文化的认同感，筑牢的是中华民族的共同意识，将为人类健康贡献满园春色。

在2018年11月举行的保护非物质文化遗产政府间委员会第十三届常会上，我国申报的"藏医药浴法——中国藏族有关生命健康和疾病防治的知识和实践"被列入联合国教科文组织人类非物质文化遗产代表作名录。

藏医药浴法，藏语称"泷沐"，通过沐浴天然温泉或药物煮熬的水汁或蒸汽，调节身心平衡，防治疾病，保障健康。藏医药浴法可分为两类：一类是以矿物质的主要种类划分的"五类温泉"浴法，一类是以五种植物药材为基本方的"五味甘露"浴法。藏医药浴法被列入人类非物质文化遗产代表作名录，有助于提升其可见度，推动传承发展，让这一宝贵的传统知识和实践惠及更多民众。

藏医药是中华民族医学宝库中的一颗璀璨明珠。藏浴成功申遗，也让人们关注的目光聚焦到少数民族医药。我国少数民族众多，形成了多种多样的民族医药。除了藏族、蒙古族、维吾尔族、傣族等民族医药外，更多的是一些鲜为人知，却为本民族的繁衍、发展做出过突出贡献的民族医药。这是一笔宝贵的财富，是各民族人民实践与智慧的结晶，亟待挖掘其中的精华，为人类健康造福。

近年来，少数民族医药传承发展取得了长足进步。我国55个少数民族中有35个民族发掘整理了本民族医学资料，藏族、蒙古族、维吾尔族等共15个民族设有本民族医药医院，7种少数民族医药专业被纳入国家医师资格考试。2017年版国家医保药品目录增加43个少数民族药品种，全国少数民族医院约300所。国家中医药管理局等13部委联合发布《关于加强新时代少数民族医药工作的若干意见》，少数民族医药发展工作进入新时期。

不可否认，少数民族医药发展不充分、不协调的问题还很突出，面临的首要难题是人才匮乏。民族医药以口传身授为主，强调个体经验的积累和体验型的学习方式。目前，受传承人老龄化、潜在传承人数量锐减、传承人受教育程度低等因素的影响，民族医药的传承大大受限，本来已经稀有的人才濒临严重的断层危机。以畲族为例，只有自己的语言而没有文字，缺少关于畲族医药的文字资料记载，仅存的畲医文献只是以图画或汉语注音形式保存的，医疗器具留存极少，更增加了传承的难度。同时，少数民族医药面临执业资格与职称晋升难题。有些人员是祖传世家，这些人没有医药学学历，又没有评定专业技术职称，而且年龄偏大。按现行规定，不能通过认定的途径获得执业医师资格，只能参加中医类执业医师资格考试。如不及时挖掘、整理和研究，随着时间的推移，这些传统民族医学将不可见。抢救濒危民族医药，是与时间赛跑，刻不容缓。

药材资源流失让少数民族医药变得"不可见"。随着社会的发展，不少生物物种正濒临灭绝。以黎医为例，秘方中有一些独特的药材日益稀少，如果不保护好，药材灭绝了，就算有再好的秘方也没有任何意义。好的药方需要道地药材才能发挥独特功效。

藏医药浴法被列入人类非遗名录，还有部分被列入国家非遗名录。但无论是列入世界级、国家级，还是省级名录，这并不代表"免死金牌"，只是提高该遗产项目的存续力。云南白药、排毒养颜胶囊是彝族药的代表，彝族医药被外国学者赞誉为'世界上具盛名的医种'，但青黄不接、濒临灭亡的状态还没有得到根本好转。为避免民族医药自生自灭，亟需加大扶持和保护的力度，出台系统的政策保障机制。少数民族医药不能当遗产，如今已经被纳入法治保护渠道。2017年7月1日实施的《中医药法》规定：国家采取措施，加大对少数民族医药传承创新、应用发展和人才培养的扶持力度，加强少数民族医疗机构和医师队伍建设，促进和规范少数民族医药事业发展。希望各地能把《中医药法》保护措施落到实处。

一花独放不是春，百花齐放春满园。少数民族医药是我国医药卫生事业的重要组成部分，也是打开中华文明宝库的钥匙之一。传承发展少数民族医药，让其"把根留住"，增强的是对中华文化的认同感，筑牢的是中华民族的共同意识。少数民族医药薪火相传，生生不息，将为人类健康贡献满园春色。

精华

JING HUA

编

中医药界有一句话：离开中医理论的指导，中药就不是中药了。中成药是传统医学留下来的瑰宝，是中国人几千年积累下来的创新成果。一定要用好中成药，规范处方管理，从源头确保合理用药落到实处，切实把中医药这一祖先留给我们的宝贵财富继承好、发展好、利用好。

中医为何遭遇"无药"窘境

中药材种植带有很大盲目性,同时受季节和生产周期长等限制,市场反应迟缓,使药材生产与市场需求脱节,造成价格大起大落。

野生中药遭遇"竭泽而渔"。道地野生中药材正面临严重的资源短缺甚至枯竭。中医药的发展,面临着"无药可医"的尴尬局面。

精华编 JING HUA BIAN

中药材正处于10年来最快、最猛的涨价时期

中药材太子参本是治疗小儿发热的寻常药,这几年价格像翻筋斗云。2006—2007年间,太子参每千克不超过20元,2009年不超过100元,2010年就涨到了370～380元,2011年近500元。中国中药协会中药材信息中心所监测537个常用的大宗药材品种中,太子参(宣州统)的价格同比涨幅最大,为438%。

中药材价格上涨,中药饮片也相应水涨船高。以前开一剂中药6～7元,现在20元以下基本开不出来。三剂感冒药的价格近160元。

从安徽亳州到河北安国,在国内中药材集散地,中药材的价格一路飞涨,往日一把草的中药如今贵得离谱。

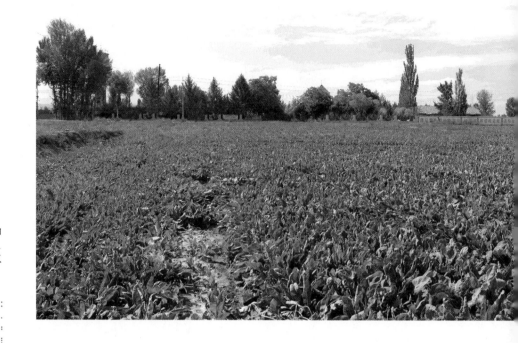

　　2011年5月17日，中国中药协会中药材信息中心发布5月市场价格监测报告显示，在所监测的537个常用的大宗药材品种中，与2010年同期相比，5月升价品种371个，占总量约69%；降价品种127个，占总量约24%。

　　中药协会中药材信息中心有关负责人说，2010年3月以来，200种传统常用药材整体价格开始了新一轮上涨，价格指数从2500点快速升到了2800多点。其中野生中药材的涨势更为凶猛，几乎拉出了一段笔直的指数走势线。中药材涨价进入第四轮高峰，正处于10年来最快的涨价时期。

我国优质道地药材沦为低附加值的"草"

中医中药一向以"简、便、验、廉"而著称。究竟是谁动了中药的价格?

中药材价格暴涨,有中药减产、种植面积减少、游资炒作等多种原因。但归为一点,还是供不应求。近年来,天然绿色的中药需求持续增加,供给却呈下降趋势。据统计,包括滋补、养生药在内,中药年需求量已高达70万吨。从2000年开始,国内中药材种植面积就以每年20%的速度在递减。

"以前是要想富种药材,现在是种药不如种甘蔗。农民种植中药的积极性已大不如前。"中国中药协会中药材市场专委会主任周雷说,"种粮可以有粮补,种药没有,并且多数药材种植周期都在1年以上,短期难见收益。"

中药种少了就是药,种多了就是草。周雷说,中药材种植带有很大的盲目性。同时药材受季节和生产周期长等客观条件限制,供求变化的市场反应较为迟缓,使药材生产与市场需求脱节,造成了药材生产和价格的大起大落。这样容易出现"两头苦":中药材价格便宜,药贱伤农;而价格上涨,让吃中药的老百姓吃"苦"。

中药材供给短缺,还与我国把中药出口当"草"卖有关。近年来,我国中药出口呈现一增一降,即提取物的比例连年增长,中成药份额逐年缩小。据统计,中药提取物年进出口总额为6亿美元,其中出口5.3亿美元,占中药出口比重的40%以上。我国优质道地药材沦为"农副产品"、低附加值的"草",提取物大量出口到欧美市场,被做成制剂返销到我国。我国中药材产业面临着"中国原产，韩国开花，日本结果，欧美收获"的尴尬现状。

野生中药遭遇"竭泽而渔"

日益攀升的中药材价格背后是锐减的产量。广西的道地药材广豆根产量从2006年前的1000～2000吨/年骤减到2011年的200～300吨。由于重楼缺货，云南白药等多个以其为原料的中成药品种已开始限产。

当前，我国中药和民族药工业赖以生存发展的药材资源，主要还是野生药材。600余种常用药材中，纯依赖野生药材资源的占400余种，人工种养的品种约占200种，但其中50％左右的需求量仍依赖野生药材资源。被列入中国珍稀濒危保护植物名录的药用植物已达168种。房书亭担忧地说，目前市场对野生药材的需求量在不断增加，野生中药遭遇"竭泽而渔"。道地野生中药材正面临严重的资源短缺甚至枯竭。中医药的发展，面临着"无药可医"的尴尬局面。

2011年5月，蜀中制药被曝存在虚假投料等问题。尽管药监部门未发现"使用苹果皮代替板蓝根"问题，但因价格高涨，用地瓜干冒充何首乌，提纯一遍中药材重新利用……中药材造假有愈演愈烈之势。药材价格"虚高"与中成药价格"虚低"的矛盾进一步激化。

目前，临床常用的102种中成药已进入《国家基本药物目录》。国家基本药物目录的中成药不能自主调价，特别是各地集中采购就低不就高的"低价取向"，让中成药企业夹杂其中很受伤。规格为60片/瓶的复方丹参片成本价3.28元，中标价0.95元。如此便宜的药，如何保证安全性和有效性？

中药行业是典型的药材资源依赖型产业

2010年三七的价格疯涨，价格主管部门约谈囤货的大企业，疯涨价格才被刹车。周雷分析说，约谈只能暂时解决问题。如果中药有了政府指导价，中药材的价格就不会这样毫无约束。

中国工程院院士、中国药用植物研究所名誉所长肖培根表示，中药材价格难题就在于指导价如何确定。定价标准需要有质量标准，这也是一直困扰中药材发展的难题。中药材要尽快制订出行业的质量标准。

在2003年"SARS"及2009年"H1N1"两次重大疫情防控中，就曾经出现过中药材价格大幅上涨，一些制药厂停产致使药品供应紧张的情况。房书亭认为，目前除了加强市场监管外，国家有必要对大宗药材实行战略储备，从数量和质量上保证所需中药材品种的供应，避免出现供应断档、价格飞涨和假货横行现象。

价格上涨而导致中药资源破坏加剧，让中国医学科学院药用植物研究所所长陈士林更为担心。他强调，一个物种的破坏和消失将影响十多个物种的生存，中药资源物种破坏带来的生物多样性方面的影响难以估量。中药行业是典型的药材资源依赖型产业。中药资源的科学保护、合理开发和持续利用，应纳入国家战略规划中。

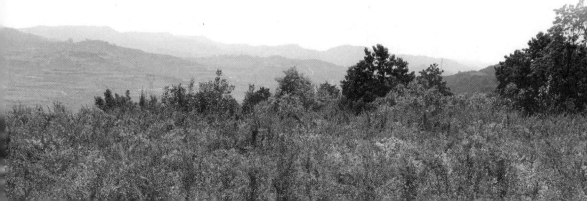

药材质量如何保障

中药饮片、中成药质量，事关中医临床用药安全。

医得准，方子对，但药不灵，照样影响疗效，长此以往，会砸了中医这块金字招牌。专家表示，应该规范种植、炮制到位、全程监管、源头治理，保障中药质量稳定可控，为百姓健康造福。

源头种植咋规范

国家统计局数据显示，2017年全国中药材种植面积较2016年增长3.5%，种植面积达到3466.89万亩（1亩≈666.67平方米）（不含林地和野生药材），家种药材供应量持续增加。专家指出，要警惕出现道地药材异地种植，以及种植过程中使用农药、化肥等现象，影响药材种植质量。

中国中药协会中药饮片专委会理事长任玉珍说，中药材作为中药饮片的原料，其种植和采收加工决定着中药饮片质量。中药材种植受种源、环境、技术、管理、采收加工、仓储运输等多方面因素的影响，处理不好，会造成中药材质量参差不齐。在栽培技术上，要警惕使用化肥、助壮剂、膨大剂等现象；在栽培模式上，西苗东栽、南药北种等现象，也制约了中药饮片质量的提升。

"中草药和一般植物的种植规律不一样。"中国医药保健品进出口商会中药部主任于志斌分析，中药材种植不能缺乏良好的种植规范，要建立强制标准，不能农户想怎么种就怎么种。在采收环节，农户不按季节、不按部位采收，也会影响中药材的质量。

任玉珍建议，药监、卫生、农业等部门应组织力量加强人工种植药材的研究，指导农民科学种植、科学采收加工，从而提升中药材质量，保障其稳定可控，为中药饮片的质量提供支撑。

中药材质量的源头，在于种植；种植的源头，又在于种子种苗。于志斌表示，应培育全国性的种子种苗公司，建立统一的种植规范。要想提高中药材质量，必须把好入口关，让有资质的企业经营中药材种子种苗。

专家建议，以企业为主体全方位管理，落实责任，种植好中药材。通过辅以合理的人员、硬件、软件，对种植基地的基源种苗、产地环境、栽培管理、采收加工、仓储运输等方面进行管理，生产出合格的中药材，并做到质量可追溯。

"中药材种植，不能停留在经验层面，应该接轨现代农业。从源头提升中药质量，关键是做好顶层设计。"原国家食品药品监督管理总局副局长任德权说。道地中药材，是中药现代化的新课题。加强传统地域的物候地理信息与中药品质关联研究，建立道地生态因子谱，把地域道地性上升到现代生态表述，这些既有利于种植规程的完善，也有利于其他符合道地生态要求的新地方种植药材。

炮制工艺咋把控

中药饮片是对中药材进行加工炮制后的成品。加工炮制能起到洁净、减毒、增（存）效或改变药性的作用。

中药炮制古来最讲究适中，"不及则功效难求，太过则气味反失"。目前，有些中药炮制存在的问题是不依法炮制。比如，附子需要经过多道工序炮制减毒，如果减少漂洗次数，来增加饮片重量，就会影响药材质量。

此外，为便于监管，有的饮片在产地不允许切片，但干燥后再进入企业，又难以切片。中国中医科学院首席研究员、中国中药协会中药饮片质量保障专委会主任肖永庆建议扩大允许产地趁鲜加工的品种范围，允许饮片生产企业购进产地适当加工的中药饮片半成品。

如果出现炮制工艺简化，或不按工艺规程生产加工的现象，人为地减少蒸制时间，就会影响质量。任玉珍表示，应该加强炮制规范，杜绝局部存在的"一药数法""各地各法"现象，让中药饮片产品更好地实现全国大

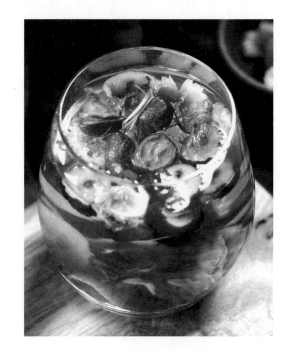

流通。

肖永庆建议，加强中药饮片标准与产地加工、炮制工艺及辅料的综合研究，并进行产业化的生产验证，从而建立更为完善的中药材和中药饮片炮制标准。将传统炮制方法和现代科学技术相结合，建立饮片炮制技术平台，促进中药材的生产与科研。

流通环节咋监管

中药饮片市场如何保证质量，杜绝假冒伪劣、以次充好？

中药材既是药品又是农副产品，其经营未实行许可管理，允许城乡集贸市场、社会群体组织、单位及个人自由购销中药材。中药材既可在市场内经营，也可在市场外销售。任玉珍指出，中药材专业市场还存在市场经营秩序规范难的问题，还是要加强管理规范。专家表示，监管手段不可单一，力量应该继续加强，控制作为害群之马的伪劣中药材流入市场。

中药饮片的种种性状，客观上给监管带来执法困难。任玉珍指出，这反映出标准、认定方面有待进一步完善。建议建立和完善符合中药饮片发展实际的监管体系、法律体系、标准体系、政策体系，完善长效监管机制，促进产业持续健康发展。

2018年12月，《中华人民共和国药品管理法》（简称《药品管理法》）正在全面修订，拟取消对药企GSP（药品经营质量管理规范）、GMP（药品生产质量管理规范）认证。于志斌认为，随着药品监管体制的转变，行业主管部门主动转变职能，加强事中监管、事后追惩，形成全程监管。各部门无缝对接，实行不定期的飞行检测，以促使企业主动增强质量意识。

任玉珍建议，工商、药监等部门要加强对中药材经营企业的监督检查，使中药材流通过程处于可控状态。坚决查处中药材专业市场的违法违规行为，取缔非法经营活动，净化中药材市场。加快制订统一的中药材专业市场管理规范及中药材专业市场准入标准，研究制订中药材初加工产品规范、加工工艺和质量标准。

国家药品监督管理局（以下简称"国家药监局"）局长焦红指出，中药饮片监管应该按照中医药特有规律，强调管理的规范性、适用性和科学性。中药饮片监管涉及上下游产业，需要各方协同努力，形成共推机制，通过加强中药饮片的管理，促进中药全产业链管理模式的建立和巩固。

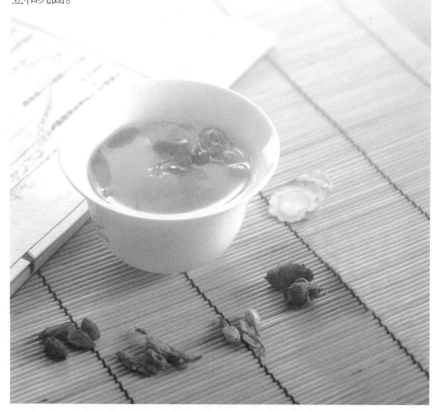

道地药材如何保"道地"

种植是中药材行业的"第一车间"。目前我国中药材种植技术相对还较落后，经营管理较为粗放，重产量轻质量，滥用化肥、农药、生长调节剂现象较普遍，导致中药材品质下降，影响中药质量和临床疗效，也有损中医药的声誉。道地药材如何保"道地"？

规范种植是关键

近日，辽宁省瓦房店市中医师陈家功发现，一些号称来自甘肃岷县的当归，外观上明显粗大，也没有多大药效。这种当归在人工种植过程中，使用了一种生长调节剂，一两年就可长出来，而传统种植的当归需要长5年以上。

当归是中医常用的补血、活血药，当归身偏于补血，当归尾偏于活血。产于甘肃岷县的当归，被称为秦归，是公认的道地药材。

麦冬使用生长调节剂后，单产量可以从300千克增加到1000多千克。党参使用生长调节剂后，单产量能增加1倍。产量增加了，但有效成分普遍降低，有的降低一半甚至更多，药效可想而知。

中国医学科学院药用植物研究所研究员薛健说，中药材种植像一般农作物一样会受到病虫草害的影响，不可避免地要使用农药。因此，药材中有农药检出并不意外，使用农药不可怕，可怕的是滥用农药。

中药存在农药残留，一方面是药材生长过程中从环境摄入的，另一方面是农药不合理使用造成的。黄芪、当归、党参等药材常发麻口病，潜藏在土壤中的线虫先是咬破根部的表皮组织，细菌侵入后根部开始腐烂，导致减产甚至绝产。为了杀灭害虫，有的农民就大量喷施农药。

薛健分析，滥用农药包括错误的农药品种、过多的使用量和使用次数、使用时间和收获时间相隔太近。每一种农药的作用机理和防治效果都有针对性，如果选错药，不但不能防治病虫害，反而增加了生物抗性，白花钱还使残留无端增加。目前国家已经禁止了多种高毒、高残留农药的生产使用，销售的多是高效、低毒、低残留农药。但是，如果使用时间距离收获期太近，药物没来得及降解，就会引起残留超标。

中药材农药残留问题与限量标准不太完善也有关系。中药标准最权威的就是《中国药典》，5年一版不断修订，目前用的是2020年版。薛健介绍，中国药典、绿色中药标准中，只规定了10余种有机氯农药残留量和5种重金属及黄曲霉素的测定及限量标准。

《中医药法》规定，国家鼓励发展中药材规范化种植养殖，严格管理农药、肥料等农业投入品的使用，禁止在中药材种植过程中使用剧毒、高毒农药，支持中药材良种繁育，提高中药材质量。

作为中药大国，我国不断规范中药材种植。《中药材保护和发展规划（2015—2020年）》提出制订120种中药材国家标准；完善农药、重金属及有害元素、真菌毒素等安全性检测方法和指标；建立中药材外源性有害物质残留数据库。这些举措将有助于中药材质量整体提升。

道地药材不能"移植"

各地有各地的道地药材，不能互相代替。道地药材拿到别的地方种就变样，质量不行，效果也不行。

道地药材是我国传统优质中药材的代名词，民间素有"非道地药材不处方，非道地药材不经营"的说法。常言道："好土生好苗。"每味道地药材根据性味不同，都有道地产区。中药药性形成是气候、土壤、生物、地形等综合作用的结果。不同地方出产的药材，质量会有差异。

道地药材得到现代科学的证实。黄芪的道地产区在山西浑源，如果种植在黄河以南，鞭竿芪就变成了鸡爪芪（鸡爪状）。这时，药材不只是形状改变，有效成分含量也不一样。2020年版《中国药典》规定，黄芪总皂苷含量不得低于0.04%，浑源黄芪皂苷的含量在0.16%以上，最高可能达到0.38%。

年过九旬的国医大师金世元长期从事中药工作，对道地药材颇有研究。他说，各地有各地的道地药材，不能互相代替。道地药材拿到别的地方种就变样，质量不行，效果也不行。

我国600余种常用中药材中，大约200种已经实现了人工种植。据

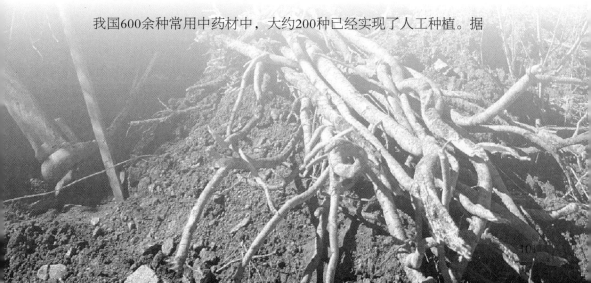

不完全统计，2017年全国中药材总种植面积已经达到6799.17万亩。从野生到种植，不少中药材走出道地产区，实现"南药北种"或"西药东栽"。在经济利益的驱动下，产区发生被动变迁，道地产区被所谓的新兴产区取代。尽管部分品种药材产量很高，但药材的合格率未能明显提高，造成大量资源浪费。

"中药材有其固有严格的生长环境，不能违背植物生长规律。"肖永庆说，药材栽培的地理、气候环境与道地产区差别越大，中药材的质量差别就越大。其主要原因是，生长期不足而靠过度田间管理来"加速"药材的生长。有的地方为了满足药品标准对药材成分定性、定量的要求，改变植物基因而进行"定向培植"，以提高特定成分的含量。以丹参为例，经过特殊培养的丹参，丹参酮Ⅱ含量很高，但这种丹参已不是中药材意义上的丹参，只能称为提取物原料。

黄璐琦说，国家正在组织编制中药材尤其是道地药材生产基地建设规划，建议以"有序、有效、安全"为方针，优化全国中药材生产布局，鼓励在道地产区和主产区优先发展道地优质药材，限制中药材盲目引种。

目前，农业农村部拟制订《全国道地药材生产基地建设规划（2018—2025）》，引导建设一批历史悠久、特色鲜明、优势突出的道地药材生产基地，加力推进中药产业发展，提升中药材质量、效益和竞争力。

种子是质量的源头

中药材种质退化、种子种苗质量较差等问题，不利于中医药行业健康发展。

江西进贤县的3位农民联手办公司，承包土地700亩，播种了防风和黑柴胡，本想好好赚一笔，谁知播种后不发芽，种子公司承诺的发芽率为80%，实际只有10%。经该县法院判决，种子公司赔了租地损失费和种子款。

黄璐琦指出，中药材种子种苗市场监管体系不严，不少药农的利益难以保障。目前，中药材种质退化、种子种苗质量较差等问题普遍存在，严重制约了中医药行业健康发展。

种好苗好药材好，种子是中药质量的源头。长期以来，中药材的种子种苗多处于"就地采收——就地留种——就地再栽培"的原始循环状态，"只种不选，只选不育"，加之受种源不清、环境条件等影响，无法保证中药材稳定的生长性能和药用性能。多年生黄芪、甘草的发芽率仅在60%左右。阳春砂为多年生植物，如果不及时筛选提纯，就易造成种质退化。

三七在北方安家、虫草在大田引种、黄连在平原栽培……道地品种在区域间的引种过程中出现混杂、退化现象，导致种子种苗与药材品质下降。野生种质资源在遗传上存在明显的多样性，不同的种群甚至个体，外观性状、化学成分含量等具有较大差异，以致产量与质量不稳定。目前，我国中药材种子管理处于边缘地带，呈现种质混杂、种源混乱的状态。

与农作物品种相比，我国中药材种子（种苗）标准化工作显得滞后。我国人工栽培药材中约150种药材的规范化种植技术前期已有研究，但已培育出优良品种并在生产上推广应用的药材不超过10种。只有解决源头问题，才能提高中药材生产技术水平，提高药材产量，保证生产优质中药材。

在国药种业有限公司总经理王继永看来，目前市场上交易的中药材种子有不少处在无包装、无标识和无使用说明状态。种子真假难辨，优劣不清，质量管理意识淡薄，缺乏质量控制技术手段。全国具有专业中药材种子种苗资质的企业不超过20家，能够正常经营的更是寥寥无几。中药材种业需要国家出台扶持政策，引导企业开展规范化种业经营，改善行业现状。

长期以来，中药材一直被当作一般农作物进行种植，但与农作物管理体系相比远远落后。2016年1月1日正式实施的《中华人民共和国种子法》（以下简称《种子法》）第九十三条规定："草种、烟草种、中药材种、食用菌菌种的种质资源管理和选育、生产经营、管理等活动，参照本法执行。"至此，中药材种子才被纳入《种子法》管理的范畴。

黄璐琦建议，应尽快建立中药材种子质量管理法律法规，以《种子法》为核心，形成一个包括《种子法》、行政法规、地方性法规、行政规章、规范性文件等专门的法律法规体系，从源头上把好中药质量关。

黄璐琦说，种苗基原纯正、遗传性状优良是生产高品质药材的根本保障。加大对中药材新品种选育和推广的支持力度，制订中药材种子种苗行业标准，构建全国一体化的中药材种子种苗供应保障平台，确保优质种源持续稳定供应，将是未来中药材种业的重要任务。

中药炮制为啥不能"省人工"

近年来，中药材质量引起社会各界关注。中药材质量高低优劣，直接影响中医临床治疗效果。药材好，药才好。如果没有好药材，再高明的中医也难以施展医术。影响中药质量的主要环节有种植、炮制和流通。探问中药材质量，目的是寻找解决问题之道。

中药炮制学问大

中药炮制是通过特定的工艺方法，使药材所含的化学成分出现变化，从而产生减毒增效等作用。

河北秦皇岛石女士被诊断为胃印戒细胞癌四期，在北京一家肿瘤医院手术后出现便血。她跑遍各大医院，吃了各种各样的中西药，大便潜血依然是4个加号（阳性）。绝望之际，她找到北京中医药大学第三附属医院针灸肿瘤科主任黄金昶。"大毒治病，十去其六。你得吃点'毒药'。"黄金昶说。其实，黄金昶所说的毒药是蟾皮，也就是癞蛤蟆皮。石女士一听，连连摆手，说她肯定吃不下。黄金昶说，蟾皮不是让她直接吃，要经过炮制，好多医院都没有，正巧他们医院有，吃几剂就有效果。石女士按医生要求将烧干蟾10克浓煎，饭后不停地喝，喝了3天就没了血便，检查大便潜血只有一个加号。7天后，她的大便潜血显示阴性，之后一直未见便血。

什么是中药炮制？黄金昶介绍，以烧干蟾为例，新鲜的蟾蜍破血力量极强，能促进出血。经过炭火烧焦后，药性发生改变，却有很好的止血作用。炭火烧焦就是中药炮制的一种方法，能起到减毒和增效两大作用。

斑蝥，《中国药典》记载有大毒，经炮制治疗组织肉瘤有奇效。甘遂、大戟、马钱子等有毒的中药，黄金昶在临床上将其变为治疗肿瘤的良药，其中的奥秘就是炮制。

中药炮制，是根据中医药理论，依照辨证施治用药的需要和药物自身性质，以及调剂、制剂的不同要求，对经产地加工的净药材进一步加工制作，有火制、水制和水火共制等加工方法，所得成品是中药饮片。

中华中医药学会炮制分会主任委员贾天柱从事中药炮制教学与科研工作40余年。他说，中药材炮制前后，通过特定的工艺方法，使所含的化学成分出现变化，从而产生减毒增效的作用。川乌、草乌类中药材都含有剧毒成分乌头碱，1～2毫克就可中毒，3～4毫克就可致死，但炮制后乌头碱水解变成乌头次碱乃至乌头原碱，从而达到低毒、无毒。马钱子含有毒性成分士的宁，经炮制后可转变为士的宁的氮氧化物，降低毒性。斑蝥含有斑蝥素，毒性也很大，当用低浓度的碱处理后，生成斑蝥酸钠，毒性降低。

"发汗"炮制法是常用的中药产地加工方法之一，即将鲜药材加热或半干燥后，密闭堆积发热，使其内部水分向外蒸发，并凝结成水珠，附于药材的表面，犹如人体出汗，故称为"发汗"。以"发汗"

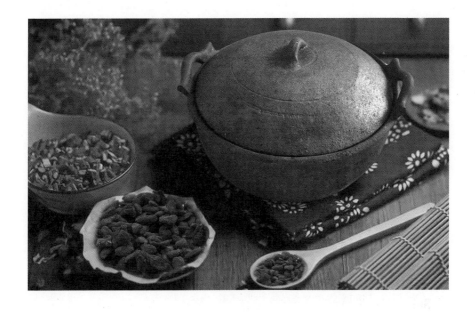

炮制的厚朴为例，研究发现"发汗"炮制能提高厚朴挥发油量，炮制1周后厚朴挥发油量提高近1倍。采用《中国药典》中浸出物测定法测定后，发现厚朴经"发汗"炮制处理后，浸出物量提升23%。

　　专家介绍，现代对炮制法的研究主要集中在化学成分的变化，对其作用机制的研究很少，无法制订规范化炮制法标准，大大限制了炮制法的应用范围，也影响中药临床疗效的提高。

炮制工艺待规范

　　中药炮制存在的最大问题是不依法炮制，该制的不制，或炮制不到位，制约中药临床疗效的发挥。

　　白芍炒制接近焦色，苦杏仁炒成深黄色，其有效成分怎能不降低呢？贾天柱说，中药炮制古来最讲究适中，不及则功效难求，太过则气味反失。古代有"逢子必炒、逢子必破"之说，但现在种子类药材有不炒不破的，也有炒而不破的，也有炒碎后供应的。饮片厂炒后破碎直接供应到调剂室，虽能煎出有效成分，但已造成泛油而降低疗效，这种方法不可取。

"炮制虽繁必不敢省人工。"如今烦琐的炮制过程不断被简化，不按工艺规程生产加工的药材比比皆是。何首乌是临床常用中药，历代以黑豆为辅料炮制，讲究煮熟、煮透。蒸制何首乌很少能达到九蒸九晒的要求，人为减少了蒸制时间。盐附子、黑顺片、白附片的炮制工艺须经过多道工序，是附子减毒的重要环节，但产地农户在附子漂洗过程中，为了防止重量减少，漂洗次数严重"缩水"。

"饮片生产普遍存在炮制工艺不规范等问题，炮制程度较难判定，中药质量难以保证。"肖永庆说。

熟大黄，南方以酒蒸为主，北方以隔水加酒炖者居多。目前大多数中药饮片，特别是加热、加辅料等方法炮制的品种，各地炮制工艺不一，炮制时间相异，所用辅料也不尽相同，饮片质量判别存在很大差异。肖永庆说，饮片不可能实现全国统一的规范化生产工艺，迫切需要因地制宜，开展饮片地域性生产工艺的规范化研究，提高饮片行业的现代化水平。

炮制饮片质量参差不齐，原因在于缺乏一套易控、专属的质量评价方法。以根茎类药材加工的饮片为例，按照传统的外观分类方法，应以片大为优。研究表明，现代评价标准中应用的"有效成分"在药材里主要分布在侧根和表皮。其结果是，片形小的饮片"有效成分"的含量高于片形大的饮片。采用异地人工栽培药材加工成的饮片，在外形上要"优于"用道地药材生产的饮片，而其有效成分含量却大大低于道地饮片。根据饮片的外形、色泽、断面等传统经验鉴别方法，缺乏现代科学技术的支撑，不能有效评判饮片质量优劣。

"既不能单靠外形又不能简单以现有已知有效成分含量的高低来判断饮片质量的优劣。"肖永庆认为，评判标准要使二者有机结合，实现传统分级质量评价标准与现代科学质量内涵的协调统一。

炮制加工不可分

中药材产地加工与饮片炮制一体化，既可降低加工成本，又可保证来源，方便监管，有利于让人们吃上安全、放心、有效的中药材。

齐村位于河北安国北7.5千米，以加工、交易甘草而知名。在一位加工户的院子里，拖拉机上、棚子下面，都堆放着甘草，有红皮的，也有黄皮的，粗细不等，长短不一。市场需要的所有规格、等级，他们都能加工，保证供货。黄芩村、沙参村、射干村……全国还有很多类似的中药饮片加工专业村。

中药材产地初加工和中药饮片炮制密切相连，对某些中药材而言，两者之间并没有明确的分工界限，后来被人为地分离成独立的两段加工工艺。虽然方便了药材贮藏与长途运输，却忽略了药材品质形成的内在规律，割裂了药物品质形成的有机链条，弊端逐渐显露。长期以来，中药材产地初加工并未作为单独环节被严格监管，成为目前中药材产业链条中最难监管的环节。

肖永庆认为，中药材异地加工成饮片，不但增加了生产成本，而且药材在储存、运输过程中的变质损耗和成分流失，严重影响饮片的质量。不少中药可以直接在产地加工成饮片，有的可以鲜切后再干燥，有的可以干燥至适宜含水量再进行切制。例如，天麻不易润透，切制后片型差；苏木鲜药材不易干燥，干燥后难以切制，润制过程易导致有效成分损失；甘草鲜品易切制、性状好，干燥后纤维不易切断、性状差，润药易导致有效成分损失。

任玉珍说，《中国药典》2015年版收载有产地加工的品种64种，如干姜、山药等，在《中国药典》标准来源项里均有相应趁鲜加工描述。中药材在产地直接加工成饮片，符合中药行业的发展趋势。《中药材保护和发展规划2015—2020》中明确提出大力发展产地"趁鲜切制和精深加工"。因此，趁鲜加工的品种范围应逐步扩大。

肖永庆认为，中药材源头加工是中药材品质保障的重中之重。中药材产地加工与饮片炮制一体化，既可降低加工成本，又可保证来源，方便监管，有利于让病人吃上安全、放心、有效的中药材。

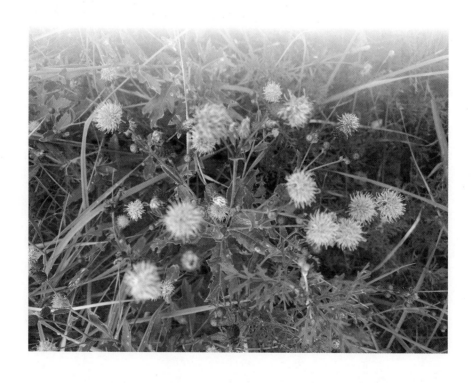

中药饮片为啥不能"减物力"

不合格的中药材，生产不出合格的中成药。国家药监局发布《中药饮片质量集中整治工作方案》，决定在全国范围内开展为期一年的中药饮片质量集中整治，从2018年10月起至2019年9月，重点严厉查处中药饮片违法违规行为。中药饮片究竟病在哪？

饮片品质参差不齐

一些药店、医院药房、药材公司图便宜，只问价格不问质量，使一些没有饮片经营资质的种植户或小型作坊有机可乘。

在某中药材市场，记者发现覆盆子价格每千克最低10元，最高200元，相差近20倍。价格的差异，主要取决于掺杂次品的多少。

中药材是特殊商品，一般消费者缺乏识别真假优劣的能力。中药饮片检验的主要依据是《中国药典》2020年版，部分根据2015年版。在中药材市场上，染色的药材主要有红花、五味子、黄柏、黄连、延胡索、朱砂等；掺假的主要有沉香、没药、乳香等；检出黄曲霉素的主要是胖大海、远志等。另外，还有一些不法分子用葡萄皮加颜料冒充山茱

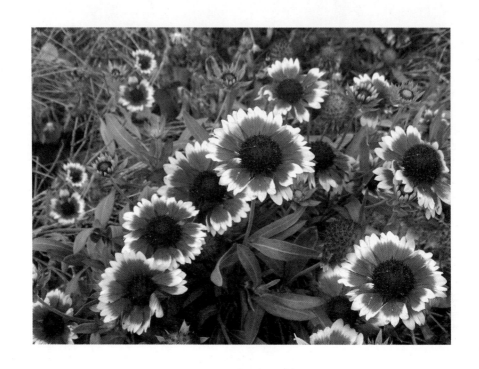

茣、用续断或细小的云木香根拌入染料冒充丹参饮片等。

对于中药饮片存在的问题，国家有关部门的监管一直没有停顿，多次开展专项行动，并约谈了17个中药材专业市场所在地政府的负责人。但中药材流通环节混乱、市场无序竞争现象仍有发生，影响中药饮片和成品药的质量。2017年原国家食品药品监督管理总局共发布46份药品抽检通告，其中22份涉及中药饮片，不合格批次共计792批，涉及生产或供货单位343家、中药品种37种。

"有机染料大多毒性较大，甚至有致癌、致畸作用，因此药材染色不仅是造假行为，还增加了安全风险，必须严厉打击。行业内以硫黄熏蒸药材，多是为了保湿增重、改善外观等。研究表明，大量、广泛使用硫黄熏蒸，不仅会影响药材及饮片的质量，也会对人体健康造成危害。"中国食品药品检定研究院（简称"中检院"）中药民族药检定所所长马双成表示。

任德权分析，饮片市场不分等级、档次，同种饮片不论质量优劣，价格都一样。少数企业违规直接从药材市场上采购，挤占优质优价饮片空间，低价劣质饮片反而受追捧。

自2008年起，我国对中药饮片生产过程实施药品生产质量管理规范（GMP）认证管理。截至2017年底，国家及各省药监部门发放中药饮片生产GMP证书共1808张。但中药饮片企业成为GMP证书收回的"重灾区"。

饮片应有批准文号

中药材是农副产品，但饮片是中药材经过特殊加工炮制后的制成品，直接应用于临床治病。

去菜市场买块生姜，生姜是农产品；去药店抓药，切成片的生姜就成了中药饮片。姜还是姜，只是经过炮制加工，姜的属性就发生了变化。中药材兼具农副产品和中药的属性，而中药饮片是工业品，只有中药属性。《药品管理法》对中药饮片实行药品经营许可证管理，但对城乡集贸市场出售的中药材则不要求办理药品经营许可证。

从中药材到中药饮片，有的只需简单的切片加工。少数企业直接从药材市场上采购，将其当成饮片包装销售。实际上，中药材与中药饮片存在模糊地带，容易让非法经营者钻空子。

任玉珍认为，中药材专业市场普遍存在经营秩序规范难的问题，主要表现在中药材市场经营主体繁杂、经营方式不一、市场管理难度大、缺乏中药材市场管理规范等。在市场需求与利益驱动下，中药材行业衍生出各种制假售假问题，影响中药质量，危害中医发展。

中药材是农副产品，但饮片是中药材经过特殊加工炮制后的制成品，是直接应用于临床治病的。中药的性味、归经、功能主治、用法用量等，实为中药饮片的属性。专家建议，中药材流通应从交易药材变为交易饮片，提升经营主体门槛，加强市场监管力度，杜绝流通环节玩"猫腻"。

任玉珍建议，相关部门在现有基础上，对毒麻、濒危、贵细、发酵、大宗类等饮片品种，应分期分批实行批准文号管理。

"进入药品生产、经营、医疗单位的中药饮片，应该按药品进行管理。"天士力控股集团董事局主席闫希军建议，对中药饮片按医疗用饮片、工业用饮片、食品用饮片，实施分级、分类管理，制订医疗用中药饮片分级标准。对医疗用中药饮片实施批准文号管理，没有批准文号的中药饮片不准进入医疗机构销售和使用。

据了解，全国监管系统从事中药监管检验的人员不到3000人，机构设置和人员配置严重不足，中药材检测机构不足，中药材质量安全评价体系不完善。检验机构对市场上销售的中药材只进行定期巡查和抽检，与市场检测需求相比，监管力量、覆盖面明显不足。中药饮片监管手段过于单一，我国尚无中药材专业化的第三方检测机构。闫希军提出，应开展中药材第三方检验服务行业试点示范，逐步形成一批具有中药材检测专业服务能力的科技服务企业。

建立质量追溯系统

严控终端需求，倒逼前端体系建设，逐步实现中药材从生产到消费的全程监控。

房福军是河北邢台南宫的一名民间中医，这几年一直为采购中药材发愁。有时从药材公司进的药，明显感觉质量很差，装药材的编织袋都染上颜色了。

来源可查、去向可追、责任可究，中药材溯源说起来容易，做起来很难。据调查，全国用于饮片和中成药的药材有1000~1200种。其中，植物类药材有800~900种，动物类药材100多种，矿物类药材70~80种。

中药质量追溯过程包括药材种植、采收、产地初加工、饮片生产、中成药生产、物流及市场销售等多个环节。根据中药不同的特性，有些中药材可以直接选用，有些需要炮制成饮片直接销售，而有些需要追溯全过程。中药材质量追溯综合了鲜活产品、农产品、食品行业等多个行业的质量追溯特征。

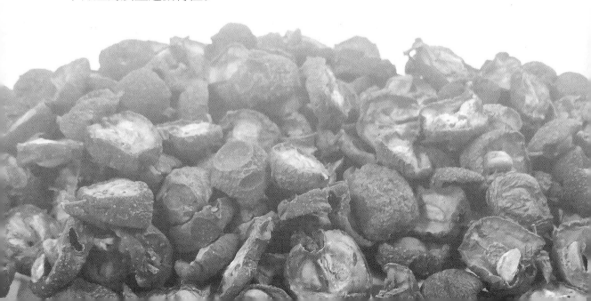

从实际运行来看，药材采收后，经过多级收购商采购、包装、贮藏、运输、混批、混包、混储等环节，导致药材的来源混杂，很难溯源。在运输过程中，包装、仓储条件不规范，导致药材变质、污染，从而影响药材质量。中药材的生产、加工、包装、存储、运输等环节的质量标准规范不健全，造成进入溯源体系的中药材有假药、劣药现象。

"中药材不同品种的追溯过程长、环节多，不容易判定责任主体。"任德权说，中药饮片一般都是拆除包装放入药匮中，再进行销售和调配，这样就造成了出现质量问题难以确定真正生产厂家，对于拆包装的饮片进行溯源鉴别几乎不可能，违规责任主体难以确定，甚至可能使合规企业受到处罚。

闫希军建议，应强制要求中药饮片经营企业或医疗机构使用经过溯源的中药饮片，逐步实现医院、药店、药企等中药材流通终端使用溯源过的中药材，严控终端需求，倒逼前端体系建设，逐步实现中药材从生产到消费的全程监控。

《中医药法》规定，国家鼓励发展中药材现代流通体系，提高中药材包装、仓储等技术水平，建立中药材流通追溯体系。目前，我国初步建成了以中央、地方追溯管理平台为核心，以中药材种植和养殖、中药材经营、中药材专业市场、中药饮片生产、中药饮片经营和中药饮片使用六大环节追溯子系统为支撑的流通追溯体系。

黄璐琦提出，加快培育现代化中药材市场体系，降低交易和市场流通成本。通过技术升级，实现中药材生产、产地加工和流通设施现代化，充分运用互联网、物联网、区块链和人工智能等新技术，打造现代化中药材电子交易市场，通过建立质量追溯系统，确保中药材质量全程可控。

如何种出绿色中药材

药材好，药才好。中药材是中药产业的源头。药材质量的优劣，关乎中药产业的兴衰。当前，野生中药材资源日益稀缺，无法满足人民日益增长的需求。我国规模化人工种植的药用植物已达200余种，供应量占全国中药市场的70%～80%，种植面积还在逐年增加。从野生到种植，中药材品质如何保障？如何才能种出"绿色"中药材？

"大数据"筛选种植基地

对栽培选地进行科学预测，为优质药材种植选址提供依据，精度在1平方千米范围内。

提起人参，人们自然会想到东北，因为吉林长白山是人参的道地产区。如果说山西上党地区也是人参道地产区，则多数人不以为然。

上党地区也能产人参，这是运用"大数据"算出来的结果。陈士林从事中药研究31年。他开发出一套全新计算机软件系统，全名是"药用植物全球产地生态适宜性区划信息系统"。输入气候和土壤因子等信息，该系统能对栽培选地进行科学预测，为优质药材种植选址提供依据，精度在1平方千米范围内。

上党也是人参的道地产区，这靠谱吗？中医古籍给出佐证——"人参产上党"。明代李时珍在《本草纲目》记载："上党，今潞州也。民以人参为地方害，不复采取。今所用者皆为辽参。"如今上党人参找不到踪影，原因是过度采挖。

道地药材是中药的"魂"。陈士林认为，虽然上党和辽东相隔遥远，但其生态条件适合人参生长。人参若种在非适宜地区，即使能长到萝卜粗，也没有人参的功效。中药材种植需要特定的生态区域，盲目选择种植基地，将导致中药材病害频繁发生、种质退化、质量下降。

道地药材究竟适宜种在哪里？西洋参引进中国的实践，证实了这套系统的科学性。西洋参原产于美国、加拿大等国。从生态适应性层面，这套系统为西洋参在我国引种栽培选址提供了重要依据，与实际引种成功地区相符。现在，我国已经成为西洋参三大主产国之一。

从野生到种植，中药材品质退化，症结在哪里？羌活是一种多年生草本高寒短日照植物，喜凉、耐寒、怕强光。由于生长环境特殊，羌活资源的发展受到制约。据统计，我国每年至少有1000吨以上人工种植的羌活，品质达不到《中国药典》要求，不合格的占到60%。主要原因是相当一部分药农追求短期效益，药材生长期过短。专家运用该系统会诊发现，高海拔野生羌活有效，而低海拔引种品质变异，问题出在海拔上。狭叶羌活适合生长在海拔2800米以上，那里的环境不但高寒，而且一年四季大风不断。目前，羌活在四川省小金县两河口镇的实验基地种植成功，该基地种的羌活具备祛风、除湿、发散御寒的功效。

中药材种植业被称为"中药生产第一车间"。这套系统可以为道地药材选择适宜种植区域，避免盲目选址造成的品质下降，从而解决了

"优质药材哪里种"的关键问题。目前，我国已完成260种中药材产地生态数值区划，为人参、三七、西洋参、山茱萸、独活、银杏等优质药材生产提供了合理选址范围。

建立国家中药基因数据库

我国已对1万多种药用植物进行了基因鉴定，为中草药制作"基因身份证"，建立了国家中药基因数据库，处于国际领先水平。

中药三七被誉为"南国仙草"，却无法对付被称为"植物癌症"的根腐病。这是一种植物的毁灭性病害，容易传染，发病率高，防治困难，可导致中药材绝产绝收。

"根腐病是植物地下根部的病害，当地上部分发现症状时，地下部分已经很严重了。"中国中医科学院中药所博士董林林说。过去，对付三七根腐病的主要方法是化学防治，但频繁使用农药，易导致药材农药及重金属等有害物质污染，效果并不理想。

"规模化连续种植，往往导致农作物品种退化，抗逆性递减，造成病虫害肆虐。过度或不当使用农药化肥，又会加快抗逆性衰退，形成恶性循环。"陈士林表示，我国是茶叶的原产地、主产区，但是由于不重视品种保护，致使新品种选育和推广工作迟滞，导致品种混乱、农药残留超标等问题，茶叶品牌的国际市场竞争力下降。因此，中药材绝不能重蹈覆辙，种质创新、良种应用才是出路。

传统育种最大的困难在于周期长。为此，陈士林团队创建优质药材分子辅助育种技术体系，大大节省了育种时间。董林林介绍，新品种不负众望，成为高品质三七的典范，大幅降低了根腐病发病率。其中，

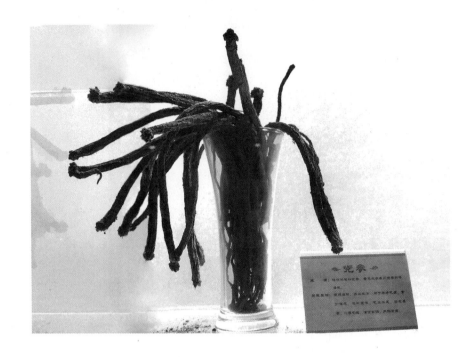

苗乡1号、苗乡2号荣获国家植物新品种授权。

技术创新为中药发展插上翅膀。陈士林团队应用分子辅助育种方式，使中药新品种源源不断诞生，目前已完成43个中药材优良品种选育，获得新品种证书和良种证书15个。陈士林说，优良新品种选育，为优质药材规范化栽培提供了保障。

分子育种技术的成功，得益于中草药"基因天书"的破译。中国是人参生产大国，鲜参产量占全球70%～80%，人参总产量是韩国的5倍，但一度在国际市场价格不到韩国人参的1/9，主要是输在了品质上。中国中医科学院中药研究所在国际上率先发表了"人参全基因组图谱"，填补了人参遗传背景研究空白。陈士林介绍，人参基因组是最大且最复杂的药用植物基因组之一。陈士林团队共鉴定了1652个抗病基因，开发病害检测分子标记，并应用质谱成像技术精准定位不同人参皂苷型分布。在此基础上，人参新品种"农参1号"问世，该品种稳定性好，抗性高，产量高，使中国人参告别了竞争力弱的历史！

开启无公害中药时代

我国已制订了中药材无公害生产标准操作规程，建立了中药材无公害生产体系。

在400多年的人工栽培三七历史中，病虫害如影随形。圆斑病、灰霉病、疫霉病、黑斑病，一波又一波的病毒感染相继而来；线虫、红蜘蛛、蚜虫、象甲、地老虎、蓟马，一波又一波的虫害攻击防不胜防。

"在我父亲种植三七的年代，云南文山三七曾远销欧美、日本等地。后来，因农药使用不当，部分三七农药残留和重金属超标，导致出口量连年下降，价格下跌。"云南省文山市苗乡三七实业有限公司董事长余育启回忆。

中国医学科学院药用植物研究所教授陈君说："病虫害防治是中药材生产中最薄弱的环节，防治水平直接影响中药材的产量和质量。"

《中医药法》明确提出，要严格管理农业投入品的使用，禁止在中医药种植过程中使用剧毒、高毒农药等。余育启认为，农药残留、重金属超标影响中药安全及疗效，无公害种植才是中药材可持续发展的必由之路。

"种植过程中大量使用农药化肥和植物生长激素，不仅影响中药疗效，而且影响中药材产业健康发展。"中国工程院院士张伯礼说，"我国急需建立标准化、规范化的高品质中药材生产体系，大力推进无公害中药材的生产及监管。我们有成熟的无公害种植技术，现在要做的是大力推广。"

中药材品质升级，涉及种植、养殖、采集、贮存、初加工、流通等多个环节。陈士林团队联合中国医学科学院药用植物研究所等多家科研单位和生产企业，制订了中药材无公害生产标准操作规程，建立了中药材无公害生产体系，起草了《无公害人参药材及饮片的农药残留与重金属及有害元素限量》和《无公害三七药材及饮片的农药残留与重金属及有害元素限量》标准。其中，无公害中药材精细栽培体系，可以精确定位每种中药材的栽培特性，在产区选择、田间管理等方面实现数字化、网络化及智能化。

陈士林强调，对于当前国内中药材栽培生产来说，"无公害"生产标准将最终成为中药材品质的最低门槛。当前仍以生产无公害中药材为目标，少数发展绿色及有机中药材，为实现中药材栽培生产规范化、安全化提供有力理论基础和技术体系保障。

据悉，我国在贵州、四川等地32个贫困县开展无公害中药材种植规划，并建立无公害中药材病虫害综合防治体系，化学农药综合用量大幅减少。以桔梗的根腐病为例，采用优质药材防治技术后，多菌灵撒施量减少了40%。

张伯礼说，我国建立了150种常用大宗中药材无公害生产标准操作规程，已有200多家企业推广GAP（优良农业规范）或GACP（药用植物种植和采集的生产质量管理规范）认证，开启了无公害中药时代。

西医开中药如何更稳妥

我们应该规范处方管理，确保合理用药落到实处，切实把中医药这一宝贵财富继承好、发展好、利用好。

止血的云南白药、消炎的蒲地蓝口服液、解热的藿香正气丸、补肾的六味地黄丸……让人耳熟能详的中成药，唤起多少人的记忆。但你也许不知道，七成左右的中成药是西医师开的。

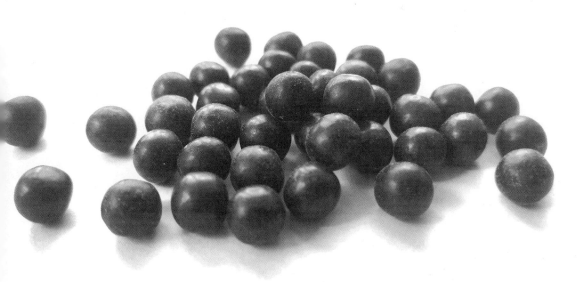

西医开中成药，这是中国医疗行业的独有现象，折射出患者临床用药的需求，更彰显中医药的独特优势——相较于西医治疗，中医更强调"疏堵结合"的标本兼治；当西医束手无策时，中药却可能派上用场，这是中成药受西医青睐的重要原因。以慢性肾衰竭、尿毒症前期患者为例，当糖皮质激素、免疫抑制剂类的药物产生抗药性不管用，而血液透析又不够标准时，许多西医会为患者选择尿毒清等中成药治疗。

不过，往后西医不能随便开中药了。2019年7月，国家卫健委印发的《第一批国家重点监控合理用药药品目录（化药及生物制品）的通知》要求："对于中药，中医类别医师应当按照《中成药临床应用指导原则》《医院中药饮片管理规范》等，遵照中医临床基本的辨证施治原则开具中药处方。其他类别的医师，经过不少于1年系统学习中医药专业知识并考核合格后，遵照中医临床基本的辨证施治原则，可以开具中成药处方。"该文件条款被业界解读为"西医禁开中药"，新版国家医保药品目录为此规定：从2020年1月1日起，"西医开中药不能报销"。

人们担心，限制西医开中药后，会造成患者用不上中成药。眼下，很多患者找西医开中药，也是不得已而为之，这背后是中医药服务能力不足。《2018年我国卫生健康事业发展统计公报》显示，2018年末，全国执业（助理）医师360.7万人，其中中医类别执业（助理）医师57.5万人，中医医师的比重只有16%，门诊服务量无法满足老百姓看中医、吃中药的需求。

也有人担心，中医门诊不足，而西医开中药又不能报销，将导致中药用药量萎缩，会对中成药企业和中草药种植业带来影响，阻碍中医行业的发展。

仔细领会国家卫健委新政策精神，限制西医开中药，是出于审慎考虑——俗话说"隔行如隔山"，医学是关乎民众健康和生命的学科，如若临床用药违背医学规律，容易导致医疗事故发生。中医临床用药讲究"药证相符"。如若"药证不符"，毫无疗效；如若"药证相反"，很可能会出现毒性反应。一些西医医生并不懂"药"与"证"的关系，再加上不辨患者体质，做不到对症下药，不仅浪费资金，有时还耽误患者救治。限制西医开中药，在某种程度上，可以洗掉中成药过往因"处方不当"而蒙受的"不白之冤"。让中药切实造福国人，还应把中药的处方权还给懂中医的大夫。

其实，国家卫健委的新规定并没有一刀切地禁止西医开中药，而是鼓励包括西医大夫在内的"其他类别医师"学习中医药理药性，在考核过关后，以中西贯通之技抗击病魔，既能上西医的手段，也能用中药、砭石、针灸之策。如此融合中西医之所长，必将为更多患者解除痛苦，也为我国中医研究和中药产业发展开拓出新天地。

中医药界有一句话：离开中医理论的指导，中药就不是中药了。中成药是传统医学留下来的瑰宝，是中国人几千年积累下来的创新成果。一定要用好中成药，规范处方管理，从源头确保合理用药落到实处，切实把中医药这一祖先留给我们的宝贵财富继承好、发展好、利用好。

不让西医开中药意在何为

2019年7月，国家卫健委印发《第一批国家重点监控合理用药药品目录（化药及生物制品）的通知》（以下简称558号文件）。该文件内容被新版国家医保药品目录所引用，明确"西医开中药不能报销"，对药品市场的影响开始显现。限制西医开中药，对中医事业造成负面影响。专家认为，发展中医药事业离不开西医参与，建议宜尽快完善558号文件，出台相应实施细则，减少不良影响。

大量患者用不上中成药

558号文件要求："对于中药，中医类别医师应当按照《中成药临床应用指导原则》《医院中药饮片管理规范》等，遵照中医临床基本的辨证施治原则开具中药处方。其他类别的医师，经过不少于1年系统学习中医药专业知识并考核合格后，遵照中医临床基本的辨证施治原则，可以开具中成药处方。"

解放军总医院全军肾脏病研究所副所长谢院生教授等专家认为，该文初衷是规范医生合理用药、减少药物不良反应，但执行中将可能影响百姓用药和中成药产业发展，最终影响中医药事业发展及老百姓健康需求。如果西医医师连中成药都不能开，就无法参与中医药的发展，无助于中西医并重。主要体现在以下几方面：

大量患者用不上中成药。目前中成药的使用70%～80%是西医处方使用。如果558号文件执行后，我国将有300多万医生无法直接开出中成药，造成大量患者用不上中成药，满足不了老百姓对中成药和健康的需求。

影响正常的临床工作。558号文件要求，非中医类医生未经培训考核，不得开具中成药处方。尽管还没有出台具体规定，如果西医医师需离职参加长达1年的脱产培训将影响正常临床工作。天津中医药大学第二附属医院院长孙增涛教授认为，这将导致部分医生直接放弃对所有中药的处方，必将导致中药在临床上的应用进一步受阻，不利于其与临床联动创新。

对中成药产业致命打击。神威药业集团运营总监于伟哉介绍，目前看，数据的分散性还不能辨别哪些是该政策影响的，哪些是其他政策影响的。但可以明确的是，部分省市、医院已限制西医开中药处方，对公司产品产生影响。广西一家药企负责人介绍，在一家医院泌尿外科1个月能开某种药品6000盒左右，现在完全开不了。558号文件发布后，2019年7月3日中药指数（BK0615）开盘时为1541.47，当日成交额103.30万元，此后一直呈下跌的态势。到8月6日，中药指数跌到最低值1326.90，成交额76.37万元。在1个月的时间里，中药指数下跌215.57点，成交额下降26%。尽管中药指数和成交额日前有所回升，但对中药产业的长期影响还没完全显现。中国中药协会秘书长王桂华介绍，中成药主营业务收入从2015年的6697亿元，下降到2018年的4655亿元，2

年之间断崖式下跌30.5%。中药工业（含中成药与饮片）占整个医药工业的比例从2015年的29.2%下降到2018年的24.6%。2017年医院西医开具中成药处方的销售额约为2023亿元。按此估计，558号文件"一刀切"地实施，将使中成药企业从此一蹶不振，彻底失去市场竞争力。

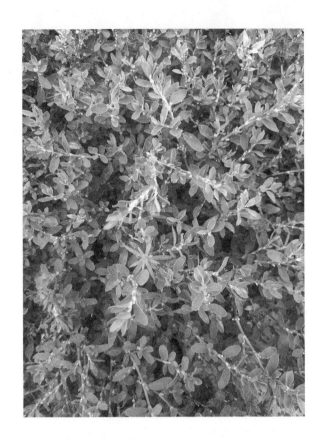

严重影响产业扶贫。全国种植药材已超过7000万亩。目前，全国有一半以上的贫困地区将中药材种植作为精准扶贫的主要抓手。558号文件的执行，使中药企业产能下降。市场对中药材需求量下降，中药材只能当草卖，将会制约贫困地区脱贫。

西医开中药资质分类实施

558号文件事关中医药的发展及老百姓的需求和健康，影响重大，制定、实施需综合考量，慎重推行，将影响控制到最小。

《中华人民共和国执业医师法》（以下简称《执业医师法》）并未对医师类别进行区分，更没有对不同类别医师的处方权和用药选择权加以限制。558号文件实际上是限制了非中医类别医师的处方权和用药选择权。

558号文件内容涉及对社会公众权利的约束和限制，影响公共利益。2019年3月，国办印发《关于在制定行政法规规章行政规范性文件过程中充分听取企业和行业协会商会意见的通知》要求："在制定有关行政法规、规章、行政规范性文件过程中和文件出台前，涉及特定行业、产业的，要有针对性地听取相关行业协会商会的意见。"专家建议，558号文件实施细则应按规定程序征集公众意见。

卫计委令（第53号）《处方管理办法》第十四条规定："医师应当根据医疗、预防、保健需要，按照诊疗规范、药品说明书中的药品适应证、药理作用、用法、用量、禁忌、不良反应和注意事项等开具处方。"《处方管理办法》中未发现有可增加限制医师处方权的条款或意向。

我国本科医学教育设有1学年系统的"中医学"必修、必考科目。如何认定本科中医教学，558号文件并未做出明确说明。专家建议本科医学教育中1学年系统的"中医学"必修课考试合格者可以理解为"1年系统学习中医药专业知识并考核合格"。

为此，专家建议，完善国卫办医函〔2019〕558号文，制定相应实施细则，减少对中药行业的影响，保障公众合理用药。

西医开中药资质分类实施。专家建议，实施新人新办法，老人老办法。新上岗位的医生培训后方可处方中成药；对于有多年临床使用中成药经验的西医，明确中成药处方权；建议全科医生拥有中成药处方权。考虑到基层的现实需要，建议对乡村医生、社区医疗机构从业人员等给予特殊指导并为其开放基药产品的处方权限，以适应国家鼓励基层发展中医药的战略。在中医相应机构接受过培训的医生，享有学分追溯制，尽快获得资格认证。建议将过渡期设为2年，避免一刀切出现临床秩序的混乱。

根据中成药特点，分类分步骤推行。基本药物保基本，建议基本药物目录内产品不受限制；居民常用药、低价药（日治疗费5元以下的中成药）、传统经典名方产品不受限制；中药优势病种产品不受限制；OTC（非处方药）药品不受限制，说明书当中有西医病名的中成药不受限制。中药注射剂等高风险药物限制处方权。一位不愿公开姓名的企业负责人认为，对于已积极开展临床试验并获得循证医学支持的、具有明确疗效和安全性的中成药，可考虑西医医师处方限制的适当放宽，豁免西医处方限制。

加强处方管理和点评。建议加强处方审查，对处方点评结果的公示反馈，对中成药使用形成制度性约束，从源头上杜绝"大处方"和"带金销售"，确保中成药的合理使用。

完善中成药说明书。中成药的临床研究项目，有中医、西医专家参加，中西医结合专家主导。为此，中成药说明书在保留中医特点的同时，应增加西医病名，方便临床处方，也利于西医专家参与中药课题项目，共同推动中药产业发展。

中药为啥不是辅助用药

部分中药品种被列入辅助用药目录，引起热议。康缘药业董事长肖伟认为，中药不等于辅助用药。将确有疗效、安全可靠、临床需要的治疗性中成药认定为辅助用药，既无科学根据，也没有相应的规范程序。

专家建议，加强临床管理，综合考核临床证据和药物经济学评估证据，尽快发布统一辅助用药的定义、范畴和遴选标准。

辅助用药一刀切

2018年，国家卫健委发文，要求各地二级以上医疗机构选出20个辅助用药，并逐级上报，然后由国家卫健委制订并公布全国性的辅助用药目录。各省级卫生主管部门先后公布辅助用药目录，据统计，被列入辅助用药的产品清单，包括22种中成药和50种中药注射剂。

山东步长制药股份有限公司总裁赵超认为，当前医疗费用不合理快速增长的主要原因是，现有医疗体制与医院补偿机制不健全，回避对不合理体制的改善和对不规范的用药行为监管，采用目录管理的方式，给中药品种打上没有法定规定的辅助用药等标签，加以限制使用，显然是不符合逻辑，也不符合国家相关法律的，实质上违背了《中医药法》。

康恩贝集团董事局主席胡季强说，中药不等于辅助用药，中成药在进院、临床使用、药占比考核中受到诸多限制。如有的医院在备案采购药品目录中明确规定，中药制剂不予受理，许多医院明确要求医生限制使用中药。多地卫健部门、医疗机构将中成药特别是中药注射剂作为辅助用药加以重点监控，导致中成药在医疗机构的使用金额和占比大幅下降。

不能否认，由于历史遗留问题，较早审批上市的中成药存在功能主治过于宽泛、临床有效性和安全性数据不足等问题，从客观上造成不合理用药现象的存在。肖伟说，很多中成药品种是通过严格规范的临床前和临床研究证明其疗效确切、安全可靠才获批上市的。还有一部分中

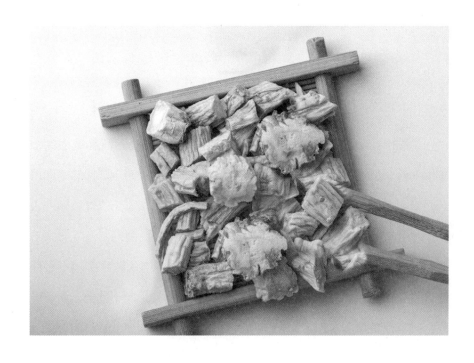

成药品种主动进行了上市后深入研究，通过上市后的临床大样本群验证其有效性、安全性和药物经济学价值的研究，在重大疑难疾病、老年病、慢性病、病毒性感染疾病、心脑血管疾病、妇科疾病、骨伤科疾病等中医药优势领域发挥了积极作用。

黄璐琦说，中医药在治未病中发挥主导作用、在治疗重大疾病中发挥协同作用，以及在疾病康复过程中发挥核心作用，满足人民群众健康需求的根本要求。以H7N9禽流感疫情防控为例，中医药参与后降低了病死率，为中西医并重方针做了生动注解，赢得国际社会高度评价。

"应该科学认识和使用辅助用药，不能搞一刀切。"辰欣药业股份有限公司董事长杜振新称，有些所谓辅助用药在不同疾病、不同使用条件下，作用和意义是不一样的，在某些科室或疾病治疗中是辅助的，而在另一些疾病治疗中可能是临床需求型治疗性用药。

遴选标准有争议

目前，辅助用药目录品种遴选标准主要为临床使用量、销售金额等指标，而不是依据药品说明书、用药指南和诊疗路径等来评估论证药品的临床价值。全国人大代表、湖南时代阳光药业股份有限公司执行董事唐纯玉认为，一些省级医院在新药登记、备案采购时，拒绝中成药、中药注射剂和辅助用药，该遴选标准能否科学准确地甄别出辅助用药品种，有待进一步研讨。

肖伟表示："在此次辅助用药遴选过程中，将确有疗效、安全可靠、临床需要的治疗性中成药认定为辅助用药，有些地方甚至简单地将治疗性中药注射剂、销售金额高的中成药认定为辅助用药，缺乏相应的规范程序。不少医疗机构、地方卫生主管部门对中成药的疗效及临床价值缺乏客观评价，甚至在遴选过程中透明度不够，严重悖离了制订辅助用药目录的初衷，人为限制了中医药在临床疾病治疗中的应用，对发挥中医药优势、保障临床用药需求产生极为不利的影响。"

赵超认为："联合用药指两种或两种以上的药物联合配伍使用，其目的就是增强疗效和减少药物不良反应。在临床应用中，单一用药往往不能满足复杂病症、慢性病等疾病的治疗。西药为主、中药为次的认知是没有科学依据的，无法令人信服，应当被及时纠正，以避免中药大品种因临床疗效确凿、用量大，而被辅助用药误伤。"

药物评估不能少

2019年，医药界人大代表政协委员座谈会认为，过度医疗、乱开大处方才是造成公立医院医疗费用不合理增长的主要原因，不能把拳头打在中药上。为此，专家建议有以下几点：

尽快发布统一辅助用药的定义、范畴和遴选标准。肖伟建议，国家卫生行政管理部门应会同药品监管、医保等部门牵头组织专家，在综合考虑药物临床定位、安全性、有效性和医疗费用等因素的前提下，还应当针对相关疾病治疗药物等特殊情况，统一发布辅助用药的定义、范畴和遴选标准。

企业参与辅助用药目录的制订工作。唐纯玉建议，在目录制订过程中，充分评估论证药品的临床价值并慎重遴选；应听取全国重点医药企业、医药行业协会和有关专家意见，既满足临床用药需求，又实现合理用药、安全用药。肖伟建议，在辅助用药遴选过程中，应要求企业提交相关品种的临床有效性、安全性证据，未能提供有效证据的，应该进行重点评审，划归属于辅助用药目录范畴。

加强临床路径管理。杜振新建议，国家推进合理用药、规范用药、科学用药，应建立相应数据库，通过大数据追踪分析某些用药金额特别大的产品和医保药物的使用状况和效果。肖伟强调，应强化临床路径管理，在明确药物所对应疾病的前提下，进行治疗或辅助用药的科学界定，引导社会和医疗机构理性对待、合理使用，避免产生对被列为辅助用药的中成药品种的误解和歧视。

建立符合中医药特点的评价体制机制。肖伟认为，辅助用药遴选还应综合考核临床证据和药物经济学评估证据。如果治疗性中成药的药物经济学价值不低于临床一线用药，既能满足治疗需求，又能降低医疗费用，就不应界定为辅助用药。赵超建议，尽快建立符合中医药特点的评价体制机制，强化完善中医药的全生产链的管理发展机制，建立符合中医药特点、合理满足医疗保健需求的中医药合理使用与中医药价格管理费用的管理机制。

农作物也能"喝中药"吗

让农作物"喝中药"，开辟了中医药学新的用武之地。中医药是伟大的宝库，也是重要的生态资源。

2018年1月，兰州交通大学天然药物开发研究所沈彤教授从传统中药材中获得灵感，成功研发出纯中药制剂的植物源生物农药系列产品。不同于化学农药，中药农药以传统药食两用中药材为原料，不仅有防病、杀虫作用，还能为农作物补充营养。该系列产品已在甘肃、陕西等省区100万亩10多种农作物种植上试验示范及推广应用。

中药农药具有绿色天然的本色。化学农药有污染性，用少了不管用，用多了会出现农药残留。用化学农药防治病虫害，虫子容易出现耐药，只能在毒性上不断升级加码，对食品安全构成很大威胁。《中华人民共和国食品安全法》（以下简称《食品安全法》）提出，加快淘汰剧毒、高毒、高残留农药，推动替代产品的研发和运用，鼓励使用高效、低毒、低残留农药。从2015年开始，农业部组织开展"到2020年农药使用量零增长行动"，加快推进农药减量增效，同时加快生物农药推广应用。让农作物"喝中药"，摒弃了人与自然对抗思维，实现了人与自然和谐共处，不仅能减少化学农药的使用，还能改善生态环境，从源头上保障舌尖上的安全，筑起食品安全的防火墙。

作为一类天然源农药，中药农药呈现良好的发展势头。据统计，中国生物农药年产量达到近30万吨（包括原药和制剂），约占农药产量的8%。但中药农药能防治的病虫害还很有限，能给农作物吃的中药品种不够多，中药农药研发应用推广跟不上，缺乏一条发展的"绿色通道"，为乡村振兴提供绿色支撑还有一段路要走。

中药农药也能治好中药材自身的痼疾。中药饮片不合格，原因在于农药残留超标。《中医药法》规定："国家鼓励发展中药材规范化种植养殖，严格管理农药、肥料等农业投入品的使用，禁止在中药材种植过程中使用剧毒、高毒农药，支持中药材良种繁育，提高中药材质量。"如果中药材种植不再使用化学农药，而是使用中药农药，这个问题就能迎刃而解。让中药材喝上中药，必须改革完善现有的监管体制，

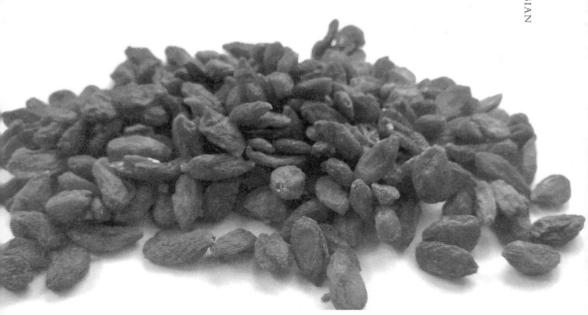

让中药材脱去"农皮"穿上"药装"，不再当作农作物种植管理，让药品管理部门从源头上实施可追溯式监管。

随着中药需求量的增加，中药供给短板日益凸显。某些年份宁夏枸杞丰收，有些农户不得不看着枸杞坏在地里。在当地枸杞采收的季节，找不到足够的工人来进行采收，即便是能找到工人，人工成本也高得惊人。中药材种植因人工成本急速上涨，面临产量萎缩的局面。我国中药材种植滞后于农业种植20～30年，良种推广率不足10%，机械化才刚刚开始，中药材产地加工条件落后，交易方式较原始，现代中药材物流和市场体系还不完善，中药材生产的供给侧存在着发展不平衡、不充分的问题。破解中药材产业发展难题，必须瞄准高质量，推进中药材供给侧结构性改革，从重规模求数量转向重质量求效益。

让农作物"喝中药"，开辟了中医药学新的用武之地。中医药是伟大的宝库，也是重要的生态资源。合理生产开发利用中药资源，能够更好地释放中医药的潜力。期盼中药农药大有作为，给人类可持续发展贡献更多的"产量处方"。

"一锅煮"还需加把什么火

临床疗效是中医药的生命。不解决疗效差异问题，中药配方颗粒就没有前途，中药就无法告别煎煮时代。

一位女士由于出差没法带中药，医生给她开了中药配方颗粒，用开水冲服，喝中药变得像喝咖啡一样方便，但是疗效有点差。她出差回来，赶紧换成饮片，熬出来的汤药就管用。

让中国人像喝咖啡一样吃中药，这样的口号听起来很美，但做起来并不容易。中药配方颗料是由传统单味中药饮片在保持原有汤剂品质的基础上，经提取、分离、浓缩等生产工艺制成的配方颗粒。传统汤剂采取群药合煎，中药配方颗粒单独提取，两者的疗效究竟有无差异？煲一锅鸡汤，再煲一锅人参汤，两者混合，就是人参鸡汤了吗？研究显示，四逆汤中的附子、干姜、炙甘草一起煎汤，不仅疗效明显强于混合颗粒配方，而且附子所含的乌头碱毒性大大降低。几种药材一起煎汤，可以发生一系列的化合、络合、共溶等化学变化；颗粒配方则没有或者很少有这些反应，疗效因此打了折扣。

目前，中药配方颗粒还没有统一的全国标准，仅广东、广西等少数省份发布了地方标准。中药配方颗粒剂型创新从1992年开始试点，一直处于"试生产"阶段，我国已经批准6家中药配方颗粒试生产企业，实行饮片批准文号管理。2015年12月，国家食品药品监督管理总局下发《中药配方颗粒管理办法（征求意见稿）》，到2016年3月1日公开征求意见阶段结束，但管理办法迟迟未出台。由于缺乏统一的质量标准，中药配方颗粒质量参差不齐。以泻热毒的大黄为例，按传统剂量换算成颗粒，有时用量明明已经很小，患者却泻得厉害；有些药物用量相对较

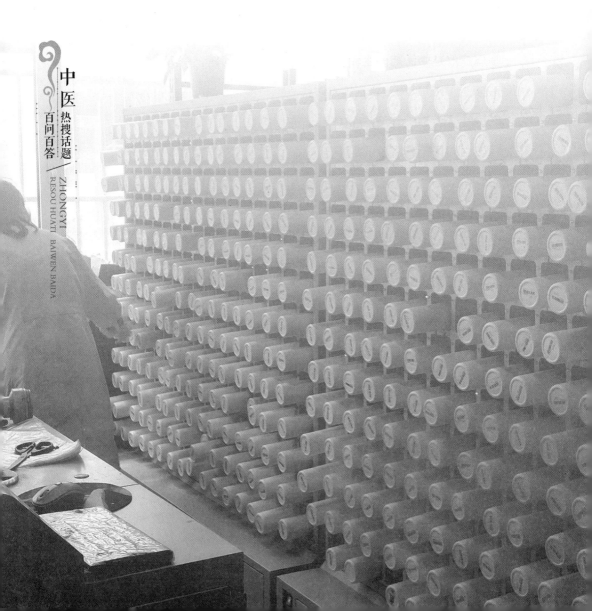

大，患者却没有任何反应。中药配方颗粒试点生产企业受自身技术水平、生产规模、研发投入等制约，依据各自的条件探索生产工艺和质量标准，致使不同企业有不同工艺标准。

破解中药剂型创新难题，离不开科技的支撑。屠呦呦说，中医药宝库不是拿来就能用的，要与现代科技相结合。国内某药业集团以传统汤药为标准，进行全成分工艺设计，综合运用中药指纹图谱、远红外在线监测等最新科技。红外指纹图谱比对显示，四君子汤配方颗粒与标准饮片汤剂的成分信息高度一致，重合率达到98%左右，既保持与原有汤剂物质基础和品质一致，又满足现代化制剂质量标准。只有借助现代科技的力量，中药配方颗粒的疗效才能被证实和认可。如果单靠几家中药企业搞科研，各弹各的曲，各唱各的调，很难有重大突破和创新。因此，中药告别"一锅煮"还有很长的道路要走。中药颗粒制剂是中药现代化的方向，必须发挥我国集中力量办大事的优势。开展中药颗粒配方研究，应像当年青蒿素"523"协作项目一样，汇聚各方力量，形成国家研发平台，吸纳多学科、多机构的科研人员联合攻关、协同创新。如果说当年一株青蒿小草打开了中医药走向世界的大门，那么期待在不久的将来，一包配方颗粒能让中医药融入现代生活，改变全世界对中药"一锅煮"的印象。

"三伏贴"为啥这么火

厚植中医发展的文化土壤，努力实现中医创造性转化、创新性发展，让中医"流行"起来，为健康中国助力。

入伏以来，许多人开始贴"三伏贴"，医院贴敷患者络绎不绝，一家老少后颈上都贴着膏药的情形也不鲜见。这种"冬病夏治"的手段能有众多拥护者，着实让老中医们欣慰。

三伏贴受追捧的同时，也不乏质疑声。有人说，冬病夏治根本不可能，像是在开玩笑，顶多算是安慰剂。的确，从西医的角度看，冬病夏治讲不通：病还没发，何谈治疗？事实上，不仅是三伏贴，许多在西医看来匪夷所思的事，作为异质医学的中医，都有一套讲得通的理论、无数医得好的案例。冬病夏治，就是冬天的病在夏天治。发于冬季或在冬季容易加重的慢性肺系等疾患，到了三伏，经过中医辨证，采用适当的防治方法，可以减少冬季发作，达到预防和治疗疾病的目的。当然，冬病夏治并不一定立竿见影，患者要做好打"持久战"的准备。三伏贴也不是"万能贴"，无法包治百病，更不可想贴就贴。一些医疗机构来者不拒，将三伏贴适应证扩大，是很不负责任的。不仅"三伏贴"如此，中医很多治疗手段都讲求徐徐而为、治根治本，切忌急功近利，须遵循辨证施治、因人而异的原则，不能肆意夸大某一味药、某个方子的疗效，医疗机构要跟广大患者讲清楚这一点。

贴三伏贴是医疗行为，一定要请专业医生操作。而今人们热追"三伏贴"，特别需要正规医疗机构安排人手，备足药料，充分满足百姓的就诊需求，以防"李鬼"作乱。有关部门也要加强行业监管，严格适应证，杜绝禁忌证，处置好常见不良反应。如果药料掺假、穴位不准，贴敷效果大打折扣事小，害大家旧病未去又惹上新病就糟了。

北京市中医管理局制订并发布了《2018年北京中医药"冬病夏治三伏贴"工作方案》，进一步规范医疗机构提供三伏贴的服务行为。小小一枚"膏药贴"，能让监管机构作为专项工作来抓实，值得点个赞。

有意思的是，"三伏贴"热，反映了中医深厚的群众基础，也折射出中医"现代化"的尴尬处境——三伏敷贴皮肤会起水疱，有人就说这是一种不良反应，还有人担心三伏贴有毒。其实，三伏贴也叫作发疱灸，起疱是很正常的；贴敷疗法是经皮给药，很少通过肝脏、肾脏代谢，不良反应小。千百年的实践，足以使三伏贴疗效经得起检验。问题是，就像电影《刮痧》的剧情——由于文化差异，外国人容易对中医产生误解；少数国人对中医的不解、质疑甚至否定，根源在于对传统文化的生疏，缺乏对岐黄之术的客观认识。消除文化上的"隔阂"，打通认识上的"梗阻"，非中医药一己之力所能及，需要用更大力度弘扬传统文化，用文化厚植中医药发展的沃土，同时提高人们对中国传统文化的了解和认同，从"供、需"双侧输入营养，为中医药这棵大树固本培元，使之根深叶茂，荫护更多人。

三伏贴火起来，并非偶然，这意味着中医药"上工治未病"的理念正越来越得到认可，它切合了世界医学从"以疾病为中心"向"以健

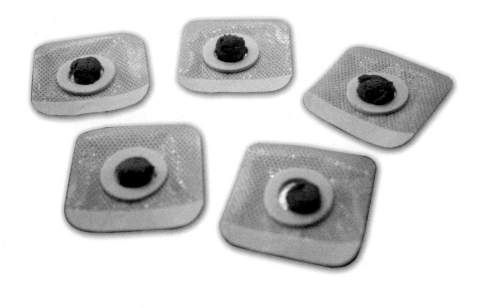

康为中心"的转变。中医界应该好好研究三伏贴成为"时尚"的窍门。

中医能不能火起来，还是要在疗效上做文章、下功夫，用好的疗效赢得

老百姓信任。未来还要努力实现中医创造性转化、创新性发展，让中医

"流行"起来，为健康中国助力。

三伏贴究竟谁能贴

2017年7月12日是头伏的第一天，酷热难耐的三伏天正式来临。三伏天是一年中气温最高、阳气最足的时节，也是"冬病夏治"的最佳时期。但不少人质疑三伏贴管用吗？是不是人人能贴，包治百病？贴敷后起疱，会不会是不良反应？

三伏贴是不是安慰剂

从7月12日到8月20日，2017年三伏长达40天。夏季三伏天，人们的肺脏气血通畅，药物容易深达脏腑，是冬病夏治的最佳时机，每伏第一天为开穴之日。有人认为，三伏贴纯属安慰剂效应，不能跨越时空，冬病夏治根本不可能。

"一些疾病夏伏而冬发，其病根常存体内，缠绵难愈。"北京中医药大学东方医院主任医师付国兵说，参考春夏养阳的原理，选择在夏季借用助阳药，可更好地发挥扶阳祛寒、扶助正气、祛除冬病根因的作用，并可为秋冬储存阳气，阳气充足则冬季不易被严寒所伤。

从立春后天气渐暖，到夏至后气候炎热，自然界阴气渐消、阳气

145

渐长，春夏为阳。直到三伏天（小暑至立秋），阳气发展至极盛阶段，是一年中气温最高、阳气最旺盛的时候，人体阳气也有随之升发的趋势，体内寒凝之气处于易解的状态。此时采取"冬病夏治"的方法，常能取得较好的疗效。

北京中医药大学第三附属医院内科主治医师毕伟博分析，"冬病"是指好发于冬季，或在冬季易于加重的慢性支气管炎、慢性阻塞性肺疾病、哮喘等多种以喘咳为主症的慢性肺系疾患；在其他季节，受凉后容易发作或使病情反复者，也应属于"冬病"范畴。夏季三伏，以上疾病处于缓解期或相对稳定阶段，经过中医辨证，采用适当的防治方法，预防旧病复发，减少"冬病"发作，或减轻发作时的症状，达到预防和治疗疾病的目的，这就是中医所说的"冬病夏治"。

"三伏贴要贴3年效果才好。"专家表示，冬病夏治并不是能立竿见影的，对于很多顽固性冬病，如果不坚持治疗，就可能导致冬病"抬头"，那时治疗起来更加困难。所以，接受冬病夏治的患者，要做好打一场"持久战"的准备。患者根据自身情况可以延长贴敷周期，但前提是仍符合三伏贴的适应证；对于3年后效果不佳的患者，应建议其咨询专业中医师重新辨证施治。

三伏贴，谁都能贴吗

从中医角度讲，三伏天是一年中人体阳气最旺的一段时间，适当运用中医外治法可有效祛除体内的风、寒、湿等邪气，让阳气虚弱之人增强免疫力。究竟什么样的人适合贴三伏贴？

一般来讲，三伏贴最适合阳虚或者气虚体质的人。阳虚或气虚体

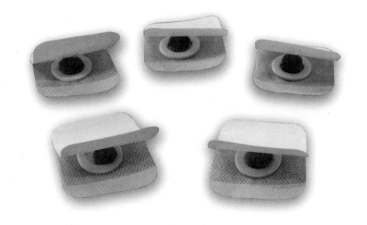

质的人，因为自身阳气不足，通常较别人更易恶风怕冷，属于虚寒体质，易感冒或冬季易反复感冒。而湿热体质的人，本身就内热很重，如果还贴热性较强的"三伏贴"就等于"火上浇油"。专家提醒，三伏贴不是"万能贴"，不能包治百病。

三伏贴对谁说不？凡是由温热病邪引起的热性疾病、感染的发热期，以及易于口舌生疮的内火较重者，不适宜使用三伏贴。这类人用之无效甚至可能加重病情。专家认为，以急发、实热、虚热等为特征的疾病不适宜穴位贴敷。

付国兵介绍，三伏贴适合三类人群：一是患有支气管哮喘、慢性支气管炎、反复上呼吸道感染的人群；二是患有慢性鼻炎、鼻窦炎的人群；三是患有慢性咳嗽、反复感冒的人群。而有严重心肺功能疾病者，对药物过敏者，皮肤长有疱、疖或有破损者，疾病发作期（如发热、正患咳喘等）患者不宜进行贴敷治疗。2岁以下的孩子由于皮肤娇嫩，贴敷容易引起感染，所以也不宜进行这项治疗。

三伏贴是医疗行为，专科医生会根据患者的体质及所患疾病的不同，对症下药。对于普通人来说，即使购买到了所谓的穴位贴敷，也往往因为难以选准穴位，使得贴敷效果大打折扣。专家提醒，三伏贴并非人人适宜，不能盲目"跟贴"。

三伏贴有不良反应

贴三伏贴，不少人所贴皮肤之处会起水疱。中医认为，水疱无论大小，均表明体内水湿之邪较重，是正常反应。有人说，起水疱不是起效，而是一种不良反应。

三伏贴也叫作发疱灸，起疱是很正常的，贴敷后出现局部皮肤微红、轻度瘙痒、色素沉着等，均为正常现象，不影响疗效，一般可自行治愈。

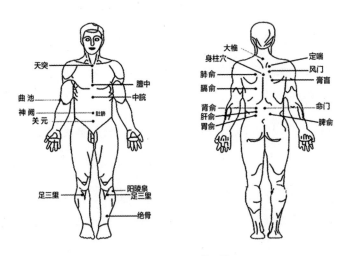

三伏贴穴位图

"穴位贴敷疗法对大多数患者是很安全的，起不起疱与时间相关，时间越长越容易起疱。"毕伟博认为，但是有一些皮肤容易过敏的人使用后会出现一些局部皮肤反应，最常见的是局部皮肤发红、发热，甚或出现烧灼感、刺麻痒感，属于正常的治疗反应。若皮肤发红常无须处理；若有刺麻痒感，嘱患者不必搔抓。若痒感难以忍受时，可在局部涂擦止痒的药物。若皮肤起疱，疱内为淡黄色液体，时间短的几小时即可消失，长的可持续数天水疱才完全吸收结痂。气候炎热、贴敷时间长，容易起疱。如果水疱较小，可待其自然吸收，如果水疱较大，可用消毒针头挑破水疱排出水液，保持皮肤不擦破并干燥。

　　专家提醒，贴敷期间应慎用辛燥之品，以防伤阴，例如羊肉、肉桂、花椒等；忌用大寒之品，以防伤阳，例如冰镇类食品等；饮食应清淡易消化，少吃油腻。

　　比起皮肤起疱，有人更担心三伏贴会不会有毒。中药穴位贴敷疗法，是经皮给药的常用方法之一，以敷料贴于相应穴位，故名"穴位贴敷"。药物透过皮肤角质层及毛囊、汗腺等，通过经络，由外向内、由表及里直达病所，以鼓舞正气、增加抗病能力。

　　"中药经皮给药这种给药方式不良反应小，疗效明确。"专家认为，中医穴位贴敷不经过消化道，很少通过肝脏、肾脏代谢，因此不需要特殊忌口，不需要停服原有日常用药，与口服药物和吸入用药物配合使用，能起到相辅相成的效果。

　　穴位贴敷疗法作为一种行之有效的中医外治法，有着安全性好、疗效可靠、简便易行等诸多优点，适于广泛开展。但三伏贴不是治疗慢性病的特效药，不能完全替代其他治疗，服药的慢性病患者不要盲目减药、停药。

中药禁忌如何讲明白

2018年5月，国家药监局发布公告，决定对柴胡注射液说明书增加警示语，并对不良反应、禁忌、注意事项等进行修订，在禁忌项下，还特别增加"儿童禁用"。

提起柴胡注射液，很多人并不陌生。柴胡注射液是世界上首个中药注射剂品种，有70多年的临床应用史。此次修改说明书，一个不容回避的事实是，儿童使用注射液不良事件高发。2017年儿童药品不良反应事件报告显示，在涉及的药品剂型分布中，注射剂占83.5%，明显高于总体报告中注射剂的构成比。儿童不是缩小版的成人，成人能用的药，儿童不一定能用。这也为中药安全性研究敲响了警钟。

中药有绿色、不良反应小等特点。历年全国药品不良反应监测数据显示，化学药品的不良反应事件占八成以上，而中药不到两成。但有人认为，中药有毒，伤肝、伤肾甚至致癌。如此以讹传讹，抹黑中药，其原因在于，中药在安全研究上有历史欠账。西药的说明书、不良反应能列好几页，禁忌能写好多条，注意事项有好多款，而对于多数中药而言，无论是不良反应、禁忌，还是注意事项，只有四个字：尚不明确。如此语焉不详的说明书，说不清，道不明，无法满足公众用药的知情权。

有人说，中药不良反应"尚不明确"，就是找不到不良反应，恰恰说明了中药的安全性。其实，中药的安全性主要体现在临床禁忌上。一是量的禁忌。中医"用药如用兵"，并非多多益善，而是精准药量，确保用药之利而去药

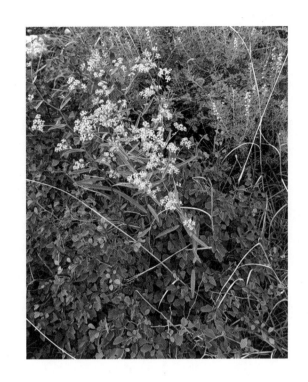

之弊，防止药的偏性将人体纠偏。二是证的禁忌。使用中药的关键在于辨证论治。感冒有风寒感冒和风热感冒的区分，风寒感冒的人吃了治疗风热感冒的药并不管用。以柴胡为例，作为清热解表药，对于其他热型的病人使用就不灵，对症治疗才安全。三是人的禁忌。相同的疾病在不同的人身上症状不同，用药也不同，千人千方。20世纪50年代，著名中医蒲辅周治疗流行性乙型脑炎（简称"乙脑"），167个病人，他开出了98个方子。他的弟子、国医大师薛伯寿开了1万多个方子，如果考虑剂量在内，几乎没有相同的2个方子。

有人问，中药在中国人身上试验几千年，为什么还要小白鼠点头？因为中药临床的禁忌，并没有转化为药品不良反应的应用。中药安全性研究一直是中医药的短板。中医古籍浩如烟海，封存在无数医案中

的用药禁忌，如同散落的珍珠，找不到一根串起来的线。深入研究中药不良反应发生机制，亟待大数据、云计算、人工智能等现代科技助力，形成中药安全性评价的新体系。

药之害在医不在药。中西药都有不良反应，关键是合理使用。医生用药不合理，不能归咎到药品上。近年来，在中药不良事件中，中药注射液剂型问题占比超过50%。除了注射液剂型安全风险高之外，主要在于一些医生的处方不对路。有统计数据显示，70%～80%的中成药是由西医开的。一些西医不注重辨证施治，不熟悉中药温、热、寒、凉的药性，容易出现药品不良事件。目前，简单地禁止西医开中药不太现实，最好的办法是，让开中药的西医学习中医原理和知识，接受规范的"西学中"培训，科学合理地使用中药。

药品是一把双刃剑，用好了是药，用不好是毒。盼望更多医生合理使用中药，减少药品不良事件发生，让患者吃中药能更放心。

中医热搜话题
百问百答
ZHONGYI
RESOU HUATI
BAIWEN BAIDA

152

低价药为何频频"玩失踪"

市场瞬息万变，药价不能"定"起来，而要"动"起来。只有更好地发挥市场机制的作用，实行药品动态定价，低价药才能重回市场。

2017年5月，笔者去买止咳药二陈丸。此药由陈皮、半夏、茯苓、甘草四味药组成，价格不过20元。结果，跑遍了附近药店，得到的答复都是好几年没货了。

不只是二陈丸，近年来低价药频频"玩失踪"。1元1支的氯霉素滴眼液、2元100片的复方新诺明、3元1盒的牛黄解毒丸、几元一盒的氟哌酸、8元100片的牙周灵片等，几乎在市场上销声匿迹了。这些药品价格虽低，但疗效确切，"好用不贵"，得到老百姓的广泛认可，市场需求量巨大，因此它们的短缺备受关注。

明明百姓有需求，为啥企业不生产？在广东药品交易中心发布的一张清单上，有多达1004个品类的药品断供，导致患者无药可用。药品中了标，企业不是不想供货，而是没法生产，因为生产成本与中标价格相差悬殊。以葡萄糖注射液为例，成本价1.8元，中标价1.2元，这意味着只要生产出来就亏损，企业不供货，只能上"黑名单"。辛辛苦苦中的标，却成了"烫手山芋"。

药品是特殊商品，病人有刚性需求。为了防止低价药品消失，政府该出手时就得出手。2016年，国家发展和改革委员会（以下简称"国家发改委"）出台低价药清单，允许低价药在合理范围内涨价，一些低价药品重回市场。2007年，北京推行医药分开综合改革，原价30多元的速效救心丸，经过招标价格涨到39元。虽然一盒涨了9元多，却保障了市场供给，让老百姓不再为买救命药犯愁。尽管政府干预有效果，但不能过度依赖这只"看得见的手"。要想从根本上解决问题，必须用好"看不见的手"。

药品短缺主要是因为定价不合理，企业停产是一种本能反应。只要药品成本价高于市场定价，低价药就会难寻。按照市场经济规律，一旦原料涨价，药品价格也应上浮。例如，在各省药品采购过程中，中标价格参考的平均价、入市价和议价往往是过去4～5年间的数据，但生产成本尤其是原材料的成本却在逐年上涨。以维生素B1为例，以前1千克的价格是230元，现在超过1800元，有时候甚至到2000元。再加上新版GMP标准认证、一致性评价等政策影响，企业对车间、产品的升级改造，也推动了药品成本上升。然而，对于价格的动态变化，政府部门往往很难准确及时地掌握。也就是说，药品一旦以低价中标进入医保支付体系，在几年之内，即使成本上涨也无法根据市场情况及时调整价格，只能断供。短缺的后果是患者四处找药，黑市价格借机狂飙。例如，治疗肝豆状核变性疾病的青霉胺价格不到10元，被炒到近100元。集中采购的目的是让百姓买到好用不贵的药物，但如果无视经济规律，用守株待兔的办法管理药价，低价药难保不消失。

市场瞬息万变，药价不能"定"起来，而要随之"动"起来。只有随行就市，实行药品动态定价，低价药才能重回市场。同时，建立严格的成本监测体系，增强定价过程的公开化，这样既可防范制药企业虚报成本，又能保障低价药物的合理成本。医疗机构可参考周边省份价格，与生产企业谈判形成供货价。

构建科学的药品定价机制，是医改的重大课题。政府部门应告别"救火式"思维，更好地发挥市场机制的决定性作用，保障百姓用药需求，让低价药不再成为"传说"。

精华编

JING HUA BIAN

155

中药注射剂能不能放心用

中药注射剂在临床上使用广泛，具有独特的优势。但是，因其成分复杂，屡次发生不良反应事件，引发公众的信任危机。

在2012年中药注射剂风险控制专题座谈会上，原国家食品药品监督管理总局相关负责人、中医专家和中药企业代表对此进行了深入探讨。

中药注射剂是高危品种吗？安全性再评价是否苛刻？临床使用如何保障其安全性？

中药注射剂安全吗

2011年，全国共接收药品不良反应报告85万份，比2010年的69万份增长23%。国家食品药品监督管理总局原药品评价中心副主任杜晓曦分析说，84%的不良反应报告来自化学药，15%左右是中药。相关报告里，化学药与中药连续3年都是这样的比例。注射剂在化学药中占58%，在中药中占49%。总的来说，注射剂剂型比非注射剂剂型的风险要高。

杜晓曦说，2011年，收到中药注射剂的不良反应报告65000多份，增长了35%。其中严重报告增长34%，死亡报告基本持平，中药注射剂安全性不容乐观。

中药注射剂在我国已经有70年的应用历史，在心脑血管、抗肿瘤等疾病领域疗效显著，被医院广泛使用。目前，我国中药注射剂共计141个品种，400多家生产企业。2006年"鱼腥草注射剂事件"之后，国家对中药注射剂安全问题的关注达到了前所未有的高度。2009年7月，国家食品药品监督管理总局下发《关于做好中药注射剂安全再评价工作的通知》，全面开展生产及质量控制环节的风险排查，切实控制中药注射剂安全隐患。

国家食品药品监督管理总局安全监管司副司长颜敏说："3年来，中药注射剂整体的安全性水平得到了较大提升，没有发生特别严重的质量事故，取得了预期的效果。"

张伯礼院士说，出现不良反应不可怕，需要认真分析其属于哪一类。例如，丹红注射液在俄罗斯做临床试验，相关研究人员说不良反应率达到20%。经调查发现，病人用药后打嗝儿，他们也说是不良反应，其实病人打完嗝很舒服。患者脸发热，这种药效作用带来的反应，完全是可知的、允许存在的，他们也说是不良反应。

张伯礼说："中药很多是类过敏反应，不是真正的过敏反应。类过敏反应能不能早期诊断？类过敏反应能不能预知？类过敏反应的物质是什么？类过敏反应体

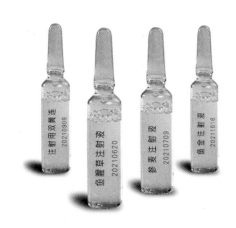

内的病理过程是什么？我们中药所将成立一个团队，专门针对中药注射剂的类过敏反应，真正把这个问题研究透。"

不良反应如何减少

3年来，国家各级药品监督管理部门对中药注射剂开展的检查达3000多次，742个批准文号处于停产状态，基本上占总数的一半，一些无法控制风险的生产企业主动停止生产。

颜敏介绍，目前，将近有100家生产中药注射剂的企业停止生产了，有30多个品种没有企业生产。撤销了人参茎叶总皂苷注射液和炎毒清注射液批准证明文件，淘汰了这2个药品。随后还会有一些品种和涉及企业被淘汰。

13个新的中药注射剂标准已经公布。通过全面标准的提高，应该说中药注射剂品种的可控性和经济性都提高了，产品质量和安全有了一定的保障。

"很多人提出，对中药注射剂的要求越来越苛刻。"专家认为，这种严格管理，最终来说受惠的是企业，是老百姓。

杜晓曦指出，中药注射剂不良反应发生率和多种因素有关。中药中所含的成分过于复杂，单味中药材中化学成分从几十种到几百种不等，难以分离、提纯，仅依靠目前所拥有的技术手段，还不能完全弄清其中的有效和有害成分。

部分企业代表呼吁，对中药注射剂推行"提高与淘汰"并重管理模式。实行"优质优价"评审，对获评的企业和品种，由药品监管部门公布其执行的质量标准，并按这一标准进行监管，未能达标的品种，取消其"优质优价"资格，让质量更优的品种占有更大的市场份额，从而在总体上降低不良反应的发生率。

专家表示，中药注射剂是几千年来中药剂型的突破性创新。应制订合理、完善及渐进的产业政策，使中药注射剂能够逐步淘汰落后的品种，提高市场准入标准，鼓励采用高新技术手段，消除安全隐患，实现中药现代化，增强中药国际竞争力。

临床使用应注意啥

中药注射剂含杂质较多，其引发的不良反应临床表现多样、轻重不一，主要包括过敏反应、消化道反应、输液反应等。有数据显示，在中药注射剂不良反应报告中，合并用药的占25%。

如何使用中药注射剂才能减少或避免不良反应的发生呢？

"过去中药注射液不良反应的80%甚至90%都是源于不合理使用。"张伯礼说，现在不合理使用大大减少，但是在基层，特别在农村还有好几个药放在一起用的情况。真正合理用药后，不良反应率会大大降低。

杜晓曦介绍说，中药注射剂加强安全监管，可借鉴国际经验。在日本，对于药物的不良反应有监测制度、再审核制度和再评价制度，80%以上的处方需要被监测。在英国，有黄卡制度和绿卡制度，还有药品公开出版物专门报告药物的一些不良反应。美国的监测体系有自愿报告和强制报告体系，在临床上不断对各品种进行临床不良反应监测。

"实际上，说明书就是一个防火墙，保护了企业，保护了医生，也保护了老百姓。"张伯礼表示，要加强中药注射剂风险控制，除了开展临床不良反应研究外，修改和完善药品说明书也是重要环节。普遍展开安全性再评价后，要把所有的结果落在说明书上。应该经常修订说明书，发现新的问题，随时修订上来，提醒临床医生注意合理使用。

2017年，国家食品药品监督管理总局正组织对注射用双黄连、参麦注射液、鱼腥草注射液、鱼金注射液等开展综合性的评价，将根据评价结果完善提高其工艺和质量标准，修改完善其说明书。

专家强调，严格按照药品说明书上的用法用量，按照规定的浓度配液，不要随意加大剂量。中药注射剂不宜与西药同时使用，以免两者之间有配伍禁忌，产生不良反应。同时，在使用过程中，密切观察患者的反应，加强用药监护和应急抢救准备。

中医
热搜话题
百问百答
ZHONGYI
RESOU HUATI
BAIWEN BAIDA

160

中药不良反应为啥远少于西药

有外国媒体报道称，澳大利亚研究人员在中国传统药材中发现"有毒物质"。报道引述研究人员的话说，中国人在制作药物时对这些植物进行了复杂的混合，其中一些中药含有麻黄和细辛，而细辛是带有剧毒的植物，过量使用会引发很强的不良反应，但这些中药的包装和说明书上没有注明药物的毒性有多大。

如何看待中药毒性

"以毒攻毒、以偏纠偏，中医对中药的毒性早有认识。"已故的北京中医药大学东方医院内科首席专家周平安说，在《神农本草经》中就有记载"神农尝百草，一日中七十二毒"，在《黄帝内经》中也有"大毒治病，十去其五；小毒治病，十去其六；无毒治病，十去其八"的说法。

《中国药典》2010年版收录常用中药材和饮片，包括有毒中药73种，其中毒性大的品种有10种。有毒中药往往具有独特疗效，其毒性成分就是其药效成分，如现在已得到世界公认的治疗白血病的砷制剂、治疗重症肌无力的马钱子、治疗类风湿性关节炎的雷公藤等。

"是药三分毒，无毒不入药"，国家药典委员会首席专家钱忠直教授说，在传统经典中，中药按毒性分为"大毒、有毒、无毒"三大类。在中药的临床使用上，一般有三种方法减毒增效：一是炮制减毒，通过特殊的炮制工艺，降低或消除中药的毒性。中药炮制属于保密技术，通常禁止外国人进入，国外对此不了解，容易产生误解。二是中药配伍减毒。在中医临床上，不是单用其中一味药，而是多种药物联合作用，实现减毒增效。三是有毒中药按处方药管理制度。凡有毒的中药，在遴选过程中都不会划入OTC（非处方药物）中，此类药物一定要在医生的指导下使用。

中药的不良反应大吗

中国中医科学院基础理论研究所周超凡教授介绍说，从传统中医药理论来看："药未有不偏者，以偏纠偏，故名曰药。"中药，即使是单味药，由于所含成分复杂，其功能与主治都是多方面的，不可能仅限于一种。中药治病，往往只利用其诸多功能与主治中的一部分，其他未被利用的部分就属于"与用药目的无关"的，会带来不良影响。

钱忠直说，从临床看，中药的不良反应发生率只占10%左右，远远低于西药，并且严重不良反应较少。

不过，由于中药不良反应往往较轻，所以易被疏忽。周超凡建议，今后应当加大对中药不良反应监测的力度。

事实上，我国有关部门一直对中药实施严格的监管。在中药新药注册管理方面，已经制订了中药安全性评价指南，并建立了覆盖全国范围的药品不良反应监测网络，重点研究建立适合中药特点的"毒性中药"安全性评价方法及其质量控制标准。

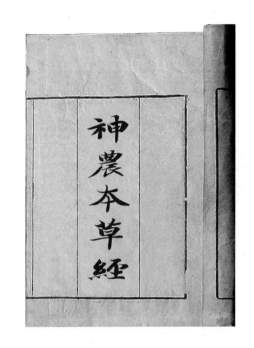

专家表示，尽管中药的不良反应远低于西药，但为了防止对身体的伤害，中药也不应久服。周平安说，在中药临床使用上，主要注意三方面：一是对症用药，严格按照适应证用药；二是严格用药量。按《中国药典》的规定使用药物，如超剂量用药，医生要谨慎把握；三是要遵循中医的规范，不能长期使用。

此外，我国对中药是按药品管理的标准进行管理，而有些国家是按照营养食品补充剂的标准管理，管理标准不同，有时难免出现错用现象。比如，日本将小柴胡汤制剂广泛用于治疗各种肝炎，且长期服用，结果有人出现间质性肺炎，而在我国，按中医辨证治疗应用小柴胡汤近2000年之久，至今依然安全、有效。

细辛和麻黄有毒吗

周平安说，细辛是中医临床上常见药，主要功能是辛温解表，可用于风寒湿痹关节痛和慢性气管炎等疾病的治疗。细辛是一种有毒的中药，含有黄樟醚，这种物质会作用于人的呼吸中枢，阻止氧代谢，严重的会破坏肝细胞，引起肝中毒，甚至诱发癌症。

在中医临床上，用细辛安全吗？如何消除细辛的毒性成分？周平安说，黄樟醚是一种极易挥发的物质，通过水煎煮20～30分钟，95%的黄樟醚都会挥发掉，不会因服用而出现中毒。

周平安介绍说，在临床上，细辛的使用量也有严格规定。从宋代开始，细辛的使用量就不超过1钱（折合为3克左右）。《中国药典》对细辛也有严格的使用量规定，成人一天的用量不超过3克，如果超过用量标准，实行临床医生双签字制度，医生除了在处方上签字，还要在药物旁边签字，以确保用药安全。

钱忠直说："细辛确实含有有毒物质，但只分布在茎叶部位，根部并未检出有毒物质，《中国药典》规定，细辛只可使用地下部分。我国古代的《雷公炮炙论》中，也有规定必须把细辛叶片摘掉，因为在叶片中有微量的有毒物质。"

麻黄是中医临床常用药，已有2000多年的药用历史。麻黄中含有麻黄碱和伪麻黄碱，这些成分在国际上被认为是毒品。对此，周平安解释说，麻黄的临床使用量，南方成人不超过每天3克，北方成人不超过每天6克。如果超量使用，就需要医生双签字。麻黄的不良反应主要有使人兴奋、烦躁不安、血压升高等。在临床上，麻黄有严格的适应证：热证、内热、容易出汗的患者，及肾气虚的患者，不允许使用，否则的话，原先患有哮喘者会加重，严重的会造成休克。

中药用量该多大

老百姓信不信中医，主要看疗效。疗效已经成为中医能否生存与发展的关键，而制约中医疗效的恰恰是中医不传之秘——剂量。在之前召开的2009年国家科学技术奖励大会上， 开郁清热法在2型糖尿病中的应用荣获二等奖，其关键在于抓住中医降糖这一难题，切入量—效关系。"以量—效关系为主的经典名方相关基础研究"项目入围"973"计划，原因在于抓住了中医发展的关键问题——疗效。事实证明，只有加强中医基础研究，把制约中医药发展的重大问题搞清楚了，才能让中医药更有生命力。

剂量为何影响疗效

一位28岁的东北女青年，患了重度胃瘫，吃啥吐啥，只能靠打点滴静脉补充营养，体重从最初的60千克降到了42千克，瘦得皮包骨头。从县里到省里一直到北京，看了4年病，没一个医生能治好。

当她带着5个大塑料袋被家人背进医院时，中国中医科学院广安门医院副院长仝小林给她开出附子理中汤。而她的家人看着方子失望地摇摇头，不止一家医院的中医开过这个方了，患者按此方已经吃过好多次药，结果都一样，照样还是吐。全医生看出了他们的顾虑，让他们先吃3剂药试试。当服到第二剂药时，奇迹出现了，患者的吐止住了。患者满脸疑惑地来找全医生询问，同样的方子别人开为啥不见效？原来，全小林处方用的附子剂量是60克，而其他医生用量一般不超过10克。

中国医学科学院药用植物研究所副所长孙晓波认为，现行中药的常用剂量首先要保障用药的安全性。但受传统思想影响及条件所限，大多数中药及其处方的量—效关系未经过严谨的试验研究与大样本的验证，多以个人经验、个案经过归纳、整理、分析而收载于文献中，对指导临床合理用药有一定局限性。

全小林认为，提高疗效、弄清楚中药的剂量与疗效之间的关系至关重要。重剂起沉疴，方能挽狂澜于顷刻、扶临危于既倒，也只有量大、药简，才最能阻断病势传变，挽救危亡。如果剂量过小，对急危重症，则杯水车薪，无济于事。

青蒿素治疗疟疾，口服1000毫克/日有效。青蒿中青蒿素含量约0.5%，折算为药材用量约200克/日，而青蒿常规用量为4.5～9克。中华中医药学会中成药分会主任委员肖小河分析，从中药或天然药物提取的有效成分、药物的有效剂量看，中药传统用量往往难以达到有效剂量范围。虽然难免有失偏颇，但还是可以折射出传统剂量规定的局限。从药材角度看，由于盲目引种，中药材的道地性减弱。而当代中医的大剂量用药经验等，都证明加大中药用量可能是提高中医药临床疗效的重大举措。

古今剂量有何不同

剂量是历代医家"不传之秘"，无形中限制了经方疗效，后世医家为确保经方疗效，使用古方均需考虑剂量折算问题。

中医四大经典之一的《伤寒论》，被视为中医治疗急危重症和疑难病的典范，载有113个方剂，被后世尊为"经方"。《伤寒论》中的方剂药味数分布于1～14味间，平均每方4.2味药，最多不超过14味，2～8味药的处方占了90%。

与经方明显不同的是，现在临床单味药剂量减少，药味增多，现代中医汤剂处方的平均单剂药味数是经方的3倍以上。2007年9月至10月，中国中医科学院广安门医院随机抽取9个科室100首汤剂处方统计，平均单剂药味数为18.28味，药味分布于16～22味，而文献报道现代中医汤剂处方平均单剂药味数为15.55味。

究其原因，这与目前学术界普遍认同的经方剂量有关，问题就出在药量换算上。因为度量衡的变化，计量单位很难换算准确，药方剂量出现锐减。现代人认为，经方剂量一两约等于现代重量3克。由于效果不好，医生就增加相同功效的药味。

"用药如用兵"，中药剂量这几两几钱的差异是最有讲究的。中国中医科学院余瀛鳌研究员说，从中医文献看，明代以前的方剂用量基本和仲景原方相同，而明清以后的剂量，就基本等同现在。仲景经方一两到底换算多少，一直是个"历史谜团"，从古至今有几十种纷繁复杂的考证结果。经方剂量后世究竟折算多少，从3克到16克，多种意见始终没有统一。而通行的教材，则采取"古之一两即现之一钱"，

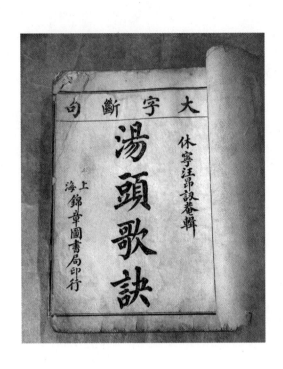

三两折合9克的做法，为了方便，临床开方常用10克。

因此，中医界对仲景用药本源剂量的研究从未间断。

最佳剂量当是多少

药物浓度与效应关系，服从质量作用定律。一旦达到饱和，不管再增大多少剂量，其效应都不会再增加。寻找临床最佳用药剂量，是提高中医药临床疗效的重要方向和课题。

中药大剂量应用在中医临床上往往有上佳表现。国医大师邓铁涛用250克黄芪治疗重症肌无力传为佳话，京城名医汪承柏用300克赤芍治疗重症淤胆，天津中医药大学第一附属医院治小儿病同成人药量，屡屡显效。仝小林教授在临床中发现，在治疗糖尿病酮症酸中毒时，黄连每日30克的常规剂量，根本是"泥牛入海"。他创新性地加大黄连的用药，有的甚至加大到每日120克，则可迅速降低血糖，改善症状。

仝小林说，重剂能起沉疴，能加快起效时间，增强患者信心，因此加大中药的临床应用剂量很有必要。

中药的最佳剂量是多少？中药的安全剂量是多少？中药的中毒剂量又是多少呢？仝小林认为，与西药一样，中药同样也有所谓的"剂量阈""治疗窗"，应明确中药剂量与疗效之间的关系，明确中药最低有效量、最佳剂量、中毒剂量。

肖小河特别强调，安全性是药物的第一要素，加大中药用量、提高临床疗效决不能以增加安全性风险为代价，更不可随意加大剂量。剂量该大则大，该小则小，但要用足剂量，用到起效剂量，必须以临床试验结果作为依据。

仝小林为首席科学家的"以量—效关系为主的经典名方相关基础研究"973项目，选用葛根芩连汤、小承气汤、麻杏石甘汤三个经方为模板，分别以1两约等于15克、9克、3克三个大、中、小梯度进行研究，观察其疗效如何，从而探讨原本治疗某种病症的经方在多少剂量的情况下快速起效，有无治疗其他疾病的可能，提出更合理、更安全的用药方案，并期望也能在中医药治急危重症方面取得突破。

中药的临床疗效，在一定范围内随着剂量的增加而增加，这在大量的临床实践中已获证实。肖小河认为，从临床药学角度讲，药物浓度与效应关系，服从质量作用定律。一旦达到饱和，不管再增大多少剂量，其效应都不会再增加。有的可能还会产生严重的不良反应。阐明中药量—效（毒）关系，寻找临床最佳用药剂量，是提高中医药临床疗效的重要方向和课题。

仝小林提出，大剂量用药在拿捏不准时，可以通过试药，观察患者反应，采取少量频饮的方法，这样一方面可以通过小量试服，观察药证是否相合，有无剧烈反应；另一方面可以通过频频饮服，累积用药剂量，保证血药浓度，达到持续不断的供药，有效保证用药安全性。

汉方一两折算几克

导致汉以后至今与东汉时期药量相差悬殊的原因错在陶弘景，疑在孙思邈，定在李时珍，传在汪昂。

中医四大经典之一的《伤寒论》书中所载方剂剂量的讨论，主要围绕张仲景时代的一两到底相当于几克的核心问题，归根到底是为了提高临床疗效。

经方剂量一两折算，有的依据临床用药经验和一般用药剂量，但经不起出土实物及历代文献的考证；有的以神农秤为依据，将其1两折合为1～2克间，亦无出土文物可证，日本汉方学家常用此剂量，在我国则应用较少。目前，我国中医大夫临床上据经方剂量一两约等于现代重量3克应用。

之所以会出现目前的换算，主要与历史上4位有影响的医家有关：

梁代陶弘景《本草经集注》云："古秤唯有铢两，而无分名。今则以十黍为一铢……"然《汉书·律历志》明确规定："千二百黍重十二铢"，即一百黍为一铢。陶弘景可能将"十黍为一累，十累为一铢"的汉制错简或错写为"十黍为一铢"，实为后世曲解《伤寒论》药物剂量之肇始。

唐代孙思邈在《千金方》中转载了陶弘景的错误论述，虽提出疑问，但未纠正，仅加注文："此则神农之秤也。吴人以贰两为壹两，今依肆分为壹两秤为定。"

明代李时珍更是在《本草纲目》中明确写出："今古异制，古之一两，今用一钱可也。"

清代汪昂编写的《汤头歌诀》亦有："大约古用一两，今用一钱足矣。"

原国家计量局编的《中国古代度量衡图集》中"光和大司农铜权"（中国历史博物馆藏）被认为是推算汉制的权威标准。此权铸于光和二年闰月廿三日，光和二年为公元179年，与张仲景为同年代。从权上铭文可知，此权为当时中央政府为统一全国衡器而颁布的标准。铜权，按秦汉的单位量值和权的量级程序，此权当为12斤权，标准重量当为2996克。每斤是2996÷12≈249.7（克）。按照这个重量来折合，1两应该是249.7÷16≈15.6（克）。据此东汉1两合今之15.625克。

可以说，导致汉以后至今与东汉时期药量相差悬殊的原因错在陶弘景，疑在孙思邈，定在李时珍，传在汪昂。

中国之蒿如何走向世界

2015年12月10日，屠呦呦首次登上诺贝尔领奖台。40多年前，国家"523"项目启动，诞生了以青蒿素为代表的一批中国原创新药，屠呦呦被誉为中国医药界的"两弹一星"。中国之蒿，历经艰辛，终于走向世界。

科研大协作的凯歌

疟疾是全球流行最严重的寄生虫病。1965年，美军在越南战场的疟疾年发病率高达50%，氯喹因抗药性已失去作用。直到1972年，美国初筛了21.4万种化合物，仅找到一个他们称为王牌的抗疟药甲氟喹，但上市仅半年就报道出现抗药性。

疟疾同样困扰越南。越方希望中国帮助解决疟疾防治问题。毛泽东表态说："解决你们的问题，也是解决我们的问题。"此后，研发抗疟药物行动在全国范围内展开。

当时应急的办法是"骑驴买马"。先是采取仿制或老药新用，防疟1号片、防疟2号片和防疟3号片应运而生，累计向越南提供100

多吨药品。但从根本上解决防治问题，必须走创新之路。仅凭军队力量难以彻底解决，总后勤部商请国家有关部委开展大协作。

1967年5月23日，由国家科委、总后勤部、中国科学院、化工部和卫生部等组成全国疟疾防治药物研究领导小组，在京召开协作会。为保密起见，遂决定以开会日期为代号，简称"523项目"。办事机构设在236部队，也就是中国人民解放军军事医学科学院（以下简称"军事医学科学院"）。

张剑方担任原"523项目"办公室副主任，他介绍，这个秘密计划启动2年后，在驻卫生部中医研究院军代表的建议下，北京中药所参加了"523项目"，并指定屠呦呦为组长。

1971年6月，北京中药所重新组织力量研发抗疟药，屠呦呦担任组长，组员钟裕蓉等人继续提取了120余种中药，都没有满意结果。这时，屠呦呦提出改用沸点低的乙醚提取青蒿。1971年10月4日，她领导的课题组第一次得到了对鼠疟具有71%至100%抑制率的青蒿粗提物，这一步打开了青蒿类药物研发的希望之门。

1972年3月8日，屠呦呦作为北京中药所的代表，在全国"523项目"南京会议上，她以"毛泽东思想指导发掘抗疟中草药"为题，报告了青蒿乙醚中性粗提物对鼠疟、猴疟抑制率可达100%的结果，引起全体与会者的关注。

1972年11月8日，钟裕蓉分离得到3种结晶，并证实结晶Ⅱ号是唯一有抗疟作用的单体，被命名为青蒿素Ⅱ。此后，云南药物研究所罗泽渊、山东中医药研究所魏振兴等人受此启发，从黄花蒿中提取出质量更好、数量更多的青蒿素。广东中医学院李国桥临床证实其安全、低毒，杀灭恶性疟原虫的速度让氯喹等传统药物望尘莫及。中科院上海有机化学研究所周维善等测定出青蒿素的化学结构，青蒿素是一种与已知抗疟药结构完全不同的新型化合物。1979年，北京中药研究所等6家单位共同署名的青蒿素获得了国家发明二等奖。

参与"523项目"的科研人员从最初的500多人扩展到3000多人。国家卫生部科技局原局长、青蒿素指导委员会主任委员陈俊峰说："全部'523项目'的工作汇成了社会主义科研大协作的一曲凯歌。"中国工程院院士、原世卫组织疟疾化疗小组成员沈家祥教授说："没有'523项目'，就没有青蒿素。"

科研是场接力赛

青蒿素的诞生，使疟疾防治柳暗花明。然而，它的不足之处逐渐暴露：杀虫不彻底，28天后复燃率高达50%。如果对青蒿素结构修饰，提高其溶解度和生物利用度，能否提高疗效？

蒿甲醚是青蒿素结构改造后的首个衍生物。临床报告显示，蒿甲醚具有高效（剂量小）、速效（退热快、血中原虫消失快）、毒性低（副反应轻）、便于使用等优点。抗疟活性达到青蒿素的5～14倍。美中不足的是它仍存在作用时间短、复燃率高等缺点。

"刚把疟疾治好了，6～7天以后又复燃了，将这种存在缺陷的药拿到前线去，肯定不行。"张剑方激动地说。

在此期间，军事医学科学院邓蓉仙教授及其团队一直坚持化学合成抗疟新药的研究。到1976年底，终于从300多个化合物中，选择了代号ME－76028，也就是全新化学结构的本芴醇！它杀灭疟原虫有效率达到95%以上，复燃率低于5%，28天复燃率低于5%，毒性低、安全性好。1987年夏，本芴醇新药申报国家发明二等奖，第一、第二发明人邓蓉仙和滕翕和申报答辩后，评审会得出让人不敢相信的结论：本发明可申报一等奖。真是让人喜出望外，低报高评，这在国家发明奖评审史上绝无仅有，也是中国医药发明史上第一个国家发明一等奖。

基于蒿甲醚和本芴醇都存在着自身难以克服的弱点，军事医学科学院周义清带领团队将蒿甲醚和本芴醇两者配伍使用，成功研制出复方蒿甲醚，扬二者之长，避二者之短，大大延缓了疟原虫抗药性的产生。

军事医学科学院退休专家宋书元参加了青蒿素安全性评价工作，他说："当年大家一心报效祖国，各个单位有什么新成果、新线索、新进展、新设想，拿到全国协作会上汇报讲得非常详细，有益于启发更多的人去努力挖掘，像踩着别人的肩膀往上爬，蒿甲醚、青蒿琥酯的迅速研发就是如此。"

原国家卫生部副部长黄树则在总结"523项目"工作报告时指出，以"接力棒"的方式保证了各项研究工作的高速度、高效率和高质量地运行。

我国青蒿素系列研究像接力棒似地传递，一个单位接着一个单位搞研究，一个新药接着一个新药出成果，奠定了长期世界领先位置。从1985年我国实行新药评审规定到1995年，共批准一类新药14个，青蒿素类抗疟新药就占多数。

2011年，美国国家科学院院士路易斯·米勒来京与张剑方会面，考证屠呦呦在青蒿素研发过程中的贡献。张剑方自豪地说："美国一直在搞抗疟药，几十年都没有成功。至少在这个问题上，我们是真正赢了他们的。"

成功登顶世界抗疟药巅峰

1983年3月，世界卫生组织化疗科学工作组建议开发青蒿琥酯作为治疗脑型疟优选项目。在桂林制药二厂，检查官泰斯拉夫发现一排未贴"消毒"和"已用过"标签的玻璃杯。他拿起两个杯子问大家：谁知道哪个杯子是干净消毒的？包括主管技术人员也回答不上来。他严肃地说："这就是药品生产质量管理规范（GMP），看似简单的事，但执行起来并不简单。"

制剂车间未能通过GMP检查，我国与世卫组织的合作亮起红灯。青蒿素和衍生物的化学结构已经公布，我国失去了它的发明专利权。世卫组织热带病处卢卡斯警告说："你们研究的东西有被别人抢走的危险。"

1987年，中国抗疟药在非洲亮剑，军事医学科学院专家在尼日利亚的临床试验疗效显著，被当地人称为"中国神药"，却因西方媒体报道搁浅。

打开国门，走出封闭，却连续碰壁。新药研发如不与国际接轨，就走不出国门，进不了国际市场。作为复方蒿甲醚的研制者——周义清决心要把它推向全球。

"药品在国外注册，需在每个国家做临床试验，才能合法地获得对方的注册许可。改革开放初期，国内药品质量不被国外认可，也拿不出做国际多中心临床试验的巨额经费。"复方蒿甲醚打入国际市场的见证者、已经退休的王京燕教授说。

1990年3月，与汽巴—嘉基公司（诺华公司前身）的代表在北京会面。中方提出的合作项目蒿甲醚，这个单方药已经没有申报国际专利的可能。瑞方代表青山博士回国的最后一天，他不甘心地、谨慎地问中方代表周克鼎，是否还有其他研究成果？中方经秘密磋商后，决定告知他还有复方药！这令青山和外方代表团抱有一线希望地离开中国。

4个月后，青山等外方专家再次来京，拉开复方蒿甲醚中外合作的序幕。军事医学科学院老专家焦岫卿回忆，双方合作谈判并不顺利，外方对我方数据高度怀疑。他们认为本药醇像石头一样不溶于水，无法吸收，怎么会有效？他们要求中方严格按照国际标准重新开展临床试验，并派代表全程监督，最终被无可争议的数据所折服。

青蒿素类药物没有国际公认的知识产权专利保护，但复方蒿甲醚还有机会。由于意外的疏忽，专利申请有效期只剩下6个月，等到签署协议后，申报期限仅剩下45天。

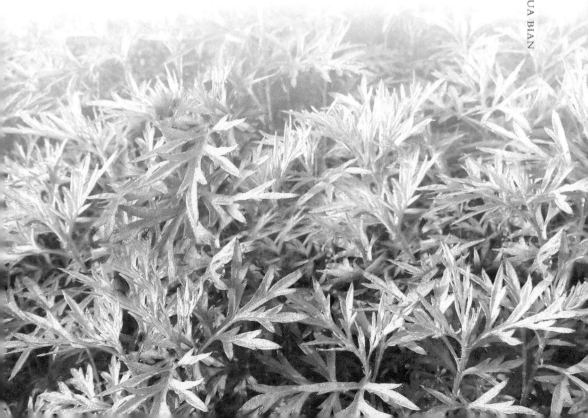

按常规，这套程序走下来最快也要半年。周义清和同事们夜以继日地工作，曾经三天三夜几乎没有睡觉。1991年6月12日，距离最后期限还有2天，他们惊险地把所有文件递交到有关的60多个国家和地区，守住了复方蒿甲醚国际知识产权的最后防线。

1994年9月20日，双方签署授权协议，确定共同开发复方蒿甲醚。协议明确瑞方提供中方科研补偿费，国际专利申请费均由瑞方支付，中瑞双方为国际专利的共同专利人，每年净销售额的4%返还中方作为专利使用费。

走向世界——中国医药界一代代人不懈追求的理想终于实现。青山风趣地将复方蒿甲醚比喻为"北京鸭下了个金蛋"。据统计，迄今为止销售超过7亿人份，成功地挽救了数百万人的生命，中方获得的科研补偿费200万美元和专利实施许可费超过1700万美元。在国际市场上，该药是唯一由中国科学家发明并具有国际知识产权的药品。复方蒿甲醚通过国际合作，成功登顶世界抗疟药巅峰。

中医热搜话题

百问百答

ZHONGYI
RESOU HUATI BAIWEN BAIDA

守正编

SHOU ZHENG

中医药的发展，任重而道远。传承精华，守正创新，促进中医药传承创新发展，挖掘中医药宝库中的精髓内涵，彰显其防病治病的独特优势和作用，为建设健康中国贡献力量，为实现中华民族伟大复兴的中国梦提供健康动力！

守正创新，如何让中医药永远姓"中"

乘新时代春风，中医药振兴发展进入一个前所未有的高光时刻。

2019年10月26日，《关于促进中医药传承创新发展的意见》发布，这是以中共中央和国务院名义发布的第一个中医药文件。全国中医药工作大会刚刚结束，这次大会是中华人民共和国成立以来第一次以国务院名义召开的全国中医药大会。习近平总书记做出重要指示，李克强总理作做出批示。这些具有标志性的事件昭示着，中医药迎来天时、地利、人和的大好时机，将开启传承创新发展的新征程。

习近平总书记强调，中医药学包含着中华民族几千年的健康养生理念及其实践经验，是中华文明的一个瑰宝，凝聚着中国人民和中华民族的博大智慧。传承创新发展中医药是新时代中国特色社会主义事业的重要内容，是中华民族伟大复兴的大事。中华人民共和国成立70年来，党和政府高度重视中医药工作，特别是党的十八大以来，以习近平同志为核心的党中央把中医药工作摆在更加突出的位置，中医药改革发展取得显著成绩。

一株小草改变世界、一枚银针联通中西、一缕药香跨越古今……中医药为中华民族繁衍昌盛做出卓越贡献，也对世界文明进步产生积极影响。如何切实把中医药这一祖先留给我们的宝贵财富继承好、发展好、利用好，成为每个中国人不容回避的时代考题。

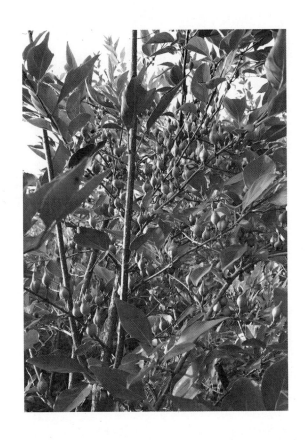

今天，有一个声音，依然推动着中医药界的反思。被追授为"全国中医药杰出贡献奖"的已故国医大师邓铁涛，曾这样自嘲："中医薪火不传，我们就是一代'完人'了，'完蛋'的人。"邓老的尴尬，折射出中医药传承创新发展中的困惑。中医药人才青黄不接，使中医出现不姓"中"的倾向。不会把脉，不会开方，不再坚持中医思维，名为中医，实质是西医。坚持中医原创思维，坚持"守正"，纠正离宗的传承，中医药才能薪火相传，生生不息。

让人们方便看中医，放心用中药，"守正"才能让"国粹"传承不走样。近年来，重金属超标，农药残留超标，以假乱真、以次充好，道地药材不道地。国医大师周仲瑛感叹"中医将亡于药"。治病救人的中药都"病"了，中医如何能上演妙手回春的传奇？中药产业应坚持"守正"，保持道地性，不因炮制之繁而省人力，推动中药质量提升和产业高质量发展，中药材回归绿色，迈上无公害的正道。

中医药难"守正"，导致特色优势不再，原因在于"以西律中"。今天的中医被要求用西医的标准来验证，中药有效性需要按西药的方法来评价。中药西管，以成分论英雄，逼退了不少"灵丹妙药"；中医西化，以执业医师资格证为门槛，难倒了不少能看好病的民间中医。中医、西医分属两种不同的医学，却要用西医的"鞋子"来衡量中医的"脚"，导演了现代版的"削足适履"。此外，我国中医管理机构多隶属于西医，管理机构"高位截瘫"，到基层就断了腿，用西医的方法管中医，结果是中医成为短腿，中西医无法并重只能并存。坚持中西医并重，要真正实现"一碗水端平"，激发中医从业者的热情，培植中医发展的沃土，努力传承中医药宝库中的精华。

然而，只守正，不创新，死捧老祖宗的金饭碗，只能越吃越穷。中医药要想老树开新花，唯一的出路就是创新。实际上，中医药的发展史就是一部创新史。从秦汉时期《黄帝内经》奠定中医理论体系，到明清时期温病学的产生；从中医典籍中焕发新生的青蒿素，到将传统中药的砷剂与西药结合治疗急性早幼粒细胞白血病……创新，始终是推动中医药发展的根本动力。"传承不泥古，创新不离宗"，正确处理好守正和创新的关系，遵循中医药发展规律，发挥好中医药原创优势，才能把中医药这一祖先留给我们的宝贵财富继承好、发展好、利用好。

中医药的发展，任重而道远。传承精华，守正创新，促进中医药传承创新发展，挖掘中医药宝库中的精髓内涵，彰显其防病治病的独特优势和作用，为建设健康中国贡献力量，为实现中华民族伟大复兴的中国梦提供健康动力！

遵循规律，如何让中医药根深叶茂

"要遵循中医药发展规律"，习近平总书记对中医药工作做出重要指示。回望近百年来，在西医学的强烈冲击下，中医药学不同程度地存在着背离原有自身发展规律的现象。中医药一旦背离了自身规律，精华不传，无法守正，更谈不上创新，特色逐渐弱化，最终导致西医化。历史上之所以产生废医验药、中医存废之争，很大程度上是因为没有充分认识到中医药的本质，偏离了中医药的自身规律。过去如此，现在如此，将来也是如此，中医药发展规律必须遵循。我们看待中医、研究中医、运用中医、推广中医，必须始终保持中医药的特色和优势，健全遵循中医药规律的治理体系，推动中医药按照自身的规律不断发展。

遵循中医药规律，推动内涵发展。道法自然、天人合一、阴阳平衡、调和致中、辨证论治等中医基本理论，包含着中华民族最基本的文化基因。中华兴、中医兴，中医兴、中华兴。营造文化氛围，不断接受传统文化的滋养，中医药才能"根正苗红"。中医在民间，高手在民间，不少秘方、验方和诊疗技术面临失传的风险。把藏在古籍、散在民间、融在生活中的中医药技术发掘出来，收集保护起来，原汁原味地传承下来，让这些散落的珍珠为人类健康造福。让人们方便看中医，放心用中药，"国宝"传承不走样，至关重要的是保持其特色内涵。中医药在发展过程中，兼容并蓄，创新开放，形成了独特的生命观、健康观、疾病观、防治观。这些特色是长期积淀形成的，是中医药生存发展的根基。立足根基，挖掘精华，探究规律，中医药发展才能根深叶茂，岐黄之术方能生生不息。

遵循自身规律，并不意味着自我封闭，更不是墨守成规。开放包容同样是遵循自身规律的题中应有之义。融合再多的学科，拥有再高的科技含量，离开中医药的主体地位，丢掉中医药原创思维，只是徒具其表，名为中医，实为西医。唯有遵循发展规律，开放包容，插上现代化的翅膀，借助互联网平台，推动中医药创造性转化、创造性发展，古老的中医药才能历久弥新。

遵循中医药发展规律，改革管理体系是当务之急。中医学和西医

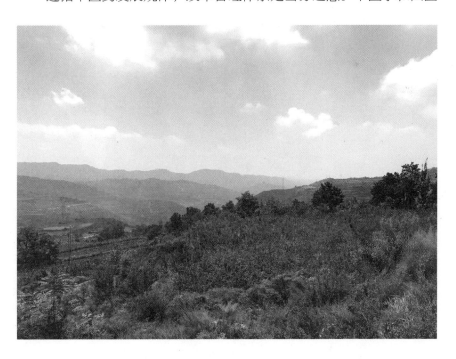

学虽有共通之处，但诊治思维不同、防治手段各异，在管理上应该有所区别。管理体系的改革，始终要以有利于发挥中医药的特色优势、有利于提升中医药疗效、有利于满足人民群众对中医药健康服务的需求作为衡量标准。遵循中医药内在的发展规律，要作为政策制订的出发点和落脚点，建立符合中医药特点的管理制度。如果简单套用西医管理模式，可能导致"水土不服"，难以适应中医药事业发展的需要。在深化医改中，突出中医药的系统性和整体性，把中医药特色优势用制度、标准、规范固定下来，杜绝"以西律中"，避免"削足适履"，留住中医药发展的根，坚持中医药姓"中"。

发祥于中华大地、植根于中华文化的中医既是古代的，也是现代的，更是未来的。当前，中医药发展站在新的起点上，遵循其自身发展规律要贯穿始终，传承精华，守正创新，走出一条符合中医药特点的发展道路，实现高质量发展，服务新时代，助力新征程。

传承创新，如何为中医药注入源头活水

"传承精华，守正创新"，习近平总书记对中医药工作做出重要指示。传承创新发展中医药是新时代中国特色社会主义的重要内容，是中华民族复兴的大事。口传心授数千年，简便验廉的中医药，在汇入时代发展大潮的激荡中出现了传承不足、创新不够、作用发挥不充分的问题。

国之所需、民之所急，是中医药发展的方向。满足人民群众对美好生活向往的中医药需求，努力实现百姓方便看中医、放心用中药，亟须处理好传承与创新的关系，破解中医药传承不足、创新不够的痼疾。传承是为了保根，没有传承就不是正本清源的中医药学；创新是为了提升，没有创新就不是与时俱进的中医药学。不善于传承，创新就没有基础；不善于创新，传承就缺乏动力。也就是说，传承创新是推动中医药高质量发展的核心所在。"传承不泥古，创新不离宗"，在传承中创新，在创新中传承，中医药才能遵循发展规律不断前行。

传承精华，让中医药发展源远流长。中医药精华，沉淀在汗牛充栋的中医古籍中，体现在历代中医大家的临床实践中，散落在疗效显著的民间中医奇方中，这是中医药学深厚的根基，也是事业发展的命脉。而传承不足的问题让多种中医技艺面临失传，让中医医道艰难延续。深入挖掘中医药宝库中的精华，让这笔财富在新时代"增值"，就要培养中医"专才"，让"瑰宝"代代相传。中医药人才辈出，中医药事业才有生机，发展才有后劲。院校教育是中医药人才的主阵地，经典是中医人才的"源头活水"。但院校教育存在着不同程度的中医教育西化、中医思维薄弱、中医技能缺失等问题，导致传承困境。师带徒，出名医，中医独具特色的技艺需要活态传承。中医临床功夫、中药炮制工艺，主要靠师徒一代一代的口传心授。师承教育能为草根中医打开一扇门，让岐黄之术薪火相传。因此，以"个性化"为特征的师承教育，与以"标准化"为特征的院校教育相结合，将传统教育的精髓融入现代教育体系之中，构建适应新时代的中医教育体系，把传承工作做深、做实、做透，为中医药发展大厦打下最坚实的人才之基。

现代疾病谱的变化、新发传染病的挑战、慢性非传染病井喷……秉承着原创思维的中医药学，需要源源不断地注入创新"活水"，亟待在新的领域取得新突破。当前，大数据、人工智能等先进技术为中医药研究突破提供有力支撑；多学科、跨行业、海内外合作为加快中医药现代化发展带来广阔空间。传承数千年的中医中药，迎来了前所未有的创新发展"新路径"。创新渐欲迷人眼，写在中医药发展旗帜上的不只是创新，更为重要的是要铭记"守正"，保持乱云飞渡仍从容的定力。不能因为创新而忘记"守正"，也不能因为"守正"而不去创新，中医药的发展方向不能偏，新瓶依然要装旧酒，中医中药要姓"中"。

中医药学是中华民族的伟大创造，是中国古代科学的瑰宝。遵循中医药发展规律，传承精华，守正创新，才能把中医药这一祖先留给我们的宝贵财富继承好、发展好、利用好，为建设健康中国贡献力量，为实现中华民族伟大复兴的中国梦提供健康动力！

守正编

SHOU ZHENG BIAN

中西医并重，如何让中华瑰宝重焕光彩

"坚持中西医并重，推动中医药与西医药相互补充、协调发展"，习近平总书记对中医药工作做出重要指示，肯定了中医药和西医药相互补充、协调发展的中国特色卫生健康模式，为做好新时代中医药工作指明方向。

坚持中西医并重，关键是二者相互补充。中医药在历史发展进程中，兼容并蓄，创新开放，形成了独特的生命观、健康观、疾病观、防治观，蕴含了中华民族深邃的哲学思想。20世纪以来，西学东渐，强势而来的西医药学反客为主，成为我国主流医学。在强势的西医面前，"不科学"的中医被审视、被改造，甚至沦落到被废除的边缘。其实，中医与西医治疗理念不同，分属不同的医学体系。中医重整体，治疗原理是"坚盾"，提升人体自身免疫力，治的是"病的人"。西医重局部，治疗原理是"利矛"，将侵入人体的病毒细菌斩尽杀绝，治的是"人的病"。中医、西医各有所长，各有侧重，没有必要分高低、论长短，二者不是对手，共同的敌人是疾病。治疗某种疾病，因人制宜，一种医疗手段也好，两种医疗手段并用也好，一切以病情的需要为中心。无论中医还是西医，都不能包治百病，都没有

"万能神药"。特别是在治疗疑难疾病上，"单打独斗"难以取得令人满意的效果。人类的健康，需要中西医联手创造。

坚持中西医并重，前提是二者协调发展。中医药学与西医药学相互借鉴，已经成为中国特色医药卫生与健康事业的重要特征和显著优势。在西医蓬勃发展的同时，中医却日渐衰落。无论是执业医生人数，还是医疗机构的数量，西医一家独大，医疗服务的天平越来越向西医倾斜。中医、西医谈不上并重，能够并存就算不错。西医腿长，中医腿短，中西医无法一碗水端平。当前，腿短的中医跟不上腿长的西医，中西医的差距进一步拉大，政府亟待加大对中医的扶持力度，重点落实对中医事业的投入政策，建立持续稳定的中医发展多元投入机制，完善中医药价格和医保政策，给长期"失血"的中医"输血"，逐渐增强其"造血"功能，构建覆盖全民和全生命周期的中医药服务体系，实现中医、西医"齐步走"。

坚持中西医并重，要保障二者地位平等。《中医药法》规定："我国大力发展中医药事业，实行中西医并重的方针，建立符合中医药特点的管理制度，充分发挥中医药在我国卫生事业中的作用。"在现实中，一些地方中医服务体系不够完善，基层服务能力相对薄弱；一些部门简单套用西医药评价中医药……凡此种种，皆因管理体制机制不完善、不健全。实现中西医并重，重点是改革完善中医药管理体制，制定体现中医药自身特点的政策和法规体系，实现分类管理、分业运营，改变长期以来的中医西管模式，维护好中医药生存的独立性。值得一提的是，落实中西医并重，要纳入国家中医药综合改革示范区建设。综合改革强调的不是一招一式，而是系统性、集成式改革，打出一系列组合拳，以"一马当先"带动"万马奔腾"，以一域服务全局，形成更多可复制、可推广的经验和制度，期望为新时代中西医并重探出新路。

医道中西，各有所长，关键是全面落实中西医并重的方针。坚定文化自信，用开放包容的心态促进传统医学和现代医学更好地融合，把发展中医药摆在更加突出的位置，找准中西医并重的着力点，实现高质量发展，打造"中医有特色，西医不落后"的中国特色医药卫生与健康事业，让中华文明瑰宝重焕光彩。

中医优势，如何为健康中国贡献力量

"充分发挥中医药防病治病的独特优势和作用，为建设健康中国、实现中华民族伟大复兴的中国梦贡献力量。"习近平总书记对中医药工作做出了重要指示。

我国历代屡经天灾、战乱和瘟疫，一次次转危为安，人口不断增加，文明得以传承。中医药学以其独特的生命观、健康观、疾病观、防治观，呵护着中华民族。进入新时代，如何彰显中医药独特优势和重要作用，助力健康中国？

中医药的独特优势和作用，体现在方便老百姓看中医。人民健康是民族昌盛和国家富强的重要标志。当前，卫生健康工作由"以疾病为中心"向"以健康为中心"转变，这不仅带来了要求更高、覆盖范围更广的全民健康需求，也带来了全方位、多层次的中医药服务需求。中医药学是整体医学，也是健康医学，融预防保健、疾病治疗和康复为一体，契合健康中国行动理念。不治已病治未病，中医药理念体现在"预防为主"，倡导"我的健康我做主"，当好自己的保健医生，能够提供覆盖全生命周期的健康服务。但在现实中，中医药服务体系不健全，特别是基层服务阵地薄弱，老百姓在家门口看不上中

守正编

SHOU ZHENG BIAN

医，想看上好中医难上加难。无论是临床实践，还是公共卫生，中医药欠缺的是制度化参与。我们应该突破"不让中医上手"的体制障碍，破解"中医插不上手"的机制制约，打通最后一千米，消除"肠梗阻"，方便老百姓看中医吃中药，让中医药有一席用武之地。

俗话说，药对方，一碗汤。若药不灵，纵然切脉准、方子好，中医的疗效也无法发挥。当前中药质量良莠不齐，以假乱真，以次充好。中药不能当庄稼种，更不能当农作物管。种植是中药产业的"第一车间"，应该"推进规模化、规范化种植"，让中药产业尽快告别小农经营。药品安全是监管出来的，更是生产出来的，要落实中药生产企业主体责任，逐步实现中药重点品种来源可查、去向可追、责任可究。"炮制虽繁必不敢省人力"，"各地各法"导致饮片炮制不统一、质量标准不统一，应该"健全中药饮片标准体系，制定实施全国中药饮片炮制规范"，统一标准、统一规范，让不法商贩无计可施，无机可乘，让道地药材更道地，人民群众药匣子才会更安全。

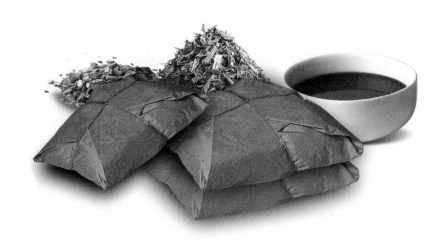

中医药独特优势和作用，体现在加快推进其现代化、产业化。"一抓一大把，一熬一大锅，一吃一大碗"，传统医药不能驻足停留，迎接时代挑战，现代化是中医药历久弥新的不二法门。与跨国药企相比，产业集中度低、工艺落后等弊端是我国中医药发展的短板，产业化是传统医药融入现代生活的必由之路。中医药贯通一、二、三产业，是我国潜力巨大的经济资源、具有原创优势的科技资源，面临全球需求巨大的健康产业需求，有望培育成为战略性新兴产业。目前野生中药材资源破坏严重，部分中药材品质下降，影响中医药可持续发展，亟待推动中药全产业链发展。推动中医药产业升级，营造平等参与、公平竞争的市场环境，需要产、学、研、用一体化发展，以产、学、研、用各方的全面合作，实现富有效率的协同创新。把老祖宗留下的宝贵财富"用起来"，让原创的科技资源"活起来"，不断激发中医药发展的潜力和活力，就能推动我国生命科学实现新突破。

发展中医药是济世利民、造福人类的事业。我们当前要遵循中医药发展规律，彰显在疾病治疗中的优势，强化在疾病预防中的作用，提升中医药康复特色能力，以人民健康为中心，打造中医药和西医药相互补充、协调发展的中国特色卫生健康发展模式，为实现中国梦注入源源不断的健康动力。

走向世界，如何让"中国处方"造福人类

《黄帝内经》《本草纲目》被联合国教科文组织列入世界记忆遗产名录，中医针灸、藏医药浴法被列入人类非物质文化代表作名录，火罐烙印风靡里约奥运会，川贝枇杷膏海外走红……走出去的中医药，并非一帆风顺。作为最能体现中国文化的代表性元素，中医药要成为国际"通用语言"，才能堂堂正正走向世界。

"推动中医药走向世界"，习近平总书记对中医药工作做出重要指示，推动中医药开放发展，对于弘扬中华优秀传统文化，增强民族自信和文化自信，促进文明互鉴和民心相通，推动构建人类命运共同体具有重要意义。

推动中医药走向世界，开放发展至关重要。《中国的中医药》白皮书介绍，中医药传播到世界上183个国家和地区。但在不少国家，中药不能以药品的身份进口，只能以保健品、食品的名义走出去。走向世界，面临的不只是文化的差异，还有疗效的质疑，以及难以逾越的标准壁垒。中药走向世界，绝不是敲锣打鼓那么容易，融进去就更难。知难而退，中医药不去拥抱世界，不去迎接国际化的挑战，不仅会丧失广阔的市场，甚至会丧失国际评审、行业标准的参与权、话语

权，最终难逃"被国际化"的命运。因此，中医药必须主动出击，参与国际标准的制订，用无可争辩的疗效说服人，这样走出去才"有戏"。走出去不是为了漂洋过海，中医药决不能重复过去的老路，不能把中药当草卖，当务之急是提高产业附加值，降低资源消耗，从"卖草"向"卖药"转变，推动高质量发展。以《中医药法》的颁布和国务院印发《中医药发展战略规划纲要（2016—2030年）》为标志，发展中医药上升为国家战略。中医药迎来天时、地利、人和的大好时机，吹响了中医药高质量发展的号角。走向世界，凭的是实力，靠的是疗效。如此，中医药方能行稳致远，"中华瑰宝"有望为全球共享，我们的朋友圈就会越来越大。

推动中医药走向世界，为人类健康贡献"中国处方"。中医药是中国的，也是世界的。重视整体、注重"平"与"和"、辨证论治……中医药独特的健康观、生命观、疾病观和防治观，越来越受到世界各国的青睐。中医药走出去，不只是为了"看世界"，而是世界需要中医药，中医药要去解决人类面临的共同健康难题。中医药发祥于中华大地，在不断汲取世界文明成果、丰富发展自己的同时，逐步传播到世界各地。我国向世界卫生组织赠送针灸铜人雕塑，传统医学正式被纳入《国际疾病分类第十一次修订本（ICD-11）》，中

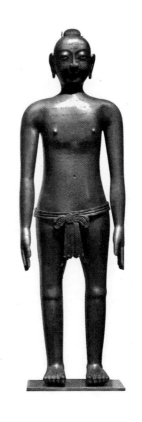

医药正快步融入国际医药体系，在全球卫生治理中扮演着越来越重要的角色。乘开放发展东风，传统医学振兴发展，正在成为深受全球人民欢迎的"中国处方"。

推动中医药走向世界，要做好"民心相通"的大文章。中医药学"是打开中华文明宝库的钥匙"。传统医药是优秀传统文化的重要载体，在望、闻、问、切中增进了解，传递友谊，中医药这把"钥匙"最易于为国外民众认同，促进文明互鉴。"传统医学是各方合作的新领域""为加强两国人民心灵沟通、增进传统友好搭起一座新的桥梁"，将其纳入构建人类命运共同体和"一带一路"国际合作内容。近年来，在"一带一路"倡议的带动下，我国与许多国家和地区建立了中医药海外中心，成为讲好中医药故事、展示中医药魅力的窗口。2000多年前，中医药是古代丝绸之路上的重要组成部分。今天，中医药走向世界，促进中华文明的传播和世界文明的交流，让不同的文明相融合，共同发展。擦亮中医药这张亮丽的中华文化"名片"，将打开中国走向世界的另一扇门。

一株小草，改变世界。"青蒿素是传统中医药送给世界的礼物"。我们要继承好、发展好、利用好传统医学，用开放包容的心态促进传统医学和现代医学更好地融合，推动中医药高质量发展，促进新时代中医药传承创新发展，为实现人人享有健康的美好愿景贡献中国智慧。

中医药如何书写传承创新发展新篇章

"中医药学是中华文明的瑰宝，也是打开中华文明宝库的钥匙。"习近平总书记高度重视中医药工作，要求把中医药工作摆在更加突出的位置。

在北京，中国中医药循证医学中心成立，建成国际认可的具有中医药特色的循证医学研究协作网络，肩负起促进循证医学与中医药学融合发展的重大使命。

在上海，国际标准化组织中医药技术委员会制订推广中医药标准，推动建立以中医药为代表的传统医学国际标准体系，引领中医药国际标准制订的主导权。

在广东，落实《粤港澳大湾区发展规划纲要》，建设横琴粤澳合作中医药科技产业园，打造助力中医药走向世界的高水平、高科技载体和平台。

党的十八大以来，广大中医药工作者同题共答高质量发展的时代考卷，努力全方位、全周期保障人民健康，促进中医药传承创新发展，不断提升中医药在健康中国建设中的贡献率，中医药改革发展取得了显著成绩。

传承：中医药教育新格局初步形成

在6位国医大师的见证下，26位弟子向中国中医科学院广安门医院主任医师路志正行拜师礼。年近百岁的路志正是首届国医大师，至今还在出诊带徒。他鼓励徒弟们要"精研经典，勤于临床；同门一心，重振岐黄"。

师带徒，出名医。中医药师承教育独具特色，是中医药人才培养的重要途径。全国老中医药专家学术经验继承工作项目至今已开展6批。在国务院学位委员会的支持下，从第四批开始，符合申请专业学位条件的继承人可申请中医专业学位，首次实现了师承工作与专业学位的衔接，以院校教育为主体、师承教育为特色的中医药教育新格局初步形成。

北京中医药大学等多家中医药院校开展"中医经典知识等级考试"，考试内容是《黄帝内经》《伤寒论》《金匮要略》《温病条辨》，提升中医专业人才学术水平。中医教育不断尝试将传统教育的精粹融入现代教育体系之中，构建适应现代社会发展的中医教育体系。

发展中医药，人才是根本。党的十八大以来，国家先后组织实施了中医药传承与创新人才工程、中医药传承与创新"百千万"人才工程（岐黄工程），一支由国医大师、各级名中医、中医骨干和中医执业人员组成的中医药人才队伍正日益壮大。新时代的中医药人，正在奋斗中续写传承篇章。

传承是中医药发展的根基，创新是中医药发展的动力。党的十八大以来，中医药行业共获得国家科技奖励50项，其中包括国家最高科技奖1项、国家自然科学二等奖2项、国家技术发明二等奖4项、国家科技进步一等奖6项。重大科技项目产出了一批有循证医学证据、受到国际认可和推广使用的临床研究成果。

创新：中医药事业和产业融合发展

"没想到这么快就拿到证"。浙江省杭州市江干区江傅国拿到区里发出的第一张中医诊所备案证。过去，办一张医疗机构执业许可证，要花3个月甚至半年时间。如今，由审批制变为备案制，办证最多跑一次，江傅国当天就领到了中医诊所备案证。

2017年12月1日，《中医诊所备案管理暂行办法》正式施行。这是对中医诊所管理制度的重大创新，简化了中医诊所的办理程序，提高了基层中医药服务可及性，更好地满足了群众多层次、多样化的中医药需求。截至2019年9月30日，全国已备案中医诊所13993个。

中医药学是中华民族的伟大创造，"国粹"发展要有"国法"保障。2016年12月25日，国家主席习近平签署第五十九号主席令——《中医药法》。此后，《中医诊所备案管理暂行办法》等一系列配套制度文件印发。（备注：2021年6月3日，国务院印发《关于深化"证照分离"改革进一步激发市场主体发展活力的通知》，进一步放宽社会办医审批制度，诊所行业准入制度再放宽！）

党的十八大以来，中医医疗服务体系不断健全。基层中医药服务"量"增"质"升，基层服务更加可及、可得，城乡居民看中医、用中药的获得感显著增强，为用中国式的办法解决好医改这个世界性难题贡献中医智慧。截至2018年底，全国已有98.5%的社区卫生服务中心、97%的乡镇卫生院、87.2%的社区卫生服务站、69%的村卫生室能够提供中医药服务。

传承中医药事业，发展中医药产业，需要事业和产业相融合，实现高质量发展。在四川，中医药强省建设工作领导小组和中医药产业发展推进小组相继成立，办公室设在四川省中医药管理局，统筹、协调省级20余个部门，形成中医药发展推进合力。该省推出"定制药园"，成为中药企业原料药材供应基地，列入公立中医医院中药材（含中药饮片）采购订单，医疗机构与生产企业、中药材种植基地联动汇聚，中医药事业产业融合发展。医药并举，一、二、三产业协调发展，让百姓放心看中医，放心吃中药，培育"大品种、大企业、大市场"，我国重点扶持了一批拥有自主知识产权、具有国际竞争力的大型企业，涌现出复方丹参滴丸、血塞通等年产值过20亿元的中成药品种20余个，创造了显著的社会、经济效益。

发展：彰显中医药独特作用

2019年8月，北京大兴，一场奠基仪式正在举行。中国中医科学院青蒿素研究中心将在这里落成；研究中心白色的主楼像一棵生机勃勃的青蒿。从诺贝尔奖到共和国勋章，屠呦呦主要精力仍在科研上。为了解决青蒿素的抗药性问题，她的团队提出新的治疗应对方案；为了扩大青蒿素的适应证，屠呦呦发现双氢青蒿素治疗红斑狼疮效果独特。

"要着力推动中医药振兴发展，坚持中西医并重，推动中医药和西医药相互补充、协调发展，努力实现中医药健康养生文化的创造性转化、创新性发展。"2016年8月召开的全国卫生与健康大会上，习近平总书记对发展中医药提出明确要求。

随着疾病谱的变化，慢性病成为难解方程式。从以疾病为中心向以健康为中心转变，中医药优势不断挖掘，治未病学术水平不断提升，服务方式和内容不断拓展丰富。上海市长宁区北新泾街道社区卫生服务中心，累计为40万社区居民进行中医体质辨识，提供个体化健康调养方案，门诊均次费用降低7元。据统计，全国84.75%的县级以上公立中医类医院建立了治未病科室。

18岁女孩小敏因车祸导致意识障碍，术后转院到中国中医科学院望京医院进行康复治疗。刚到医院时，女孩无法自主吞咽，不能说话、坐立。内服汤药调理，配合针灸和中药外洗治疗，她重获新生……随时介入、随时调整、简便易行的中医康复疗法备受青睐。瞄准健康需求，发展非药物疗法等中医康复技术，中医技术与康复医学加速融合。

发挥在治未病中的主导作用，在重大疾病中的协同作用，在疾病康复中的核心作用，以简、便、验、廉著称的中医药不断彰显其独特优势，在开放包容中促进与现代医学的融合发展。

开放：助力各国共同应对健康挑战

2019年6月14日，习近平主席在上海合作组织成员国元首理事会第十九次会议上发表重要讲话指出："中方愿意适时举办上海合作组织传统医学论坛，发挥传统医学优势，改善民众健康，提高医疗卫生水平。"

在第二届上海合作组织、金砖国家传统医学大会上，圣彼得堡中医院院长、北京中医药大学教授王朝阳被俄罗斯国家杜马传统医疗委员会主席授予荣誉勋章，以表彰其在俄罗斯推广传统医学上的贡献。这一勋章授予一个外国人，在俄罗斯历史上是第一次。

《中国国家形象全球调查报告2018》显示，50%的海外受访者认为，中医药是最能体现中国文化的代表性元素。

目前，中医药传播到世界183个国家和地区。中医药对外合作全方位、多角度、宽领域、高层次合作格局正在形成。

乘新时代春风，中医药振兴发展进入一个前所未有的高光时刻。我们应坚持中西医并重，在传承中创新，在创新中传承，深入发掘中医药宝库中的精华，彰显中医药的独特优势，切实把中医药这一祖先留给我们的宝贵财富继承好、发展好、利用好。历久弥新的中医药，一定能书写建设健康中国的新篇章。

如何擦亮中医文化瑰宝

树立大健康的理念，更应努力实现中医药健康养生文化的创造性转化、创新性发展，使之与现代健康理念相融相通。

中医药与西医药确实基于两种不同的哲学体系，但并非相互隔绝、不可通约，而是能够相互借鉴、彼此激荡的。

2019年，国际权威期刊《肿瘤学前沿》杂志在线发表了黄金昶团队的研究成果，中医传统的针刺疗法可以为肿瘤化疗药导航，促进肿瘤局部药物浓度提升，针刺治疗肿瘤取得新进展。这一研究成果，既证明了中医药的价值，也为中医药现代化增添了新的注脚。

不单是针刺，中医在很多领域都有着现代化应用。助力飞天，航天英雄用中医保健；拔罐走红，奥运冠军青睐中医疗法。根植于五千年中国传统文化，中医药应用平和模式对抗疾病，走的是"坚盾"的路子，提升人体免疫力，"正气存内，邪不可干"。在治未病中的关键作用，在重大疾病治疗中的协调作用，在疾病康复中的引导作用，中医药正是凭借这些独特优势，赢得越来越多的认可。

习近平总书记指出，"中医药学是中华文明的瑰宝，也是打开中华文明宝库的钥匙""推进中医药现代化，推动中医药走向世界，切实把中医药这一祖先留给我们的宝贵财富继承好、发展好、利用好"。国家卫生与健康工作方针，也明确要求"中西医并重"。树立大健康的理念，更应努力实现中医药健康养生文化的创造性转化、创新性发展，使之与现代健康理念相融相通，服务于人民健康。

擦亮中医文化瑰宝，就要更好发挥中医"治未病"在疾病预防中的作用。《淮南子》有言："良医者，常治无病之病，故无病。"中医治未病，体质是基础。体质不同，养生方法不同，体现了中医辨证论治、因人制宜的养生观。王琦提出，中医将人体体质分为9种，简称"1种平和，8种偏颇"。针对不同体质，制订个体化健康养生方案，包括情志调摄、饮食调养、起居调摄、运动保健、穴位保健等方面，公众自行操作，当好自己的保健医生，用简、便、验、廉的方式开展慢病预防，全生命周期防控。如今中医药健康管理服务纳入基本公共卫生服务范围，从治疗"一个人"到预防"一类人"，从治疗"一种病"到预防"一类病"，有助于实现向"以健康为中心"的转变。

擦亮中医文化瑰宝，就要推动中医药和西医药相互补充、协调发展。正确看待中医药现代化，既要用望远镜看到宏观的整体，又要用放大镜看到清晰的局部。医学史上，有很多中医药为现代医学研究提供启示的案例。比如说，针对抗生素使用过程中释放内毒素的问题，已故急救医学专家王今达通过优化清代王清任的"血府逐瘀汤"组方，历时30年成功研制出血必净注射液，这项中国原创研究登上了国际顶级医学期刊。事实上，屠呦呦发现治疗疟疾的青蒿素，陈竺找到治疗白血病的砒霜疗法，都是把中医药和西医药结合起来，既实现了中医药的创造性转化、创新性发展，也推动了现代医学的发展突破。

擦亮中医文化瑰宝，就要更好地运用中医药的保健养生功能。中医秉持"天人合一"理念，强调人与自然是相互联系、不可分割的统一体，保健养生也需要与天地相参、与日月相应、与四时相合。春天太燥，吃点儿清淡的；夏天暑湿，吃点冬瓜、薏米粥等去湿的食物。不同的季节，用不同的养生方法，这既是知识，也是文化，更是一种健康而雅趣的生活方式。

传承不泥古，创新不离宗。在传承和创新两端齐发力，坚持中西医并重，共同擦亮中医文化瑰宝，就能为健康中国助力，为全球卫生治理贡献"中国处方"。

守正编

SHOU ZHENG BIAN

谁来保护中医药知识产权

保护中医药知识产权，不只是保护产权，更重要的是保护知识。保护好知识源头，呵护好创新火种，历久弥新的中医药才能为人类健康不断地贡献"中国处方"。

跨越时空，穿越千年，汉代名医张仲景来到21世纪。让他想不到的是，当年他呕心沥血，研发的《金匮要略》《伤寒论》中的中药方，早已不姓"中"，被日本无偿开发成汉方药，行销世界各地。张仲景的中药方被称为经方，尽管是他的知识成果，收益却和他没有半点关系。医圣张仲景却开不出方子来保护知识、保护产权。包括经方在内，传统的中医药面临着同样的命运。究竟谁来保护中医药知识产权？

习近平总书记指出，中医药学包含着中华民族几千年的健康养生理念及实践经验，是中华文明的瑰宝，凝聚着中国人民和中华民族的博大智慧。中医药学是中华民族的伟大创造，却一直找不到打开知识产权保护的"钥匙"。无论是中药品种保护、中医药传统知识保护，还是商业秘密保护方法、非物质文化遗产保护，尽管给出的"方子"不少，但无法对中医药知识进行有效保护。

中医药传统知识保护，是指中医药传统知识持有人对其持有的中医药传统知识享有传承使用的权利，对他人获取、利用其持有的中医药传统知识享有知情同意和利益分享等权利。中医药传统知识多处于公开状态，与现行的知识产权制度保护"新颖性""创新性"不相符合，中医药好像是"无主的公地"，被不少国外公司"不当占有"。有相当数量的国外公司通过知识产权抢占国内的中药市场份额，一方面利用合作、收购、兼并来获得中国的中药知识产权进行"盗窃"。另一方面则抢先在中国之前申请专利，禁止中国企业生产和销售，然后再通过侵权赔偿来打垮中国企业。如"六神丸"案，日本在我国传统中药方"六神丸"的基础上开发出"救心丸"，每年的销售额达到上亿美元，我国的中医药传统知识被无偿使用。

保护传统知识已成国际共识，但中医药知识保护颇为尴尬。国内中医药企业对此并不"感冒"。统计显示，我国90%以上的中药都没有申请专利。申请专利意味着将经典名方方剂的部分或全部公开。他人只要在现有方剂基础上稍做改动，就完全可能得到一个新的方剂。不公开难以获得专利，公开了可能导致方剂价值受损。中医根据"君、臣、佐、使"的原则将各类药物配伍到一起，复合方剂整体发挥效用。中药专利只能保护其制备方法而不是专利本身，而他人完全有可能通过不同的制备方法做出类似方剂，侵权时难以认定。

中医药传统知识是中华民族的宝贵资源，是中国古代科学瑰宝，是中医药传承发展的核心要素。如何建立一个与现代知识产权制度并行，又相互补充的制度，如何保护好中医药知识产权，一直是业界关注的话题。

目前，中医药知识产权保护立法基本上属于"被动的防守保

守正编
SHOU ZHENG BIAN

209

护"。中国是中医药的发源地、中医药原材料的输出地和中医药最大的消费目的地。跨国医药公司的中成药知识和技术取之中国，用之中国，只要我国对中医药相关技术的转让加强控制，外国无偿使用中医药知识和技术，恶意盗取中医药传统知识的行为就可以得到缓解和控制。因此，完善知识产权海关保护制度，可以让其成为保护中医药传统知识和技术免受外国恶意盗取的"利器"。

创新就是最好的保护。加快创新是保护中医药知识产权的根本出路。从现行《中华人民共和国专利法》的规定来看，专利权保护期限不得少于20年。有限的专利保护期，也保护不了传承上千年的中医药。目前的知识产权法律体系只保护结果创新，不保护思想和资源来源，唯有加快自身创新才能借助目前的知识产权法律体系，促进中医药事业的发展。以六味地黄丸为例，地黄丸家族"人丁兴旺"，其他几味药均由其加减而来。我们要保护的是制备六味地黄丸的"理和法"，知柏地黄丸、杞菊地黄丸、归芍地黄丸等"方和药"才会不断涌现。如果只保护"方和药"，不保护"理和法"，中医药创新的源头就会枯竭。与其下游拦坝，不如上游开源，改变现行知识产权制度"顾尾不顾首"的弊端，对中医药经典名方形成"从头至尾"的整体保护，从根本上阻断对中医药传统知识的不当占有。

保护中医药知识产权，保护的不只是产权，更重要的是保护知识。保护好知识源头，呵护好创新火种，遵循中医药发展规律，传承精华，守正创新，历久弥新，中医药才能为人类健康不断地贡献"中国处方"。

传统中医如何化解现代尴尬

2009年以来，全国及各地扶持中医药发展的力度不减：100多种中药纳入国家基本医药目录；北京市决定从2009年起，市内公立中医院中医吃"皇粮"，市各级财政将给予中医院人员工资全额拨款；安徽省亳州市的中药材采用一项全新的全球统一标识技术，实现中药材从种植生产到销售使用的全程可追溯，大大提升了中药材的质量安全系数……

然而，中医药发展之路并非一帆风顺，沿途还有许多坚冰要破。

2009年9月17日，国家食品药品监督管理总局发出公告称，标识为黑龙江多多药业有限公司生产的双黄连注射液在使用中出现严重不良事件，决定对该注射液暂停销售和使用。鱼腥草、刺五加事件引发中药制剂产业危机，某媒体热捧的按摩治瘫的"神奇中医"引来质疑……近几年，此类中医药发展的负面新闻频频见诸报端。同时，中医发展还面临游医泛滥、中医人才流失、药材疗效降低等现实困境。

难怪，2009年9月22日，武汉大学基础医学院发布中医发展现状的调查报告，显示武汉仅一成市民就医首选中医。

如何克服信任危机，已成为事关中医药发展的重要问题。

为何遭遇疗效信任尴尬

在就医过程中，好多患者对中医药的疗效抱怀疑态度。一些患者说"西医见效快，中医见效慢"，甚至说"中药不见效"，而老中医却说治病要治本，中医疗效也不慢，还便宜、不良反应较少。两种观点针锋相对。传承千年的中医药为何在当下会遭遇疗效信任危机？

传统中医遭遇现代尴尬，原因很复杂。很多患者都深信：看西医重"庙"（医院）、看中医重"人"（医师）。中医是典型的个体化诊疗，医师个人的诊疗水平和用药的质量共同对疗效起决定作用。遗憾的是，一方面我国现行中医药院校教育模式轻视传统中医药理论的学习和临床实践，非常不利于中医药实用人才的培养。另一方面中药原应取自自然，但目前却以人工种养为主，化学污染严重，"假冒伪劣"流行。这样，中医院缺乏高水平的传统中医师、市场上又缺少高质量的道地中药材，中医药的疗效自然会大打折扣。此外，现代社会工作和生活节奏加快，人们普遍"急功近利"，往往只求尽快"见效"，至于是"治本"还是"治标"并不很在意。患者对中医药诊疗效果不满意，中医药的市场份额自然就会下降，进而又会影响到中医药从业人员的学习愿望和敬业精神，形成恶性循环。

能不能复制西医药的模式

既然现在许多人偏好用定量化、标准化的模式来衡量中医药，那么中医药采取西医药标准，走"西化"道路，能成功脱离被边缘化的局面吗？事实上，很多中医院也在这么做。

现在很多中医院"西化"现象严重。为什么呢？中国社会科学院中医药国情调研组执行组长陈其广认为，造成中医药"西化"局面的原因非常复杂。一是思想意识。近代中国饱受列强欺凌，一些先行者借用西方的思想和文化来改造甚至替代中国传统社会意识和文化。中医药曾被列入被取代之列。进入现代，传统文化教育一定程度上被忽视，年轻一代不大能够理解和接受中医的传统理论。二是管理体制。尽管政策法规都一再明确要"中西医并重"，但从管理体制和机制上并没有得到真正落实。中医药被按照西医药的标准来要求和管理。三是经济利益。这是最直接的"西化"推动力。在目前的医疗收费体制下，检查、药物、手术和非药物治疗等，中医的收入明显少于西医。在这诸多原因的推动下，中医药走"西化"道路的局面自然就出现了。

但是，中医药发展不能复制西医药的模式。

从根本上讲，中、西医的治疗哲学是很不一样的。陈其广认为，西医追求细分还原，往往采用人为的、非自然的方式，力求对侵害人体健康的因素"除恶务尽"，但在杀灭细菌和病毒，甚至进行切割手术的同时，往往又对人体平衡状态造成了新的问题。而中医主要是强调整体协调平衡，治未病，保护和利用人体自身的免疫系统来消除病痛。中医药强调个性化的方法，因人、因地、因时制宜。因此，中医药不能简单复制西医药的模式。

中药院内制剂可能是这方面一个最好的例证。中药院内制剂是在汤药一人一方的基础上开发，用于小规模适应群体的药物，同时还是发展中成药新药的重要创新途径。云南白药、三九胃泰等都是从院

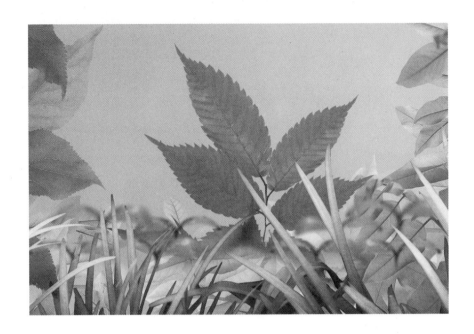

内制剂发展而来的。但是，目前中药院内制剂却被要求按照西药方式管理。要进行动物实验，做药毒药理，片面强调所谓的中药"有效成分"。这就根本背离了中药的性质。业内专家曾举例说，红花油有一万多种成分，而现代化学和物理手段只能讲清楚一百多种。此外，爬行动物和直立人也是无法简单比照的。比如说，巴豆用于人是泻药，而用于老鼠却成了增肥药。"神农尝百草"，中药是经过中华民族数千年亿万人的生命实践检验的。完全用西药的标准来要求中药是根本行不通的。现行的中药管理办法无视中药是经过几千年医疗实践的产物，限制了中医优势和特色的发挥。

如何告别现代化尴尬

既然中西医理论基础不同，结合之路自然漫长修远。面对质疑声，中医药业应该怎样做，才能发挥其应有的优势效能赢得信任？

中西医应注重临床配合，而不是非驴非马的混合。应该发挥中西医各自的专业技能特长，根据患者的需要和自愿，各取所长，相互配合，为人类造福。

陈其广认为，我国人口多，国家财力有限，医保筹资水平较低，决定了国家不可能全部包干负担医药卫生费用，为此必须寻求一条适于国情的医药卫生体制改革道路，那就应该让中医药成为我国医药卫生体制改革的发力点和可持续运行的奠基石，扶持其发展壮大。

发展中医药的正道在于继承和创新并重。令人痛心的是，在中医药院校教育中，中医传统经典已经不再是必修课，成为选修课。目前，很多中医院校学生毕业后既不懂"望、闻、问、切"，也不会开方配药，名为中医，实为西医。陈其广强调，离开中医传统理论和技能的继承，搞创新就成了无源之水、无本之木。要按照中医人才成长规律施教，开展高等中医药院校招生与培养改革，解决困扰中医药发展的人才匮乏问题。同时，"现代中药"的科研几乎完全是在模仿西药植物药的科研。端正我国的中医药科研原创方向成为重大而且紧迫的决策问题。

专家认为，现代科技迅猛发展，人们的思想观念、生活环境发生了巨大的变化，中医学遭遇到的现代"尴尬"还将持续。只有建立起既能体现中医学科的实质和精华，又能适应现代诊疗的全新中医理论体系，才是中医学发展的真正希望所在。

中医药如何赢得信任

2012年5月，《中医药事业发展"十二五"规划》发布。

根据规划，到2015年，将力争实现100％的地市建有地市级中医医院，中医医院总诊疗人次争取超过5.5亿人次；中医药人员增量占全国卫生人员增量的比重争取达到18％，中医医院中医类别执业医师占执业医师比重超过60％；正确引导群众认识中医药，让广大人民群众接受中医药文化知识科普教育。

中医药该怎样发挥自身优势？做大做强中医该如何保障？中医药消除自身神秘又该如何着手？

中医中药有优势吗

《中医药事业发展"十二五"规划》提出，到2015年，力争100％的地市建有地市级中医医院，70％的县中医医院达到二级甲等中医医院水平等。这个目标能够实现吗？

国家中医药管理局有关负责人介绍说，"十一五"以来，全国中医医院从2005年的3009所增长到2010年的3232所，年平均增长1％。

据了解，中医医院预期从2010年的3232所增长到2015年的3397所，预期性增长速度也为1%。中医医院床位数从47.1万张增长到69.2万张，预期增长8%，也与"十一五"期间增长比例相同。由此看来，目标是可及的。

那么，百姓对看中医有热情吗？中医又该如何提高诊疗水平？

"十一五"期间，中医医院诊疗人次数从2005年的2.34亿人次增加到3.60亿人次，年均增长比例为9%。"十二五"规划提出，到2015年，中医医院总诊疗人次争取超过5.5亿人次。

随着医药卫生体制改革进一步深入，疗效确切和费用低廉的中医药必将发挥更大的作用。同时，中医药整体观理论思维、个性化辨证论治及"治未病"健康保健方法的优势将进一步凸显。

这位负责人强调，"十二五"期间，中医院将坚持转变发展方式，突出特色与优势：

从单一的疾病治疗模式，转变为既重视疾病治疗，又重视预防保健、养生康复，并融合为一体的综合防治模式；

从注重中医医院发展，转变为既重视医院发展，又注重门诊部、诊所等中医药服务的多种组织形态共同发展；

从注重中医医院的规模扩张，转变为在继续扩大规模的同时更加注重特色优势建设和服务功能完善。

做强中医有保障吗

《中医药事业发展"十二五"规划》指出，到2015年，中医药人员增量占全国卫生人员增量的比重争取达到18%，中医类别全科医生占基层全科医生的比重争取达到20%，中医医院中医类别执业医师占执业医师比重超过60%。

"十二五"期间，将建设中医临床教学基地，加强中医药重点学科、专业和课程建设，加强中医药职业教育和毕业后教育，开展中医住院医师、中医类别全科医生规范化培训。完善中医药师承教育制度，探索不同层次、不同类型的师承教育模式，进一步落实全国老中医药专家学术经验继承工作与临床医学专业学位教育相衔接的政策，加强优秀中医临床人才研修工作，造就新一代中医药领军人才和一大批中青年名中医。

在基层中医药人才培养方面，到2015年，为县级医疗机构培养1.5万名中医临床技术骨干（含500名民族医药人员），对5万名符合条件的乡村医生和乡镇卫生院中医人员进行中医药（含民族医药）专业大专学历教育。

国家中医药管理局的相关负责人强调，各级政府要逐步增加投入，切实落实对中医药的补助政策。合理确定中医医疗服务收费项目和价格，充分体现服务成本和技术劳务价值。在医疗保障政策中，将符合条件的中医医疗机构纳入医保，将符合条件的中医诊疗项目、中药品种和医疗机构中药制剂纳入报销范围。

任、督二脉有依据吗

日前，在甘肃省卫生厅的组织下，41名医务工作者在甘肃省武山矿泉疗养院参加了中医真气运行培训班，仅用9天时间即打通"任、督二脉"，引发社会热议。

根据该功法创立者李少波教授的定义，任、督两条经脉相沟通的标准为："督脉通畅后，一呼真气入丹田，一吸真气入脑海，一呼一吸形成任、督循环。"在真气通过督脉时，会有一种自然的冲力，表现为头面部皮肤痒麻、似虫蚁爬行、眉心和鼻骨紧张、唇部麻紧、身体有时温热、有时凉爽等。

兰州大学第一医院中医管理科张炜参与了整个教学过程，他说："如果学员有了这些练功感觉，就认为是'通督'。在没有很客观的现代医学监测手段证实之前，我们只能用传统的方法来界定。"

与以前只在武侠小说里出现的"任、督二脉"相似，很多人对于中医的整体印象正是玄之又玄。中医如何告别神秘，让公众更加理解？

据介绍，"十二五"期间，开展了中医药文化内涵和原创思维的挖掘、整理和研究，从精神、行为、物质三个层面提炼中医药文化核心价值和精神实质，探索和创新中医药文化传承方法和路径。

同时，加强中医药宣传普及，大力推进中医药科普"进乡村、进社区、进家庭"，正确引导群众认识中医药，满足群众对中医药知识的需求。我们应该建立一支中医药科普专家队伍，在全国开展中医药知识科普讲座，让广大人民群众接受中医药文化知识科普教育。

打击虚假广告，如何让中医不受伤

打着老中医的旗号，声称包治疑难杂症，疗效立竿见影……虚假违法中医医疗信息泛滥，不仅损害消费者利益，还严重危害中医社会声誉。

2013年5月9日，国家中医药管理局召开新闻通气会，就当前虚假违法中医医疗广告的特点、原因进行了深入分析。

99%以上虚假违法中医医疗信息为变相广告

国家中医药管理局办公室主任王炼透露， 2013年第一季度共监测到虚假违法中医医疗信息739条次。其中，99%以上为变相广告。

国家中医药管理局政策法规与监督司副司长麻颖表示，虚假违法广告的发布呈现新特点，多是以新闻报道、讲座、讲坛等方式来发布，绕过中医药管理部门的监管，因为它们不需要接受审查。这些信息不是一般的广告，发出以后，具有很大的欺骗性。这类信息属于《广告法》和《医疗广告管理办法》当中提到的变相虚假广告，这是监测当中发现的一种新的动向。

麻颖介绍说，老百姓对于一些虚假广告的警觉和识别能力在不断提高，但对以新闻报道形式出现的治疗方法、专家技术等宣传性资讯，他们的警惕性还不高。而且这种资讯可以连篇累牍，用专门的版面报道各种治疗方法、病例、获奖情况等，具有欺骗性。

据了解，2008年以来，截至2012年年底，国家中医药局通过监测共发现虚假违法中医医疗广告9914条，全国共警告、批评教育及处罚医疗机构534家，关闭670家虚假网站。

虚假广告泛滥，媒体也有责任

"我对医疗机构并不是特别了解，但我信任的是当初刊出这个医疗广告的媒体。"这是一位曾被虚假广告坑害的教授发出的感慨。

麻颖尖锐地指出，广告都是从哪儿打出来的？都是媒体刊登出来的。

国家中医药管理局相关负责人认为，打击违法医疗广告、规范医疗市场，要靠综合治理，靠一家是不行的。广告公司制作医疗广告，工商管理部门要进行审批，最后卫生部门要审查。有时候，通过审批的广告和最后播出来的不一致，问题就出在播出环节。对此，需要全社会共同关注，多部门联动，特别是媒体的自律作用非常重要。要建立整治虚假医疗广告的联席会议制度，形成合力。

据了解，国家中医药管理局设立了专职监测人员，对全国部分报纸、杂志、网络等各种媒介上的中医医疗广告信息进行监测，适时发布监测结果，及时通报并配合相关部门对发布虚假违法中医医疗广告案件进行查处。

现有法律法规处罚力度偏低

麻颖分析，在中医医疗广告的监管当中，有一些体制机制的问题。"医"是由国家中医药管理局来管，"药"是由国家食品药品监督管理总局来管，中药材涉及农业的、海里的、山上的、动物的，一个部门管理不太可能。"谁发证谁负责，谁的孩子谁管"。多头管理的衔接配合，确实需要完善。

另外，现有的法律法规对违法虚假医疗广告处罚标准过低，有的规定处罚为1000元以上3000元以下，或者2000元以上5000元以下，对违法违规者缺乏震慑力。

王炼表示，在今后的医疗监测工作中，将进一步加强中医医疗广告和互联网医疗保健信息服务日常监管工作。将建立健全中医医疗广告省级监测网络，完善中医医疗广告公告制度。此外，还将进一步完善对中医医疗机构的管理制度，将中医医疗广告的管理纳入中医医疗机构综合管理体系之中，对发布虚假违法广告的中医医疗机构，取消其各种评审、评优的资格。

中医药为啥还是不受待见

2018年的《政府工作报告》提出：支持中医药传承发展。川贝枇杷膏在美国走红，墙内开花墙外香，中医药为何在国内不受待见？如何传承发展中医药？法律法规如何保障中医药国粹的发展？

中国文化代表离不开发展的"沃土"

2018年，川贝枇杷膏在美国走红，引发关注。在全国两会的"部长通道"上，王国强表示，中医药"走出去"的不只是川贝枇杷膏，中医药已传播到世界183个国家和地区。

"中医药文化是增强文化自信、助推中华文化伟大复兴的强大动力，中医文化对外传播则是提升国家文化软实力的重要途径"。全国政协委员、北京中医药大学国学院院长张其成说，中国外文局对外传播研究中心发布《中国国家形象全球调查报告2016—2017》显示：中医药（47%）成为仅次于中餐（52%）的中国文化代表元素。

中医药的发展，墙内开花墙外香，反观国内却是另外一番景象。2018年春节，12320发布微博说阿胶无效，尽管后来删除，但是对于阿胶的讨论并没有平息。2017年冬天流感高发，一篇刷屏的文章《流感下的北京中年》，老人从患流感到去世，一直没有吃过中药。不少患者生病想不起看中医。现代语境下的中医药说不清、道不明，原因在于传统文化出现断层。

谈及中医药文化的发展现状，张其成说，目前，中医药文化没有纳入国家和文化部文化发展规划中，也没有相应的项目和经费支持。没有中医药文化的参与，到2020年，"中华优秀传统文化传承体系基本形成"的发展目标将是有缺憾的。

张其成表示，目前我国对中医非物质文化遗产保护工作重视不够。在国家级非物质文化遗产保护名录的十大类项目数量中传统医药类占比最少。传统医药类非遗产项目代表性传承人的认定工作相对滞后，传承人的数量也是最少的，传承人队伍老化程度高于国家级非遗传承人平均水平。

张其成建议，通过设立专项资金、成立国家中医药非遗传承保护中心、成立海外中医中心等措施，积极扶持中医药文化事业和文化产业健康发展。

全国政协委员、北京康益德中西医结合肺科医院院长董瑞认为，中医药文化普及要从娃娃抓起，讲书本，讲课堂，从儿童开始培植中医药发展的沃土。

健康中国离不开"中医处方"

屠呦呦从《肘后备急方》"青蒿一握，以水二升渍，绞取汁，尽服之"的"渍"字，联想到不能对青蒿加热，最终低温萃取出青蒿素。

黄璐琦表示，中药传承的关键，是理解经典名方的中医原创理论和现代科学内涵。科研院所要用现代科学方法，诠释传承与发展中药。传承就是要温故而知新。

传承发展是当前中医药工作的重点，创新应建立在继承的基础上。全国政协委员、国家中医药管理局局长于文明说："没有传承的创新，犹如无根之木、无源之水。推动中医药发展，必须把传承的根基筑牢，系统传承中医药的理论知识和宝贵经验，在继承基础上创新发展，做到'古为今用、洋为中用'。"

董瑞认为，中医药传承工作可分为理论传承、经验传承、流派传承等几个方面，在继承的基础上，还要重视理论、诊断、治疗、产业、人才培养等方面的发展。传承发展中医药，让百姓享受实在可靠的优质中医药服务。

中医药传承发展，人才是根本。全国人大代表庹勤慧说，师承教育和院校教育各有所长，培养中医药人才，就是把两者的优势融合在一起。

发展是最好的传承。不少中医药的特色优势项目处于濒危灭绝的边缘，一个重要原因在于，服务价格太低。固生堂中医董事长涂志亮说，中医药服务为医生带不来收入，为医院带不来效益，越来越不受待见。改革医保支付制度，实行按病种收费，中医药服务就能叫好又叫座。

传承发展中医药，突出特色优势，提高中医药服务能力，是中医药事业的价值所在。全国政协委员、国家中医药管理局副局长马建中说，传承发展中医药事业，既要深入发掘中医药宝库中的精华，加强中医古籍、传统知识和诊疗技术的保护、抢救、整理，也要增强民族自信，勇攀医学高峰，推进中医药现代化，推进中医药科技创新，力争在重大疾病防治方面有所突破。

马建中认为，《政府工作报告》既对中医药部署了十分明确的任务，也从许多方面提出了更高的要求。无论是"加强全科医生队伍建设""加强雾霾、癌症等重大疾病防治攻关"等医药卫生领域的重点任务，还是"大力实施乡村振兴战略""积极扩大消费"等经济社会发展的重点任务，都需要中医药主动参与、积极融入，健康中国离不开"中医处方"。

"人民群众个性化、多样化和不断升级的中医药服务需求，必然催生新业态、新模式。只有不断推进中医药供给侧结构性改革，发挥市场在资源配置中的决定性作用，才能优化中医药服务供给，提高中医药对国家经济社会发展的贡献率。"马建中说。

中华国粹离不开国法撑腰

"羌活，伞形科植物，有蚕羌、条羌、大头羌，这是蚕羌。"年过九旬的国医大师金世元向围在身边的弟子讲解，"这是种植的，大家注意，种植的和野生的相比，形状有很大变化。"日前，黄璐琦利用休会的时间来到金世元传授弟子的课堂。黄璐琦说："老师一直向我们强调，道地药材是质量基础，依法炮制是功效核心。"

"道地药材"写进《中医药法》，这部从2017年7月1日正式实施的法律，能否保障中医药的传承发展？

说起道地药材，全国人大代表、河南羚锐制药股份有限公司董事长熊维政说，中药讲究道地性。同样是人参在东北能生长，只有指头粗；在海南也能生长，能长到萝卜那样粗。但是在招标采购过程中，优质的道地药材并不能卖出好价钱。他呼吁为唯价是取的药品招标采购政策踩刹车，保障道地药材优质优价，从种植的源头保证药品的质量，依法满足公众的需求。

"中药质量要源头抓起，建立中药流通追溯体系，适应国际市场。提高中医药产品的附加值，实现中医药高质量地发展。"中国医药保健品进出口商会副会长孟冬平说。

于文明认为，如何建立一个与现代知识产权制度并行，又相互补充的制度，解决现代知识产权制度不能保护中药炮制技术和名医名方、验方特殊疗效的"弊端"，是今后中医药法的重要课题。他建议，在国家层面加快战略研究，制定《国家中医药传统知识保护条例》，建立健全传统知识保护制度。在兼顾中医药传统知识保护的同时，鼓励创新研究和发展应用，明确惠益分享机制和形式。

"宣传普及法律，是法律实施的基础工作。"庹勤慧说，"像不少苗医、瑶医，确有一技之长，他们并不知道法律的规定，无法拿到执业医师资格证。各级政府、相关职能部门普法宣传，让有一技之长民间中医合法行医。"

"天下之事，不难于立法，而难于法之必行。"全国人大代表、湖南时代阳光药业股份有限公司执行董事唐纯玉说，传承发展中医药，切实贯彻实施好这一保护、扶持和促进中医药事业发展的法律，让中华民族的国粹得到国法的保障。

带瘤生存也能活得好吗

得了肿瘤，需要把癌细胞斩尽杀绝吗？2017年9月，中医影响世界论坛——肿瘤病第一次会议在京召开，中医、西医大咖共话肿瘤。论坛由北京大学哲学系、北京医师协会等单位联合主办。北京中医医院教授郁仁存说，不要总是希望把所有的癌细胞杀死杀光，达不到的。我们的治疗目的应该是让体内产生平衡，以平为基，带瘤生存，很多晚期病人带癌生存很多年。中国工程院院士、中国医学科学院肿瘤医院教授程书钧也有类似观点：带瘤生存是一个重要的研究方向。治疗肿瘤，不是仅仅只考虑直接杀灭癌细胞的办法。

中医怎么治肿瘤

生活环境相同，饮食习惯相同，为什么有人得肿瘤，有人却不得呢？郁仁存提出肿瘤发病的"内虚学说"，内因是决定性因素，预防不只是去治理外界环境，调整饮食习惯，重要的是调理内部虚弱的脏器。

肿瘤怎么产生的？山西省运城市中医肿瘤医院院长崔扣狮认为，从中医角度讲，不外乎人体内部阴阳平衡失调、脏腑功能紊乱，以及外邪侵袭两方面。正虚邪入，破坏了五脏六腑正常的生理功能，损耗了人体精、血、津、液的物质基础，引起了气滞、血瘀、痰凝、毒聚、湿停等病理变化，产生了气、血、痰、湿等病理产物，久而久之，这些病理产物相互交结，形成有形肿块，发展成肿瘤。

在郁仁存看来，中医治肿瘤注重四结合：一是辨证和辨病相结合，中医强于辨证，西医强于辨病，两者相结合。二是局部和整体相结合。只治局部，忽略整体不行。三是扶正与祛邪相结合。不攻邪，难扶正；只扶正，邪压正。患者本来就虚，得了肿瘤以后更虚，用了放化疗后虚上加虚，扶正治疗一定要坚持。四是阶段性与持续性相结合。中医药在治疗过程中要全程参与。

中医抗癌优势在哪

中国工程院院士、中国医学科学院肿瘤医院教授孙燕是知名西医肿瘤专家，他对中医治疗肿瘤另眼相看，"中医特别高明的地方，就是注重扶正"。

在防治肿瘤方面，中西医存在着优势互补的方面，中医药在治疗肿瘤中对减轻现代西医治疗的不良反应，提高免疫和调整脏腑机能，对放化疗、免疫治疗的增敏增效，减少复发和转移，延长生存期和改善生活质量都发挥了重要作用。

崔扣狮说，据临床所见，西医手术、放疗、化疗对早中期癌症疗效明显。对于晚期癌症患者，由于体质弱，或者肿块大，或者手术后肿瘤与周围组织粘连，并有广泛转移等。对西医无法治疗的患者，中医药能够缓解痛苦、延长寿命、提高存活质量。

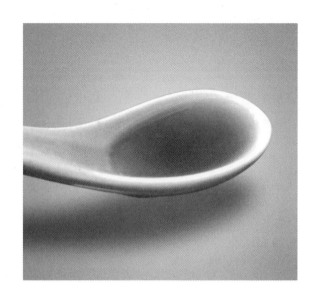

中西医治疗肿瘤优势互补。郁仁存认为："中西医肿瘤医生在针对每个病人时，都要树立中西医结合的观点，采取最佳的中西医结合治疗方案，这样才能提高疗效。"但好多人把功劳记在西医头上，觉得中医只是起辅助作用。

中国中医科学院西苑医院血液科主任医师麻柔认为，中医药单打独斗一点也不弱。国际上推崇的治疗急性髓细胞白血病的最优方法，就出自西苑医院。他说，中医中药治疗肿瘤还不能全部治好，不是说中医中药治不好，而是中医博大精深，学不过来。

中医治疗肿瘤的奇效，中国中医科学院研究员孟庆云将其归结为"涌现效应"。中药有很多奇特的效应，方剂更有价值，不同药物组合不是1+1等于2，而是远远大于2，涌出不同的效应。典型的例子补中益气汤，没有一味药物单用可以补足中气，升麻、柴胡放在方剂里面，使中医组成的方剂出现奇效。

斩尽杀绝管用吗

肿瘤是怎么回事？肿瘤不可避免，肿瘤是人体衰老的表现。如果人类活得足够长，肿瘤活得可能越长，这不是病态，这是人类自然进化。

程书钧说："带瘤生存是一个重要的研究方向。要重视肿瘤患者宿主因素的研究和评价，加强宿主抑制肿瘤的能力，而不是仅仅只考虑直接杀灭肿瘤的办法，这可能代表了未来一种肿瘤治疗的新战略。"

北京大学哲学系教授楼宇烈提出，传统医学把人看作是一个整体。人体的健康离不开整体动态的平衡。中医提倡"致中和"的理论，与现代医学倡导的"内环境平衡""内稳态"概念等有相通之处。在"平衡学说"指导下，通过中医药的调治可以使机体内环境达到相对平衡的状态，使得癌症得以控制，与机体得以共存。

如何保持患者机体的内在平衡，特别是肿瘤中晚期病人？郁仁存说，中医讲究和，道之中和，让它能够平平安安，类似西医内环境的平衡稳态。治疗肿瘤病人，五大要素保持体内平衡：情绪要稳、适当饮食、适当锻炼、生活规律、维持平衡。他不提倡病人忌口，提倡自我辨证试食，哪个合适哪个不合适，自己辨证。比如吃海鲜拉肚子，体内建立起的平衡一下子被打破，这样的食物就不能吃。没有1例因吃食物引起复发和转移的，复发和转移是由癌细胞自身生物学特点和病期决定的。

"大忽悠"为啥爱傍中医

2017年7月，一位名叫刘洪滨的"老专家"特别火，在各大电视台的"健康医药"节目中推广药品。经梳理发现，这名"老专家"先后以祖传苗医传人、北大专家、养生保健专家、御医世家传人兼风湿病专家、祖传老中医、蒙医第五代传人等身份推销过9种药品和保健品。此外，她还曾自称是中华中医医学会镇咳副会长、东方咳嗽研究院副院长、中华中医医学会风湿分会委员和某医院退休老院长。

数年间，"老专家"刘洪滨在以权威身份"打包票"，还用"祖传秘方"来吹嘘独特疗效，"大忽悠"为啥如此爱傍中医？

国家中医药管理局法监司有关负责人表示，一些疾病对于现代医学还是无解方程式，但中医药在治疗疑难重症时往往有奇效。看中医成为不少人治疗疾病最后的机会。这些所谓的"老专家"打着中医的旗号，利用老百姓有病乱投医的心理，骗术就轻易得逞。

"老专家"刘洪滨和中医半点关系也没有，根本就不能算是中医，为什么还能得到老百姓的信任？这位负责人表示，老百姓对于一些虚假广告的警觉和识别能力在不断提高，中医健康素养在提高，让他们轻信的原因是大众媒体为他们背书，让老百姓轻易放松警惕性，上

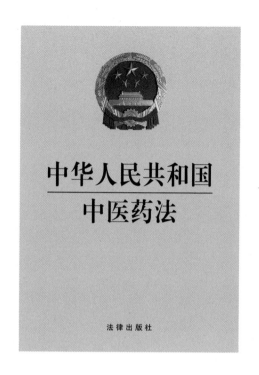

中华人民共和国

中医药法

法律出版社

当受骗。

陈其广分析，中医药最大的特色是个性化，讲究因人、因地、因时而宜。一种中药或是民族药，不可能对男女老少都见效，更不能包治百病。正是由于对中医药认识的偏差，不断涌现出类似的"神药"和"神医"。从客观上来说，多年来传统文化传承不够，公众对中医药缺乏正确的理解和认知。而中医专业人士忙于临床，科普力度不够，国民的中医药健康素养偏低，让假中医有了可乘之机。

陈其广认为，医药领域市场化运作，会出现不规范的营销行为等不讲经济道德的行为，在中医药领域也不例外。但不能认为这是中医独有的现象，否则中医会落入刻板印象，被列入骗子的行列，对中医来说有点冤。

打着老中医的旗号，声称包治疑难杂症，疗效立竿见影……不仅损害消费者利益，还严重危害中医社会声誉。陈其广表示："让人痛心的，不是真正的中医，而是打着中医的旗号，让中医背黑锅的行为。傍着中医来行骗，再加上不辨真假的老百姓，最终败坏的是中医的名声。"

2017年7月1日，《中医药法》正式实施，中医传承过程中涉嫌虚假宣传、欺诈行为被纳入法规。但是对于假中医缺乏相应的处罚办法，缺乏足够的震慑力，只能任其污化中医。专家希望，有关部门能加强这方面的打击力度，避免老百姓上当受骗。

"如果审查下老专家行医资质，就会露馅，但这些审查机制流于形式，形同虚设，让冒牌专家轻松过关。这暴露出体制机制的问题，中医药的管理还没有实现无缝衔接"。陈其广建议，要做好信息公开的工作，让每位真正的中医师在阳光下执业。中医执业信息越公开，社会公众才能更好地辨别真伪。公众对中医的信任感增加，古老的岐黄之术才能成为真正的中华民族瑰宝。

养生为啥会走偏伤身

"弱碱性水""尿疗""饥饿疗法"……时下，各种新奇的养生法，充斥着微信朋友圈，吸引着人们的眼球。养生文化来源于中国传统文化，是中国人在几千年饮食起居中形成的智慧。颠覆常识，追求新奇，走偏的养生结局如何？

"神奇疗法"不神奇

养生是个慢功夫，不能急功近利，不必盲目跟风，更不要轻信"神奇疗法"。

辟谷是一种流行的养生方法。辟谷分为半辟谷和全辟谷。半辟谷是不吃主食，只吃菜；全辟谷是只喝水，不吃任何食物。5年前，张其成第一次辟谷，9天瘦了5千克，体检时脂肪肝消失了。如今，他每年辟谷一次。在他看来，辟谷并不可怕，也不神秘。但是，普通人最好在专业人士指导下进行辟谷，根据身体状况随时调整方法。

辟谷究竟有无疗效？目前还缺乏足够的医学证据。医生杨洋曾参加了北京一个为期3天的辟谷培训班，发现了一个秘密，很多人并不是完全断食，而是偷偷地在自己房间里吃东西。这些人来辟谷，基本都是为了治病，但疗效如何，很难说清楚。

除了辟谷，各类气功班也备受青睐。很多有慢性病的老人希望不打针、不吃药，靠练气功治好病。

北京中医药大学教授、中国医学气功学会秘书长刘天君说，气功是调身、调息、调心"三调合一"的身心锻炼技能。医学气功适用于多种慢性常见病的防治，也是中医"治未病"的重要手段之一。但是，千万不要信那些不懂气功却打着气功旗号的所谓"气功大师"，有的人没达到强身健体的效果，反而造成"走火入魔"，轻则产生胸闷的感觉，严重的会引起身体明显不适，如晕眩、失衡等状况，还可能产生视听幻觉甚至精神失常的现象，并非所有人都适合某种特定的养生功法，若选择不当，容易给身体带来伤害，养生不成反伤身。

63岁的重庆居民杨本禹退休后，长住在"世界长寿之乡·中国人

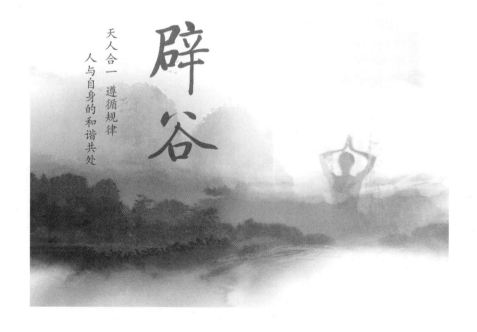

天人合一 遵循规律
人与自身的和谐共处
辟谷

瑞圣地"广西巴马瑶族自治县。每天，他都要去做两件事。第一件是去百魔洞的天然天坑大溶洞，呼吸负氧离子。第二件是喝百魔洞里流出的淡绿色熔岩水。杨本禹喝了这种水，一般都会拉肚子，他认为这是排出体内的毒素。

专家指出，决定健康的因素有很多。巴马人长寿，主要是源于自然环境和传统饮食习惯。巴马人多以玉米、豆类、白薯等谷物为主食，油料中富含不饱和脂肪酸，这些都能避免过度肥胖、预防心脑血管脂肪沉淀，是老年人的营养佳品。如果仅仅靠居住在一个好环境里，吸吸氧、喝喝水，是很难达到养生目的。

"看病是医生的事，养生是自己的事"。张其成认为，养生是个慢功夫，不能急功近利，不必盲目跟风，更不要轻信"神奇疗法"。

健康教育是弱项

几年前，复旦大学女博士于娟被确诊为乳腺癌晚期，在多次化疗后，她突然停止了在医院的正规治疗。每天不吃饭，只吃极少量的葡萄和芋头，希望借此"饿死癌细胞"，结果还是病逝了。

为何像于娟这样的高级知识分子依然会相信"神奇疗法"？北京中医医院感染科主任孙凤霞认为，生老病死是人的自然规律，而现代医学并不能包治百病，只能有限度地延长人的生命。对于不少疾病，医生也无"灵丹妙药"。但是，不少人缺乏正确的医疗观和健康观，病急乱投医，很容易被各种疗法所迷惑，最终误入歧途。

北京中医医院主任医师王麟鹏认为，养生文化来源于中国传统文化，是中国人在几千年饮食起居中形成的智慧。但是，不少媒体为了追求轰动效应，往往颠覆常识，追求新奇，以讹传讹，误导了公众的行为。

在我国的教育体系中，健康教育是一个弱项，居民的健康知识存在很多空白点。中国预防医学会会长王陇德院士认为，健康水平是一个个抽象的数据，一端是无数个体的健康状况，另一端和经济社会的健康运行息息相关。如何通过公共卫生政策的制定和执行，影响到个体行为进而提升公民的健康，这在世界范围内都是一个挑战。他认为，我国健康教育仍未广泛开展，国民健康行为形成率低，有针对性的干预措施未广泛实施。将健康融入所有政策是提高全民健康素养的重要举措。建议以法律形式明确各个政府职能部门维护和促进公民健康的责任。

养生注重个性化

人体生病是由于体内阴阳不平衡，无法与自然相合。养成良好的生活习惯才能拥有健康。

张其成曾经对北京市200位长寿老人做过问卷调查，并对其中50位做过深度访谈。这些老人说起长寿的秘诀，有的是吃肉，有的是吃素，有的是运动，有的是静养，有的是饮酒，有的是戒酒。尽管生活习惯各不相同，但有一个共同特点就是顺乎自然。

中医养生的一个重要原则是：法于阴阳，和于术数。张其成认为，每个人体质不同，养生的方法也自然不同。阳性体质的人，吃点生冷的食物没关系，而阴性体质的只能吃温热的食物。什么样的体质，就选择对应的养生方法。养生方法因人、因地、因时而异，最重要的是个性化。和于术数，就是要找到适合的方法。

孙凤霞认为，最好的医生是自己。中医养生可归为三个方面：第一，饮食有节。即饮食要有规律，有节制。一日三餐若能按时进食，不随便吃零食，饮食习惯良好，则消化功能健旺，对身体健康大有益处。第二，起居有常。起居要有规律，不能混乱。每个人应根据季节的变化和自己的习惯，按时入睡起床。这既合乎人体生理活动需求，也有利于维护中枢神经系统和自主神经系统的正常功能，使人体的新陈代谢正常。第三，不妄作劳。劳动或者运动不能过量，也就是要适度，过犹不及。"妄作劳"是指不适当的、超出能力允许范围的劳作。只有养成健康的生活方式，才有利于延年益寿。

　　"天人合一，遵循规律，实现人与自然、人与人、人与自身的和谐共处，是真正的科学养生之道。"孙凤霞说。

排毒养颜是事实还是炒作

"排毒养颜"是个全民话题。排出体内的有害物质，保持五脏和体内的清洁，保持身体的健美和肌肤的美丽。在这个看重颜值的年代，不少人寄希望于排毒来达到养颜的目的。排毒能否达到养颜的效果，是事实还是炒作？

"灌肠"水疗不适合所有人

金女士在一家媒体工作，最近很忙，压力大，心急上火，痘痘很快就长了满脸，同事笑她"艳若桃花"。正在这时，有人向她推荐水疗，通过水疗洗肠排毒的方法，能去除面部的红疙瘩。

水疗，俗称为"灌肠"，医院在肠道手术前会使用。当患者大便干燥、排便困难时，灌肠可润滑肠道，及时排出宿便。而现在，很多美容机构把水疗业务作为一项美容项目来开展，称为"给肠子洗澡"，以求达到排毒养颜的效果。

金女士来到北京市朝阳区的一家水疗会馆。接待她的一位服务人员详细介绍了水疗洗肠排毒原理，并说宋美龄、戴安娜等名人都坚持用"洗肠疗法"进行美容保健。做一次580元，连做3次的优惠价是1000元。

根据有关规定，水疗是一种医疗行为，只能在正规的医疗机构进行。专家介绍，大肠水疗是灌肠的一种，属于侵入性的医疗行为，必须由医师诊断才能执行，否则很容易发生危险。曾有消费者尝试大肠水疗，由于仪器加压不当，结果导致肠穿孔，水和肠内的污染物流入体内，造成广泛的组织坏死，并由于感染引发败血症，把命都赔上了。

中国中医科学院广安门医院皮肤科副主任医师宋坪指出，造成皮肤痤疮、色斑的原因是多方面的，要因人、因症而异。气虚的女性不仅不能"洗肠"，还需要补气养血。长期水疗洗肠排毒，容易让肠道产生依赖，使其反射功能、敏感性降低，肠蠕动力量减弱，消化功能受损，影响对食物的消化吸收，造成营养不良等后果。

首都医科大学附属北京朝阳医院皮肤科主任何焱玲认为，对于肠蠕动功能弱和经常便秘的患者，需要进行人为干预。而身体健康代谢功能正常的人，就没必要进行。肠道并不是越干净越好，洗肠把肠道内的益生菌也清洗了，实际是在破坏肠道内的细菌平衡，使得消化、吸收功能大大下降。所以，洗肠要根据医嘱，不能把它当成美容。

淋巴按摩排毒只是概念

"精油按摩，淋巴排毒"，一些美容院打出这样的招牌揽客。在北京市朝阳区万达广场附近的一家美容院，记者以顾客身份进行了暗访。该美容院的12款美容产品全都有"淋巴排毒"项目，美容师黄女士为记者推荐的一款保湿产品，价格为376元，如果办会员价10次是2000多元。当问及淋巴如何排毒时，她只说，是配合美容院的法国进口精油一起用，做了就明白了。

在周边的另一家美容院，淋巴排毒的价格只有180多元。美容师告诉记者，这里的外国人特别多，因为价格比国外便宜很多。关于如何进行淋巴排毒，这位美容师介绍，操作大致如此：将整个脸部、颈部、肩膀抹上精油，以拇指放在额头中央，由眉头到发际；在脸颊处，以四指按压鼻窦后向两旁移动到耳朵；食指、中指从下巴中间推向旁边，至耳朵下面；手掌置于胸前，由中央锁骨处往腋下推，重复多次。她说，通过手法按摩，先推至下巴的淋巴结，再推至腋下通过汗腺就能排出体内的毒素，达到美容的效果。

何焱玲认为，淋巴系统是人体免疫系统之一，呈网状分布在全身，由淋巴管网和淋巴器官（淋巴结、脾等）组成。当外来的有害物质如病毒或微生物，侵入存在免疫细胞时，便会刺激调动全身的免疫系统进行防御，而不只是某一部分的免疫系统或淋巴参与。皮肤由表皮、真皮、皮下组织构成，含有丰富的血管、神经末梢、淋巴管。皮肤的代谢是和全身的代谢联系在一起的，并非是局部和孤立的。

宋坪认为，按摩是中医的治疗手段，通过按、摩、推、拿等手法，刺激经络系统，达到防病治病效果。淋巴系统是独立在汗腺和泌尿系统之外的循环系统，淋巴里的毒素不可能从汗液、尿液中排出。淋巴不需要按摩，就可以发挥免疫功效。

排毒需在医生指导下进行

要想"排毒"，首先要弄清"毒"概念。

宋坪认为，"毒"从中医角度讲，分内生和外在。外在之毒是对人体具有危害的物质，如铅、汞等有毒无机物，瘟疫及外部环境的巨大影响。内生的毒素多因脾胃功能虚弱、不良情绪和不良生活习惯而产生。产生毒的原因不同，所用的排毒法也不同。因此，排毒需要在医生指导下进行。

何焱玲指出，皮肤上的痤疮多与代谢有关，与人体内的激素水平有关。只有当身体代谢出问题了，排泄不畅通了，一些体内的代谢物才容易在体内积聚，影响身体的健康。肝脏、肾脏、肠道、皮肤等器官都是人体的代谢器官，我们其实只要注意正确的饮食和锻炼就完全可以了，额外的排毒都是给身体增加负担。

宋坪说，每个正常人的体内都有清除各种毒物的本领，如最大的解毒器官肝脏，可通过一系列生化反应，将体内的有毒物质分解。人体排泄、出汗、呼吸、咳嗽、呕吐等也可将代谢废物排出体外。中医认为"正气存内，邪不可干"，人体正气旺盛，抵抗力强，就会抵御各种"毒"的侵袭，自然而然也将"毒"排出体外。

"食物相克"为啥有人信

春节期间，团圆相聚的宴席必不可少，"食物相克"的说法，再次引起人们关注。在一些门户网站上，涉及"食物相克"内容的文章、视频时常可见；在购物网站上，有关食物相克的书籍总共有百余种，均打着营养师的旗号。

"食物相克"现象在生活中普遍存在吗？有没有科学依据？不同食物搭配"不当"是否会影响营养吸收甚至导致中毒、死亡？

"食物相克"会致死吗

田螺和蚕豆同食会肠绞痛、兔肉和芹菜同食会脱水……"食物相克"的说法，引发一部分人对饮食的担忧。这种说法从何而来？

中国营养家学会名誉会长葛可佑说，"食物相克"的传说由来已久，但仅是传说，未见科学证据。

中国中医科学院西苑医院主任医师徐凤芹介绍，"食物相克"论在中国民间流传颇广，早在1935年，南京就有民间传说香蕉和芋头混吃导致食物相克而中毒。营养学界泰斗、南京大学教授郑集决定通过试验来验证"食物相克"导致疾病的说法。他搜集了民间传说中的184对相克食物，从中选择人们日常生活中同食机会较多的香蕉与芋头、花生与黄瓜、葱与蜜、烘青豆与饴糖、鳖与马齿苋、蟹与柿、蟹与石榴、蟹与五加皮酒、蟹与荆芥、鲫鱼与荆芥、鲫鱼与甘草、牛肉与粟、皮蛋与糖等食物，让动物和人试吃，在食后的24小时内，所有被试动物及人的表情、行为、体温、粪便颜色与次数等都正常，"食物相克"导致中毒的论调被推翻。2008年兰州大学与哈尔滨医科大学也做了类似试验，受试者并无明显不良反应。

北京中医药大学养生康复系主任林殷也指出，"食物相克"的说法毫无意义，既没有临床报告，也已被人群试验否定。

"在营养学上，没有食物和食物的禁忌，只有食物和疾病之间的禁忌"。首都医科大学附属北京朝阳医院营养科营养师宋新认为，患有某种疾病，对某些食物要忌口，比如说患者血脂高，就不要吃高脂肪的食物。

"传说'羊肉忌西瓜，鸡肉忌菊花，同食则中毒'。但这些食物在餐桌上常常同吃，也没见谁中毒啊！"中国农业大学营养与食品安全系副教授范志红说。她认为，所谓"相克"的说法可分为两类：一类与"降低营养吸收"或"造成某种营养素破坏"有关；另一类与中毒、生病等有关。前者几乎没有危害性，而后者因食用某些食物出现危害是有前提的。以虾和维生素C同食为例，传闻说会中毒，理由是虾含有浓度很高的"五价砷化合物"，维生素C会把它转化成剧毒的三价砷即砒霜，进而流传起海鲜不能与含维生素C的食物同食的说法。而实际上，100～200毫克的砒霜才有致命危险，我国一般鱼类砷含量标准是0.1毫克/千克，也就是说，合格的水产即便吃10千克，再加上足够多的维生素C，也不会中毒。

有些食物同吃为何引发不适

人们吃东西后有时会胃肠不适、皮肤瘙痒甚至食物中毒。这是"食物相克"引起的吗?

林殷将163种统计到的所谓相克食物进行归类分析,发现这些食品有五个特点:一是外来物种比较多;二是肉食类尤其是水产品类占比较高,这类食品富含高蛋白,易腐败和感染寄生虫,也容易引起人体过敏;三是生食类食品;四是发酵食品如腌菜等;五是食用菌类,有可能因误食而引起食物中毒等。上述食品如果食用不当,也会出问题,与同食无关。

"食物中毒和'食物相克'不是一个概念"。宋新说,食物中毒,是指某种食物中含有害物质,如不洁食物中毒、毒蜂蜜中毒、河豚中毒。而所谓的相克是指食物相互作用,对人体产生不良作用。宋新表示,自己在医院工作10多年,没有遇到因"食物相克"来治疗的病人。

有些人肠胃功能弱,吃了蟹再吃柿子会腹泻,但不是所有人都会如此。对于同食两种食物可能引起的不良反应,传闻存在误导和夸大。对于大家比较了解的吃海鲜喝啤酒会诱发痛风的说法,专家认为,海鲜和啤酒都属于高嘌呤食物,单独吃、与其他食物一起吃,都可能引起敏感人群痛风发作,与相克无关。本着饮食清淡、易消化、食量适度的原则,再结合自己的体质与食物的寒、热、温、凉属性,可以确保食用安全。

"食物相克"论为何盛行不衰

徐凤芹说，食物之间搭配不当，中医古籍称为"食物相反"。食物相反，反的是物性或食性，与"食物相克"这种夸张的概念完全不是一回事。根据中医概念，物性叠加出现不良反应的"相反"因人而异，也是有前提的。比如，螃蟹是寒性的，柿子也是寒性的，两个寒性的东西放在一起，如正好碰上虚寒体质的人，吃完就可能出现腹泻。

对于"食物相克"论盛行不衰的原因，徐凤芹认为，这是由于许多人对传统中医理论缺乏深刻理解，仅根据自身的日常生活经验，将饮食、生活中出现的不适症状归为"食物相克"。

林殷指出，"食物相克"论一直盛行不衰，说明这些年我们的健康教育出了问题。这提醒我们要普及科学的健康知识，让老百姓懂得食物的常识特性。

范志红说，中医其实是说，如果吃不适合体质的食物，或者营养搭配不合理，或者食用量不合适，就是损害健康的吃法。每个人体质不同，饮食上的顾忌也有很大差异。绝对、统一的禁忌说法很不科学，会影响膳食多样化，对健康不利。

守正编

SHOU ZHENG BIAN

辟谷该不该野蛮生长

　　穿着中医养生外衣的蒙古人，打着传统文化的旗号行骗，账都会算到中医头上，传统岐黄之术洗不掉污名，毁的是公众信任。规范中医养生服务发展，"祛邪"比"扶正"更重要。

　　笔者看到两则消息：一则是媒体暗访辟谷班，"大师"称意念发功可治病；一则是首届国际辟谷养生学术研讨会在北京中医药大学召开。这两则消息让人一忧一喜。忧的是，辟谷沦为不当谋利的诱饵；喜的是，辟谷养生被纳入学术研讨层面，有望步入正轨。

　　辟谷，对不少人来说还比较陌生，"辟"即避免、避开、避却之意；"谷"即五谷，是粮食的总称，这里指食物。辟谷是指在没有任何"营养物质"供给的情况下，通过系列功法，排出体内五谷之浊气。1973年西汉马王堆古墓中出土的《却谷食气篇》是我国第一部辟谷专著，展示了2000多年前西汉年间的修炼方式。辟谷这种传统养生方法，并非我国独有，它与国际上流行禁食与能量限制疗法相类似。这些疗法被大量临床和实验研究证实，能够延长寿命和防治多种慢性疾病，成为防治慢性非传染性疾病的一种低成本、低风险方案。德国营养学会1993年颁布了禁食疗法诊疗标准，并规定身体质量指数（BMI）超过

25kg/m²的中学生必须进行禁食训练。禁食也是代谢性疾病、心脑血管疾病及其他身心疾病的重要干预手段。

近年来，社会各界包括医学界对辟谷的评价褒贬不一，看法各异。辟谷的能量来源是什么、其适应证和适应人群是什么等，诸如此类的问题，目前并没有一个明确清晰的解答，需要进一步的学术研究来加以论证。正如北京中医药大学校长徐安龙所说："辟谷，既需要临床疗效的证明，也需要医学理论的支撑。"

事实上，辟谷是一种养生锻炼方法，属于气功的范畴，但切不可随意妄自练习。因为处于短期饥饿状态时，人体把储备的肌糖原和肝糖原进行分解，如果蛋白质、脂肪、碳水化合物供给不足，人体会出现"脂肪动员"。需要提醒的是，当人体不吃不喝时，水、电解质就出现紊乱。人体一旦出现低血钾，就会出现肌无力、心跳加快、心律失常甚至猝死。辟谷针对的是特定人群，并非人人适合。对病人而言，辟谷不能包治百病。幻想求得一线生机，把"死马"当成"活马"医，扔掉药瓶去辟谷，只会让自己病得更厉害。

辟谷练习需要专业人士指导，辟谷养生服务发展也不例外。目前，养生保健服务行业存在监管主体不明确、服务标准模糊、执法困难等问题，不正规的辟谷养生班在灰色地带野蛮生长，成为"黑色料理"。不法分子看到传统养生文化蕴藏的巨大收益，往往夸大其功效，甚至将其上升为包治百病的"灵丹"。不管理论是否相关、来源是否靠谱、内容是否准确，统统放进辟谷学说的筐里，将其神秘化，只为牟取高额利润。对欺瞒消费者的辟谷养生班要出重拳，下狠手，将辟谷养生术纳入法治管理之路，使其走入正途。2017年7月1日，《中医药法》正式实施，规范中医养生保健服务，明确由国务院中医药主管部门制订中医养生保健服务规范、标准。期待归口依法管理能禁绝渐欲迷人眼的养生乱象。

中医药是祖先留给我们的宝贵财富。简单否定、是今非古，如同倒洗澡水一样，可能连孩子也一起倒掉；简单肯定，是古非今，不分优劣照单全收，如同米饭中掺入沙粒，会硌到牙。正确的做法是取精华、去糟粕，剥除其神秘面纱，把握其科学内涵，使中医健康养生文化步入寻常百姓家，成为中国人的一种生活方式。

中西医并重，为啥要坚持

习近平总书记在十九大报告中提到的"坚持中西医并重，传承发展中医药事业"，这是对新时代中医药工作者提出的新要求。

坚持中西医并重，是一个高频词，多次出现在两会上，出现在全国卫生与健康大会上，出现在政府工作报告中，一直作为我国卫生工作的一项基本方针。在新的历史条件下，站在新的历史起点上，在建设健康中国、实现中国梦的伟大征程中，为何要坚持中西医并重？

为何要坚持中西医并重

坚持中西医并重是人民健康的需要，是健康中国的需要，是健康世界的需要。坚持中西医并重，保障着中医和西医享有同等发展的权利，保障了中医药事业的健康发展，也促进中西医优势互补、协调发展，维护了群众健康权益，推动了我国医学的跃升，成为我国医药卫生事业的重要特征和显著优势。

在推进健康中国建设成为国家战略的今天，中医药作为独特的卫生资源、潜力巨大的经济资源、具有原创优势的科技资源、优秀的文化资源、重要的生态资源，其发展的空间十分广阔。构建中国特色基本医疗卫生制度，要基于中国国情、中国的发展阶段和历史文化，不能简单复制西方国家的医药卫生体制。

中国中医科学院院长黄璐琦认为，要保障14亿人民的健康，必须坚持预防为主的方针，同时在疾病诊疗过程中有效控制成本。中医药对于探索医改的"中国式解决办法"，具有不可或缺的作用。

在北京中医药大学校长徐安龙看来，坚持中西医并重，实质是补齐中医发展的短板。长期以来，我国对中医投入不足，历史欠账很多，在投入上不成比例，造成西医腿长、中医腿短的现状，严重影响中医医疗服务能力提升，因此远远达不到中西医并重。

中医传承发展，人才是根本，国家必须在政策和投入上保证中医药人才培养的数量和质量。在医学院校的设置布局和招生规模上，尽量确保中医药和西医药人才培养基本平衡协调。如今，西医院校招生人数将近是中医的5倍。照这样发展下去，不要说中西医并重，能"并存"就不错了。1949年，西医师8.7万人，中医师27.6万人，经过近70年的发展，西医师增加了30多倍，而中医师只增加了不到1倍。

在科技投入上，无论是投入项目数和额度，还是国家级平台的建立，与西医相比，中医获得的支持远不成比例。如此少的投入，中医药传承发展就没有能力做好，自然也就无法让古老的中医药历久弥新。

坚持中西医并重，不要贬低中医，也不要矮化中医，更不能过分夸大中药的不良反应。中国中医科学院望京医院肛肠科主任安阿玥认为，中医和西医有其各自的特色和优势，不能厚此薄彼。但在现实中，中医总是靠边站，西医一家独大。中医院的硬件设备不如西医院，好多中医院破旧不堪，而西医院建设高大上，两者一对比，让人感觉中医院不如西医院。

坚持中西医并重难在哪

中西医不能一碗水端平，问题出在医药卫生顶层设计上。在医疗卫生领域，无论是医疗服务还是重大健康问题的攻关，常常是西医当主角，中医演配角，中医多数时候插不上手，缺乏制度化、法制化参与的接口。

黄璐琦分析，原因在于认识不到位，没有充分认识到中医药的实际贡献、科学价值、推广意义，把中医药放在从属辅助的位置，"中西医并重"沦为一个听上去很美的概念，说起来重要、做起来次要。

当然，中医自身发展也存在诸多问题，造成中医药服务能力不足，临床上好中医越来越少。据一项调查统计，我国百姓80%的人患病后首选西医；不到20%的人选择中医，表明百姓亟待讲得清、说得明、能看好病的中医。

中西医无法实现并重，还有法规不完善的问题，制约服务渠道的畅通。一大群民间确有专长中医还无法进入临床服务的主阵地，在边远地区甚至不得不"非法行医"为当地群众解除病痛，因此亟待相关法规政策落地。

中医药与西医药在实践中并没有被摆到平等地位，现行医师管理、药品管理制度"以西律中"，中医西化、中药西管，不适应中医药特点和发展需要。一些医术确有专长的中医工作者，无法通过考试取得医师资格；医疗机构中药制剂品种萎缩明显；中药创新及临床使用缺乏鼓励政策，审评审批及安全评价标准滞后；医保政策和医保支付方式未能充分体现中医药特点，中医医疗服务价格调整仍不到位。政府对中医医院投入还不到位，负债率高，不少公立中医医院面对生存压力，采取"以西补中、养中"政策，导致中医诊疗的独特优势被弱化。

徐安龙认为，制约中西医并重，还与中医发展土壤的缺失有关。中医药植根于中国传统文化，我国民众绝大多数是接受现代教育的，对于传统文化的认识有着天然的缺失，需要跨语境理解中医。这自然造成民众对西医有了天然的亲近感，在意识上更亲近西医。

中医药服务价格超低，制约着中医的发展。中医服务给医院带不来经济效益。治疗痔疮的中医外剥内扎手术费用只有上百元，如今在临床上不受待见，反而是上千元的西医手术受青睐。安阿玥说，不少中医院举着中医的牌子，走的却是西医的路子，从中医倒向西医，中西医并重就无从谈起。

坚持中西医并重如何落实

岐黄之术，生生不息，需要源源不断地补充新鲜血液。拓宽中医药人才培养途径，加大院校教育和师承教育的培养力度。特别是为师承中医、自学成才的中医，提供一个合法行医的渠道。发展壮大中医的队伍，夯实人才根基，把中西医并重落到实处，让中医师能像西医师一样，成为健康中国建设的主力军。

传承发展中医药是政府义不容辞的责任。政府对中医药投入要有硬指标，明确制订增长幅度，形成一个清晰的时间表和路线图。坚持中西医并重，至少在投入上逐步实现并重。

黄璐琦提出，加强中医药事业发展顶层设计，构建独立完善的中医药治理体系。围绕《中医药法》，提出中医药法律法规框架体系，推动中医药法制体系建设，引领行业有序发展；及时跟进并主动参与相关法律法规的落实，充分反映中医药特点，体现《中医药法》内容，推动建立健全紧密相连、相互协调的中医药制度体系；围绕行政执法体制改革，探索建立中医药健康服务监督体制机制，提高地方中医药监管、执法和服务水平。

"坚持中西医并重，首要的是加大对民族优秀传统文化的普及和传承。"徐安龙说，中华文化与中医药有天然的互通性，喜欢传统文化的人越多，支持中医药的人也就越多。让中医药养生保健知识成为人们日常生活的一部分，使传统文化融入现代生活，这样才能夯实中医药发展的沃土。

"坚持中西医并重，尽管只有7个字，但是意义十分重大，凸显了传承和创新、中医和西医的辩证关系，这将使得发展中医药的内涵更加丰富，也有利于中医药事业更加全面的发展。坚持中西医并重，保障着中医、西医享有同等的发展权利，护航中医药事业的健康发展。"黄璐琦说。

创新编

CHUANG XIN

深入挖掘中医药宝库中的精华，我们理当拥有与法同行、捍卫法治的坚定信念，让中医药法落到实处，为建设健康中国、实现中华民族伟大复兴的中国梦贡献力量。

世卫组织为何认可中医药

2019年5月，第七十二届世界卫生大会审议通过《国际疾病分类第十一次修订本（ICD-11）》，首次纳入起源于中医药的传统医学章节。外感病、脏腑证等中医病证名称，成为国际疾病"通用语言"。

传统医学病证，为何被纳入国际疾病分类？传统医学病证能否兼容于国际化的分类体系？纳入之后，能发挥什么作用？针对上述问题，有关专家进行了解答。

世卫组织《总干事报告》指出，ICD-11包括一个题为"传统医学病证——模块1"的补充章节，将起源于古代中国且当前在中国、日本、韩国和其他国家普遍使用的传统医学病证进行分类。

世卫组织传统医学、补充医学与整合医学处处长张奇表示，这标志着世卫组织对来源于中医药传统医学价值的认可，也是对中医药在中国、在国际上应用越来越多这一现实的认可。国内外多位专家表示，中医正式进入世界卫生体系，这将是中医走向世界的"里程碑"。

突破：获得国际通行证，有利于交流与合作

国际疾病分类（ICD）是由世卫组织制订颁布的国际统一的疾病分类标准，它根据疾病的病因、病理、临床表现和解剖位置等特性，将疾病分门别类，使其成为一个有序的组合，并以编码的形式来表示系统性。

"国际疾病分类使得疾病名称标准化、数字化，从而成为医疗、行政管理及医疗经费控制的重要依据"。上海市卫健委副主任、上海市中医药管理局局长张怀琼介绍，作为权威的国际标准，ICD是各国政府在医疗、管理、教学和科研及制订政策中关于疾病分类的规范性标准，是卫生健康领域国际间进行交流的基础标准之一，更是世卫组织对全球卫生健康服务能力和水平评价及进行国家和国际间统计的通用标准。一些国际会议文章交流、杂志在涉及疾病的诊断时，要求提供疾病的国际编码，甚至病人转诊时医院提供的病历摘要也被要求填写ICD的疾病编码。

传统医学一直缺少具有国际标准化的统计口径，导致传统医药的相关服务信息、资源状况等处于"信息孤岛"状态。项目主要负责人、上海中医药大学传统医学国际疾病分类与评价中心主任、上海中医药大学附属曙光医院传统中医科主任窦丹波教授告诉记者，ICD第十一次修订之前，传统医学一直未被列入国际疾病分类体系框架内，缺少具有国际标准化的统计口径，这不仅阻碍了传统医药在全球的推广，也使国际疾病分类系统缺失了传统医药的卫生统计信息。传统医药纳入世卫组织

国际疾病分类将改变这一格局。

张怀琼认为，此次里程碑式的成果，使中医药在临床、科研、教育、管理、保险等领域拥有国际标准化语言的"通行证"，对推动中医药国际化步伐具有划时代意义。

国家中医药管理局表示，ICD-11的正式发布，有助于中国建立与国际标准相衔接并体现中国中医药卫生服务信息的统计网络，从统计分析的角度彰显中国中医药服务在人类健康服务中的能力和地位，有利于中医药国际交流与合作，促进中医药与世界各国医疗卫生体系融合发展，为世界各国认识中医药、了解中医药、使用中医药奠定基础，具有重要的现实意义和深远的历史意义。

兼容：保持中医独特性，不与体系相冲突

中医药传播到183个国家和地区，世界需要中医药。2009年，基于全球范围内中医药越来越大的服务量和市场，世卫组织意识到，在ICD体系中应有符合传统医学需求的分类代码体系，由此提出在第十一次修订中增加传统医学章节，启动传统医学国际疾病分类项目。

国际疾病分类体系建立在现代西医体系之上，如完全照搬运用在中医学领域，就难免削足适履。经反复权衡，国家中医药管理局有关负责人认为，这是难得的机遇，一定要搭上这列国际化时代列车，决不能错过。在目录制订中，尽量保持中医的独特性，不与ICD体系框架发生冲突，以我为主，确保我国在国际传统医学领域的话语权和应有地位，维护中医药核心利益，让传统医学为世界人民造福。

2009年，受国家中医药管理局委托，上海市中医药发展办公室

（现上海市中医药管理局）承担了项目管理，张伯礼院士、上海中医药大学严世芸教授等领衔的项目审评专家团队36人，以及术语、信息、标准、分类等各技术领域专家组若干，整个项目参与的全国专家近百人遍布26个省。项目研究历时近10年，中国专家组创造性地建立了"病、证内容模板和病证分类框架"。这一框架构建不仅反映了中医理论体系特点，符合中医传统医学病证内容，同时也兼顾了相关国家传统医学内容。据了解，传统医学章节共有具体疾病名150条、证候196条。

张怀琼透露，在确定首个入选ICD体系的传统医学时，我国的中医药曾面临其他传统医学的激烈竞争。中国、韩国和日本等国都提出了研究方案。鉴于我国的方案最符合中医药临床和理论体系，得到包括日本、韩国、澳大利亚及美国等国专家的认可，并获得世界卫生组织的采纳，最终在竞争中胜出。此次通过的ICD第十一版传统医学部分内容，就是中国方案。

2019年5月，项目组上海专家在上海选取所有二级以上中医、中西医结合医院，以及四所西医医院，用ICD-11传统医学章节病证编码体系与中医相关国标代码库比较测试。在中医类医院内，病证编码体系疾病分类匹配率为90.18%，证候匹配率为71.77%。相关数据佐证了病证分类框架体系的科学性、合理性。

撬动：与医疗保险接轨，为决策提供支撑

《国际疾病分类第十一次修订本（ICD-11）》2018年12月21日已印发。张伯礼认为，中医病证在现代医学疾病分类系统中占有一席之地，这是中医疗效和安全性证据被接受的前提，也是中医被世界接受的

基础。

传统医学为国际社会普遍接受还需很长时间。窦丹波表示，尽管中医等传统医学病证已经被纳入国际疾病分类，但在其中所占比例还很小，只有不到国内的10%，有待不断完善、扩充。

张怀琼认为，通过ICD这一全球广泛运用的权威卫生信息统计平台，将有更充分的数据来反映各国巨大的传统医药服务市场和服务能力。

据悉，目前各国广泛基于ICD疾病分类体系制订医疗保险付费标准，传统医学国际疾病分类的制订，为传统医学进入医疗保险体系奠定了基础。窦丹波表示，世卫组织传统医学疾病分类体系作为境内外商业保险用于保险付费的标准，将更好地推动中医药国际医疗服务发展。

张怀琼指出，ICD-11纳入传统医学章节，促进中医药服务统计信息的完整性、科学性和通用性，将有利于今后整合国内中西医临床机构的临床诊断统计信息，为我国中医药事业科学决策和评价提供详实数据支撑，引领全球传统医药的发展。

跨国药企为何跨界"吃中药"

中医
热搜话题
百问百答
ZHONGYI
RESOU HUATI
BAIWEN BAIDA

一场中医药论坛，3位院士、2位国医大师、国家中医药管理局的"掌门人"出席，原因在于：跨国药企跨界"吃中药"。由中华中医药学会和人民网主办，2019年3月，中医药国际化发展论坛在京举办。论坛期间，阿斯利康与绿叶制药签署新一轮战略合作备忘录，正式宣布达成关于建立中成药血脂康胶囊在中国以外市场的战略合作意向，加速推动血脂康胶囊的国际化进程，让中医药走向世界。跨国药企推动中医药国际化，意味着什么？

中医药的美，世界看得见

国医大师张大宁从医50多年，他感觉现在中医的处境要比张仲景时代还难，病人要的是疗效，有效就能存在，没效就被淘汰，既要治得快还要花钱少。病人选不选中医，与爱不爱国没关系。中医的生存之道，不仅是有效，而且还要超过西医疗效，这就是中医药对世界的价值和贡献。

中医药走出去，关键要有疗效。美国游泳名将菲尔普斯比赛时，身上布满了"中国印"，给中医药做了个免费广告。他训练后肌肉僵硬，拔罐之后感到很舒服。拥有世界最先进医学资源的他，为何对拔罐情有独钟？原因很简单：中医药独特的、不可替代的疗效。

中医的疗效要拿出证据。世卫组织在传统医药大会上提出，世界以开放的头脑接受传统医药，而传统医药要被广泛接受依赖于疗效的肯定。中医药疗效要敢于接受现代医学的评价。老年女性压力性尿失禁，西医西药没有办法，被称为"社交癌"。中国中医科学院刘保研教授组织的一项研究，用针刺治疗压力性尿失禁，研究成果发表在《美国医学协会学报》。这是中医药有史以来发的一篇最高影响因子的论文，影响因子44分。文章发表后，不少国家把针刺治疗压力性尿失禁纳入医保。张伯礼说，只要有效，人家就接受，用疗效赢得信任。

中医的美，世界看得见。截至目前，中医药已传播183个国家和地区，我国已同40多个外国政府和国际组织签署了专门的合作协议。2018年，中药出口总额已达39亿多美元。

于文明表示，中医药是传统的，也是现代的；是中国的，也是世界的。应积极营造了解中医药、认识中医药、研究中医药、体验中医药、支持中医药的良好氛围，全力促进中医药参与"一带一路"建设，让中医药为人类健康服务，共建人类命运共同体，中医药必将大有作为。

为全球健康提供中国处方

在张伯礼看来，健康问题是人类面临的共同话题，面临着多种健康因素交织的复杂局面，工业化、城镇化、老龄化加剧，形成了沉重的医疗负担。世界需要中医药破解人类面临的健康难题，为全球健康提供中国处方。

"西药的新药开发成本在增加，周期在不断加长，而且风险越来越大。这样的背景下很多国际企业都把新药开发的注意力转到天然药物上"。中国中医科学院中药资源中心副主任郭兰萍教授说，国外看重的是中医药或者是天然药物的巨大潜力。

窦博士是北京中医药大学1980级的毕业生，在美国食品药品监督管理局（FDA）植物药小组工作15年。美国FDA每年大概能收到40个植物药的临床申请，临床许可大概有将近40个。15年间，FDA有两个植物药成功上市。尽管这个比例很低，但FDA紧闭的大门已经打开，对植物药不再说NO。

美国FDA批准的第一个植物药是外用药——茶多酚表面制剂，用来治疗尖锐湿疣。茶叶来自中国湖南，日本公司做提取，德国公司临床开发上市，这个比较简单的植物药是通过国际合作来完成的。窦金辉说，新药的研发需要时间，需要各个学科团队的合作。

中医药走出去更有戏，不能靠单打，更需要抱团作战。于志斌说，中药海外发展的困境在于，我国大部分中成药企业海外渠道比较弱。即使完成产品注册，上市销售也是难以补齐的短板。如果利用跨国企业的渠道借船出海，共同推动产品合作，中药海外发展将是一个崭新的开始。

中医药不只是走出去，还要引进来。于志斌说，乳香、芦荟等中药原产自中东和非洲，沿着"一带一路"进入中国，丰富了中药资源，中医药国际化资源互通，形成资源的共享。

张伯礼说，推动中医药国际化，需要苦练内功，基点在内。走出去的前提是以科技为支撑，以标准为引领，科技是中医药走向世界的翅膀，翅膀越硬，飞得越高越远。中医药面临着重大需求和发展机遇，将中医药的原创思维和现代科技结合，将产生原创的成果，引领世界生命科学的发展，用中国的办法解决世界医改的难题。

中华中医药学会副会长兼秘书长王国辰表示，推动中医药走向世界，要汇聚多方资源，服务发展大局，为国家制订中医药海外发展的政策提供决策参考；要促进国际的交流与合作，助力将中医药打造成"一带一路"沿线国家共建共享的优质卫生资源；要互学互鉴，吸收借鉴其他国家的优秀经验和做法，不断提升中医药的现代化水平。

倒逼让中医药的面目更清晰

中药国际化，为什么走得这么慢？

"中药是多层次、多组分、多靶点的。西药的评价模型不完全适合中药。中医和西医是两套不同的医学体系。要让世界理解中医药，并不是用一个转换接头对接那么简单。"中国科学院上海药物研究所研究员果德安教授说。

中医药在国内有点像"写意画"，而走出去就要成为"工笔画"。从模糊的整体到精细的局部，这成为中医药走出去的必答题。

复方丹参滴丸在美国进行三期临床试验，在8个国家128个临床中心，有9100例研究者。复方丹参滴丸的几个有效成分在心肌缺血中起什么作用，每一味药为什么不可替代？

解放军总医院301医院老年心血管内科名誉主任叶平教授表示，中医药要国际化，就要搞清楚成分，搞清作用机制，安全性如何，不同成分相互作用药效增强还是减弱？

除了重视质量和安全性，郭兰萍认为，中药材稳定性值得格外关注。企业使用的药材来源不同，药材质量变化很大，导致生产工艺和产品品质的差异。

作为国家"一带一路"倡议的重要组成部分，中医药走出去与现代医学互融互通，正迎来新时代、新机遇和新的挑战。深入挖掘中医药宝库的精华，不仅需要中国动力，也需要世界赋能，中医药的舞台将会越来越大。

中医药"朋友圈"为啥越来越大

世界需要中医药，中医药在全球有"铁粉"。目前，中医药已传播到世界183个国家和地区，越来越多的"一带一路"建设参与国家和地区加入中医药服务贸易"朋友圈"，拓展了中医药服务贸易市场。搭建了一条国相交、民相亲、心相通的渠道，让璀璨的中华优秀传统文化走向世界，让更多国外民众爱上中医药。

"神奇"中医被口口相传

中医药以独特优势为一带一路建设参与国家提供公共服务产品，助力各国共同应对健康挑战。

在布拉格的捷克中医中心，来自西南医科大学附属中医医院的中国医生李海峰正在为米洛斯拉夫诊脉。米洛斯拉夫气色红润，语调轻快，而就在几个月前，他还饱受哮喘折磨，连一句完整的话都说不出。

67岁的米洛斯拉夫从小就不敢像其他孩子那样大笑、跑跳，因为稍不留意便会诱发哮喘。每次犯病，气管就像被掐住一样，憋得几乎能背过气去。60多年来，哮喘如影随形，为了摆脱这个"噩梦"般的疾病，米洛斯拉夫踏上漫长的求医路。

听说布拉格新开了一家中国中医诊所，米洛斯拉夫对中医早有耳闻，决定试一试。李海峰接诊时，发现他的脸因憋气而涨得通红，说话断断续续。李海峰判断他正处于哮喘急性发作期，症状十分严重。经过诊断，李海峰当即决定采用针灸治疗，米洛斯拉夫的喉部被扎了9针，沿着气管刺激穴位。让米洛斯拉夫称奇的是，扎完针后，不再有喘不上气的感觉，原本苍白的脸色也慢慢转为红润。

"这段时间要注意保暖，不要太劳累。"李海峰细心地嘱咐。经过20天的治疗，米洛斯拉夫的哮喘已转好。李海峰给他开了药方，根据他身体状况随时进行调整。

"我这哮喘终于控制住了！就连腰酸腿疼的老毛病也一并给我治好了。"米洛斯拉夫不停地说着感谢话。不只是对米洛斯拉夫，捷克中医中心对每一位患者都尽心治疗、贴心照顾。

55岁的阿卜杜拉是阿曼苏丹国人，每天清晨发病，右侧眼眶痛得难以忍受，这种状况持续了将近20年。他曾去美国、德国、澳大利亚、新加坡等多国就诊，但痛苦依旧。

当他听说来了中国医疗队，就试着找到医疗队所在的阿曼皇家医院就诊。这是四川省第二中医医院首批赴阿曼苏丹国医疗队。队长王彧博士接诊了他。"我判断他是类似丛集性头痛，是一种神经系统疾病"。王彧运用针灸疗法为阿卜杜拉做了一次治疗。

第二天早上，阿卜杜拉兴冲冲地跑来说，疼痛减轻了许多，一个月后，他的症状几乎消失。自此，这批中国医生的"神奇"被口口相传。类似的成功病例比比皆是，一个又一个患者对中国医生竖起大拇指，阿曼百姓深深感受到中医学的魅力。

中医
热搜话题
百问百答
ZHONGYI
RESOU HUATI
BAIWEN BAIDA

不少西医治不了的顽疾，中医却能治好，中医疗效得到广泛承认。中医药以独特优势为"一带一路"建设参与国家提供公共服务产品，助力各国共同应对慢性病、传染病等健康挑战。

记者从国家中医药管理局获悉，目前，我国政府已与40个"一带一路"相关国家和地区，以及国际组织签订专门的中医药合作协议。到2020年，我国政府将在"一带一路"建设参与国家建立30个中医药中心。据世卫组织统计，目前已有103个会员国认可使用针灸，18个国家和地区将针灸纳入医疗保险体系。中药逐步进入国际医药体系，已在新加坡、越南、阿联酋和俄罗斯等国以药品形式完成注册。

中医药在全球有"铁粉"

文化先行，搭建一条国相交、民相亲、心相通的渠道，让璀璨的中华优秀传统文化走向世界。

"我由于长期伏案工作，背部僵硬，晨起时特别严重，完全弯不下腰，右手也无法弯曲"。柬埔寨国家电视台记者卡内卡说，她第一次尝试针灸。北京中医药大学针灸推拿学院院长赵百孝为她针刺后溪穴、艾灸大椎穴后，她惊奇地说："感觉沿脊柱往下有一种温热感，背部和颈椎的僵硬感有所缓解。"

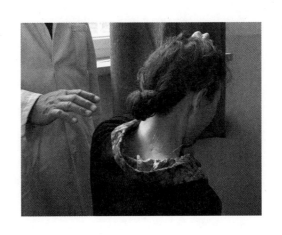

"一带一路"国际合作高峰论坛期间，来自阿富汗、毛里求斯等39个国家的媒体记者，零距离体验了中医药文化，加深了对中医概念及内涵的认知，他们纷纷表示将把中医药调理的保健方法介绍给本国人，让中医药文化在当地开花结果。

　　到海外办诊所、开药店，不如直接教授外国人学习正宗的中医，为更多的国外患者服务。22岁的阿廖沙来自俄罗斯，目前是北京中医药大学2016级针灸推拿专业的学生。阿廖沙说："在我的国家，中医特别受欢迎，我就想来中国留学，特别是学习中医，希望大学毕业之后，成为一名医术好的中医。"

　　北京中医药大学2016级针灸推拿班比利时留学生陈维媛说："3年前奶奶膝盖疼，中医用一根小针刺激膝盖，很管用。学针灸很好，我想把中国的中医文化传到比利时。"

　　作为人文交流的先行者和对外合作的探索者，北京中医药大学不断探索海外办学新模式。与英国密德萨斯大学合作办学，是我国第一个在国外高校中独立颁发医学学士学位的项目；与新加坡南洋理工大学合作开设3+2"中医学—生物学"双学士学位教育，是在世界50强高校中开设的第一个中医学专业本科教育。"一带一路"建设参与国家中医人才的增加，不仅促进中西医不断融合，也给这些国家传统医学的发展带来生机。

　　教育人文交流让中医药文化有了全球"铁粉"。徐安龙说，从建校之初在中医药院校中最早招收外国留学生，到20世纪90年代初在德国建立第一所中医院魁茨汀中医院，再到主动响应"一带一路"倡议，建立海外中医中心，该校不断推进国际化进程，将中医药文化深深烙进海外民众心田。

据教育部统计，在中国学习中医的留学生有1.3万多人，来华学中医者数量居自然科学留学生的首位。"一带一路"倡议提出5年来，来华学医的外国留学生一直呈现增长趋势。

同仁堂文化法国巴黎东方文化传播中心主任多米尼克20多年一直在传播中国气功。一位55岁的女患者颈椎严重退化，由此引起极度眩晕和颈部疼痛。她无法上班，也不能开车。在最初的两个疗程，症状并没有缓解。从第三疗程开始，多米尼克给她增加了内养功的颈部练习。经过8个疗程的治疗，她完全康复。"内养功练习对于我和患者是弥足珍贵的"，多米尼克说，中医不只是一种医术，更是一种文化。

文化先行，搭建了一条国相交、民相亲、心相通的渠道，让璀璨的中华优秀传统文化走向世界，让更多国外民众爱上中医药。中国外文局发布的《中国国家形象全球调查报告2016—2017》显示，47%的受访者认为，中医药是最能体现中国文化的代表性元素。中医药在海外已经走出华人圈，走进当地人生活。

中医合法执业有保障

为中医药对外合作提供法律保障，营造有利于中医药海外发展的国际环境。

王波是上海中医药大学附属曙光医院的针灸科大夫。2015年，他被派到中捷中医中心门诊部工作。中心由曙光医院和捷克赫拉德茨·克拉洛韦市大学医院合作建立，是中东欧地区首家由政府支持的中医中心，也是我国推动"一带一路"建设的首个医疗项目。

当时，王波能来捷行医是得到特批的。按当地的法律规定，中医没有行医资质，也没有处方权。中捷中医中心的建立，破解了中医执业尴尬。王波在捷行医与国内差不多，对病人望、闻、问、切，根据病人需要开处方、针灸或者进行其他治疗。

中捷中医中心成立以来，捷克人对传统中医药的认可度和需求量不断增加，不同规模的中医诊所遍布捷克各州。例如，四川医科大学附属中医医院同捷克中捷克州马拉达博拉斯拉夫市克劳迪安医院签署了谅解备忘录；捷克帕拉茨基大学与成都中医药大学签订了合作备忘录；北京同仁堂中医门店在布拉格开业。

2018年3月，曙光医院医生关鑫第二次赴捷克工作。他曾医治当地患者达7000多人次，在排队系统里，等候人数是5000人左右，预约等候时间是半年左右。与他第一次赴捷不同的是，中医药2017年6月在捷克正式立法，为中医医生在捷克行医提供了法律保障。

中医药在捷立法过程中，中捷中医中心起到了关键的举证作用。上海中医药大学附属曙光医院结合捷克的常见病种，积极探索"捷克需要、捷克适用、捷克满意"的适宜中医技术，逐步将骨伤、推拿、保健等项目在捷推广，并开展诸多临床科研项目，以满足当地人需求。中捷中医中心用大量事实向国会展现了捷克人民对于中医药的需求及中医药的疗效，使捷克中医药立法程序在短时间内顺利完成，从卫生委员会递交议案到总统签发再到立法正式生效，仅用了6个月时间。

专家指出，应积极争取中医药在海外的合法地位，为有条件的中医药机构"走出去"搭建平台，为中医药对外合作提供法律保障，营造有利于中医药海外发展的国际环境。

"一带一路"能否带火中医药

2000多年前，中医药是古丝绸之路上的重要组成部分。搭乘"一带一路"的时代列车，中医药正在向全世界展示出自身的独特魅力，对人类健康做出独特的贡献，世界需要中医药。与此同时，中医药"一带一路"发展还面临着诸多困难和挑战，传统医药在大多数国家处于补充和替代地位，发展环境不容乐观。"一带一路"能否带火中医药？

实现海外"本土化"

越来越多的国家和地区加入中医药服务贸易"朋友圈"，拓展了中医药市场。

4年前，俄罗斯第一所获得法律认可的中俄合作中医院——北京中医药大学圣彼得堡中医中心成立。刚开始，医院没有多少病人，当地居民并不认可中医院。圣彼得堡中医院院长、北京中医药大学教授王朝阳很头疼。于是，他带领四五名医生去找病人，到当地西医院义诊。一位60多岁的老人中风后，腿脚行走不便，王朝阳就用针灸为他治疗，老人恢复了自主行走。随着这样的病例越来越多，中医院在当地渐渐站稳了脚跟。

在第二届上海合作组织、金砖国家传统医学大会上，王朝阳被俄罗斯国家杜马传统医疗委员会主席授予荣誉勋章，以表彰其在俄罗斯推广传统医学上的贡献。这一勋章授予一个外国人，在俄罗斯历史上是第一次。

近年来，北京中医药大学服务"一带一路"建设，注重把中医药打造成中外人文交流、民心相通的名片，着力"讲好中医药故事，唱响中医药声音"。学校首创了集医疗、教学、科研与文化传播于一体的"海外中医中心"模式，实现了中医药走出去的历史性跨越。

"这是茯苓""这是麦冬"……在南非同仁堂，一位来自莫桑比克的店员用流利的中文介绍中药饮片。北京同仁堂走向海外，走进当地民众中间，靠的是"本土化"。在南非同仁堂30余名员工中，25人来自非洲国家，本地化率高达70%。

同仁堂、天士力等60家中医药服务贸易机构在30多个国家和地区开办中医医院、中医诊所、中医养生保健机构，年营业收入达8亿美元。中医药人员赴境外更加便捷，我国每年派驻中医临床医师约2200人，占外派医疗劳务人员总数的60%。海上中医国际医疗健康服务平台不断向"一带一路"建设参与国家拓展，中医药服务贸易带动旅游、餐饮等相关产业全面发展。

与此同时，境外来华就诊人数规模不断扩大。2017年，境内292个中医药服务机构和企业共接诊外籍患者25万人次，接收住院3.1万人次，营业收入达到19亿元。

"一边治病，一边度假，太棒了"。斯维特兰娜是一位有两个孩子的俄罗斯妈妈，不久前，她来到海南三亚。斯维特兰娜饱受腰椎病、颈椎病的折磨，在老家伊尔库茨克，她常去医院打止痛针，不过药效维持不了多久。一次偶然的机会，她听朋友介绍中医治腰椎病、颈椎病有效。于是，斯维特兰娜决定带上孩子，飞到三亚市中医院治疗。她每天治疗两小时，其他时间和孩子们在海边度假，感觉很开心。

推动中医药标准化

中医药走向"一带一路"，需要一个"转换插座"——中医药国际标准。

"文莱现在都改用电子秤了，物品有多重，顾客都能看到，但是你们称药品，我们看不到，你们为什么不用电子秤"？北京同仁堂文莱分店刚成立时，遇到一个小麻烦。当医师调配处方时，一名当地男顾客一边数药方上的药味数量，一边查看调配的药物，调配结束之后，当一名员工正准备把药物装入纱布袋去煎药，男子马上阻止，质疑为何不用电子秤称重？

分店经理李德亮答道："这种秤叫戥子，是调配中药的专业计量工具，每年对秤进行校验，很准的！"

那名顾客仍然表示怀疑。李德亮当即把电子秤拿出来，顾客摘下了手上的戒指，放到电

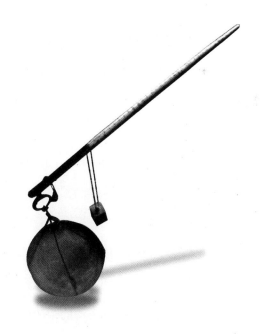

子秤上显示是15克，放进药戥子里同样显示是15克。他的怀疑表情一扫而光，竖起了大拇指："好！"

药戥子转化为电子秤，就像不同国家电源接口需要转换插座。中医药走向"一带一路"，同样需要一个"转换插座"——中医药国际标准，这是中医药走向海外的必答题。

目前，世界中医药学会联合会已经发布了17个标准，包括中医药常用的名词术语翻译标准，收集了中医药常用名词术语6000多个条目，先后发布中英、中法、中西、中葡、中意、中俄、中匈的对照标准。专家表示，如果名词没有标准，中医药很难进行国际推广。

国际标准化组织批准中医药技术委员会成立以来，至今已有31项中医药国际标准发布，其中23项由我国专家主持制订，包括"一次性使用无菌针灸针""中医药—中药材重金属检测方法"等国际标准，实现了中医药国际标准零的突破。

中医药技术委员会国内技术对口单位挂靠在中国中医科学院中医临床基础医学研究所，负责中国提案遴选申报及中方专家选派工作。该所研究员王燕平介绍，我国专家主持制订的部分行业通用标准，打破了贸易壁垒，将科技转化为生产力。

以中药材重金属标准为例，各国对限量值争议颇大，难以统一。黄璐琦院士、郭兰萍团队提出了中药材重金属标准。他们发现，目前世界各国以农作物和食品相关标准作为中药材合格标准存在重大缺陷及误导。在此基础上，团队根据美国环保部和世卫组织提供的重金属安全限量，在综合考虑服用周期、频次、服用剂量、煎煮方法等的基础上，首次利用靶标系数建立科学实用的中药材重金属国际标准，最终获得各国认可。"中医药—中药材重金属"国际标准于2015年7月21日由国际标准化组织公布出版。这是国际标准化组织关于传统药用植物的首个重金属标准。标准颁布以来，中药材5种重金属超标率平均降低了13.27%，消除了中药材国际贸易中的重金属技术壁垒，避免了巨大损失。

"一带一路"倡议的提出和实施，为中医药"走出去"提供了难得契机。《中医药"一带一路"发展规划（2016—2020年）》要求，到2020年，颁布20项中医药国际标准，注册100种中药产品，建设50家中医药对外交流合作示范基地。

"绿色通道"待开通

波兰华沙亚太博物馆研究员玛切依是一位失眠症患者。他常年奔走于华沙各大医院，却始终没找到解决办法。2012年8月，北京同仁堂在欧洲的首家门店——北京同仁堂波兰华沙一店正式开业，玛切依抱着试试看的心态去求助。经过半年多的针灸和中药调理，他终于能睡个好觉了。他的妻子琳达长期受过敏性荨麻疹折磨，这种病频繁发作，用西药只能抗过敏，无法根治。经过中医药治疗，琳达很久没有出现荨麻疹了。玛切依母亲患有阵发性心律失常和一些老年性疾病，经过3个月的中药调理，身体各项指标都趋向正常。玛切依说，同仁堂彻底改变了他一家人的生活。

中药走出去，靠的是"以医带药"，不少中药产品在进入国际市场时"身份"受阻。面对各国法规，制药企业不得不改换产品"身份"，有实无名，把药品注册成为"保健食品"或"食品添加剂"。由于身份改变，不能在外盒上标注功能主治，很大程度上影响了产品的销售，无法指导消费者用药，降低了产品竞争力。

在天士力控股集团董事局主席闫希军看来，中成药在海外发展受阻，除文化差异外，原因在于三个"不对接"：中西药品审批体系不对接；中西药研究原理不对接；中西药生产模式不对接。

中医药"走出去"与现代医学互融互通面临诸多困难。政策准入仍是中医药对外合作面临的最大壁垒。目前中药品种在国际上没有公认的许可标准，以药品名义注册和出口困难重重，加之注册程序复杂，没有针对性的检测标准，耗时费力，企业压力大。

"国内中医药企业在国外注册、认证、推广时，需要承担不确定风险，单靠企业一己之力难以快速有效推进"。闫希军希望借助"一带一路"建设契机，开启中药国际化的"绿色通道"。截至目前，天士力有复方丹参滴丸、养血清脑颗粒、荆花胃康胶丸等6种药物作为处方药，进入俄罗斯、蒙古、越南、菲律宾等8个国家。

闫希军认为，中医药走向"一带一路"，是中药国际化进程必不可少的环节。他将中药国际化道路概括为"三步走"：第一步，让中药"走出去"，直面国外消费者；第二步，让中药"走进去"，进入发达国家主流医药市场的注册和研究体系；第三步，让中药"走上去"，走向产业高端，走向医保目录和临床一线。

国家中医药管理局有关负责人表示，今后，我国将支持中医医疗机构、科研院所、中药企业等运用现代科技和中药传统研究方法开展多领域、跨学科联合攻关，并推动产品、技术和服务转化，推动成熟的中药产品以药品、保健品等多种方式在"一带一路"建设参与国家进行注册，实现卫生资源共建共享。

中医药走出去能走多远

目前，中医药已经传播到了183个国家和地区。自古以来中医药就是丝绸之路沿线国家交流合作的重要内容。中医药走出去的历史悠久，覆盖面比较广：从官方层面来说，包括与世卫组织、国际标准化组织、东盟、欧盟等多边组织交流与合作。

根据世卫组织统计，截至2012年，具有传统医学政策的会员国已经达69个，具有监管草药的会员国为119个；103个会员国认可使用针灸疗法。从政府层面来说，我国已与86个国家和地区政府签署了专门的中医药合作协议。

中医药传播到的国家、地区数量，是研究机构通过海关出口情况逐一统计出来的。统计数据显示，2014年我国中药类产品进出口额为46.30亿美元，同比增长9.79%。

怎样才算"走出国门"

王国强说，推动中医药多角度、全方位地走出去，具体形式包括：开展合作医疗（在外办医院、开诊所）、合作办学（在外提供中医药学历教育或者培训）、联合研究、并购办厂或开药房等。此外，还有中医药服务人员个人出国提供中医药服务、开展中草药贸易等。

企业和机构走出去的典型案例更多。2015年，中医药管理局通过国际合作专项工作，以"政府支持、机构运作"的方式，重点支持甘肃卫计委、中国中医科学院广安门医院等多家机构，分别在吉尔吉斯斯坦、美国、法国等国家和地区建立了10个中医药中心。上述中心已经在场地建设、医生选派、当地药品注册、中医药文化宣传方面取得了可喜进展，部分中心已开始运转，并吸引了大批当地患者。

如何克服水土不服

由于文化背景和理论体系的差异，中医药走出去面临文化、政策和技术准入壁垒。中国古语讲："君子和而不同。"首先，应该正视、尊重这种不同。同时，我们也要积极消除障碍和壁垒，改善中医药的发展环境，提升它的国际影响力和认可程度，使中医药更好地惠及当地民众，打造健康事业发展的利益共同体和命运共同体。世界范围内，目前是以西方医学为主导的，中医药基本处于补充地位。

在政府合作框架下，积极支持境内外各级各类中医药、传统医学行业组织和学术机构开展丰富多彩的交流活动。每年举办的世界中医药学术大会、世界针灸学术大会等，已成为国际中医药领域有影响的盛会。让民间先走出去，用民间来促进官方的合作，通过官方合作破除影响中医药走出去的壁垒，这样就能使中医药走得更远、更好。

如何适应当地的相关法律法规

王国强认为，推动中医药走向世界，要巩固和拓展政府间合作机制。通过多双边的官方合作，改善中医药的规管环境，推动其进入主流医学体系。在多边层面上，通过加强与世卫组织、国际标准化组织、联合国教科文组织等多边组织合作，稳步提升中医药的国际地位。第七十二届世界卫生大会通过了《传统医学决议》，将以中医药为主体的传统医学纳入《国际疾病分类第十一次修订本（ICD—11）》；中医针灸被成功列入《人类非物质文化遗产代表作名录》，《黄帝内经》《本草纲目》成功列入《世界记忆遗产名录》。

在国际标准化领域，国际标准化组织成立中医药技术委员会（ISO/TC249），正式发布8项中医药国际标准。在双边层面，中医药参与了我国与13个国家和地区的自由贸易谈判，通过自贸协定的签署，扩大市场准入，削减技术壁垒。

中医药走出去，要名正言顺、堂堂正正地走出去。目前世界上有54个国家制定了传统医学相关法案，一些发达国家，如澳大利亚、加拿大，通过立法承认中医药法律地位并进行规范管理。中医从业人员、中药产品通过法律准入获得了合法身份。中医师在澳大利亚等国也已获得从业注册认可。

截至目前，我国已有10种中药产品向美国FDA提交了申请，目前正处于Ⅱ期或Ⅲ期临床试验阶段。2个中药品种完成欧盟注册获准上市。天士力复方丹参滴丸在26个国家获批作为药品上市。目前同仁堂已经在全球70多个国家和地区注册了商标，出口的中药品种规格已经达到680种。

如何应对国际竞争

近年来，韩医、印度医术等也在走出去，有些国家甚至还出口中药材。中医如何在竞争中凸显优势呢？

王国强介绍，传统医学并非中国独有，很多国家都有自己的传统医学。在世界范围内传统医学需求增加的情况下，很多国家都纷纷推广本国的传统医学，并加入生产、出口中药材的队伍中。部分国家的传统医学源自中医药。我们尊重包容其他国家的传统医学，无论其是否起源于中医药。

我们不提倡一家独大，传统医学是世界医学体系的重要组成部分，中医药应与其他传统医学一起为世界人民的健康发挥积极作用。但也要看到，和其他医学相比，中医药具有历史悠久、体系完备、疗效明确、传播范围广等特点，这是我们的优势。

王国强认为，其他国家发展中医药对我国形成倒逼态势，督促我们努力提升自己。很多拥有传统医学的国家在国际营销、管理、资金和科研领域具有强大优势，很多经验值得我们借鉴和学习，这就对国内中医药产业的国际发展提出更高的要求。有国际化发展计划的企业，要充分学习国际先进经验，提升产品品质和国际市场拓展能力，加大国际发展投入，加强人才培养，更好地适应国际竞争。

从政府角度来说，要通过多双边的政府合作，提升中医药的国际话语权和影响力，推动中医药进入国际主流医学体系，推动中医药在世界传统医学领域发挥领军作用。

中医创新为何呼唤"李时珍"

让达尔文点赞，令李约瑟称奇，被联合国教科文组织列入《世界记忆遗产名录》……近日，在纪念李时珍诞辰500周年大会上，李时珍呕心沥血近30载完成的巨著《本草纲目》再次引发热议，也将大众的目光引向中医药创新发展的未来。

《本草纲目》享誉世界，不只在于李时珍建立的药物学分类体系，比西方林奈建立的双命名法早了近200年，更在于承载了中医躬亲

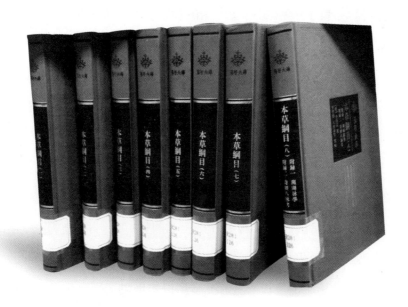

实践的求知精神、继承发展的创新精神。今天，我们纪念李时珍，最好的方式就是传承这种求知创新精神，弘扬中医药文化，把中医药这一祖先留给我们的宝贵财富继承好、利用好、发展好，充分发挥中医药在增进人民健康福祉中的重要作用。

当下，中医药发展，还面临误解的杂音、偏激的噪音。"阴阳五行、虚实寒热"等中医思想，被不明就里的人冠以"不科学"的帽子；中医药长期处于被过度质疑的境地，甚至有人认为科学改造中医，就须放弃中医原创思维，废弃望、闻、问、切等中医临床手段。应该说，中医药现代化绝不等于西医化。被迫"转基因"，中医的合理内核面临"婴儿和洗澡水一起倒掉"的危险，中医药的生命力何在？

习近平总书记强调，"中医药学是中国古代科学的瑰宝，也是打开中华文明宝库的钥匙""凝聚着深邃的哲学智慧和中华民族几千年的健康养生理念及其实践经验"。几千年来，中医药之所以能为中华民族的健康做出不可磨灭的贡献，就在于传承创新中去芜存菁，积累了大量临床经验，孕育了独特的医学思想和理论。如今，深入发掘中医药宝库中的精华，医药学研究者一定会有所发现、有所创新。青蒿素的发现等，正是借鉴并升华传统医学的成果。这也昭示着我们，每一位中医药人都要掌握新科技、拓展新思路、展现新作为，积极推动中医药现代化。

中医药是具有原创优势的科技资源，也是我国实现自主创新颇具潜力的领域。从介入非典治疗，获得"零感染、零死亡和零后遗症"的优异疗效，到防治甲流的中药组方"金花清感方"，再到航天医学中的心脏护理应用……每一项都是实现自主创新的典型范例，也说明深入挖掘探究老祖宗留下的宝贵财富，完全可以实现创造性转化、创新性发展。正如屠呦呦所说，传承是中医药发展的根基，离开传承谈创新，会成为无源之水、无本之木。

创新决胜未来，改革关乎国运。紧扣我国社会主要矛盾的变化，找准中医药发展不平衡、不充分的症结，推进自主创新，最紧迫的是要破除体制机制障碍。全国近300个地级市，成立中医药管理部门的不到一半。中医药职能分属于多个部门，"九龙治水"的管理体制亟待打破。"坚持中西医并重，传承发展中医药事业"。落实党的十九大报告的要求，还需以改革除障，打通中医药发展的"梗阻"。

"关键核心技术是要不来、买不来、讨不来的"。坚持自主创新，中医药原创优势不能丢。在李时珍诞辰500周年之际，我们呼唤涌现更多的"李时珍"，发挥中医药独特优势，勇攀医学高峰，推动中医药高质量发展，深度参与全球卫生治理，为人类的健康事业贡献更多中国智慧。

中医为何要建医联体

联合打造中医药服务示范区，建设40多个社区国医堂，并在武汉三镇开设10～15家连锁门诊，这是"固本"之圈；以武汉市为圆点，两小时车程为半径，选择10家左右二甲或三甲中医院建立湖北省中医院医疗集团，这是"强干"之圈；建设湖北省中医联盟，2016年成立专科联盟，形成区域化临床科研一体化体系，纳入一张网发展，这是"茂枝"之圈。

湖北省中医院通过"三圈"模式，发挥三级医院的龙头作用，打破壁垒，实现医联体的联通发展。

避免患者跑腿，就近即可拿药

甲状腺疾病发病率不断上升，湖北省中医院花园山院区瘿病门诊内挤满了前来看病的患儿和家长。陈如泉教授仔细询问患者病情，他研发的消瘿甲亢片、活血消瘿片、理气消瘿片等均已获得医院制剂批号，并被纳入国家医保用药。

类似的院内制剂，湖北省中医院拥有98种。这样的名医"秘方"

在市场上不流通，患者为买一瓶药，往往跑断腿。成立中医联盟，就可以在政策允许范围内，实现院内制剂在联盟内流通。患者想要开联盟内任何一家中医院的院内制剂，只需到就近的中医院即可，免去了到处跑的麻烦。不仅如此，联盟内的中医院还可以相互联合，共同探索挖掘更多的祖方、验方。

"今后，联盟内中医院的自制秘方有望互通。"湖北省中医院院长涂远超说，"要让百姓就近享有规范、便捷、有效的中医药服务，让名医'秘方'实现共享。"

2016年3月，由湖北省中医院牵头，联手湖北25家三甲医院，率先在全国成立中医联盟，实现技术、科研、人才培养等方面的横向协作，资源共享、优势互补，建立专家对口帮扶体系，开展远程医疗，进一步提升湖北省的中医服务水平。

对湖北这个中医药大省而言，成立联盟是一次创新尝试。涂远超认为，改变社会对中医的误解，要把中医松散的正规军、主力军形成集团军，拧成一股绳。

成立中医联盟，这是探索跨科治疗路径、向精细化专科迈出的第一步。今年，湖北省中医院将牵头，依托湖北省中医联盟建设，借鉴肝病全国联盟经验，推进肾病、脑病、骨伤、针灸、推拿、康复等重点专科省级专科联盟建设。

上级医院出手，帮扶建立科室

62岁的王爹爹是肺癌中期患者，一直在湖北赤壁的一家西医院接受化疗，过程痛苦，效果不明显。王爹爹想找中医治疗，但是赤壁市中医医院没有肿瘤科。像他这样的癌症、肿瘤患者，要是去省里中医院看一次病，路程遥远，时间、精力都耗不起。

2016年初，湖北省中医院先后挂牌成立赤壁分院、大冶分院，计划年内签约10家基层中医院。

"医联体不能松散地各顾各，而是要与基层中医院组成紧密型医疗联合体。"涂远超表示，"应该形成利益共同体，实现集团化管理、集约化经营，提高管理运营水平，建立现代医院运营管理制度，技术上看齐、资源上互通，在医教研平台上实现资源共享。"

赤壁分院挂牌以后，湖北省中医院肿瘤科主任罗秀丽基本每周都往赤壁跑，还主动向赤壁市中医医院院长祝敬华提出了建立肿瘤科的想法。祝敬华也一直想成立肿瘤科，无奈没有合适的人才队伍，也找不到上级医院帮扶。

为了实现这个想法，赤壁市中医医院选派了一名内科医生，到湖北省中医院跟罗秀丽系统学习。学习结束后，湖北省中医院再选派肿瘤科专家，定期到赤壁市中医医院指导，帮助赤壁市中医医院的肿瘤科建立、发展。

54岁的田女士，多年入睡困难，瘦得只剩下40多千克，一直找不到病因。湖北省中医院推拿康复医学科赵焰教授，不仅帮她找到了病因，还全程推动了赤壁市中医医院推拿科的建立。

涂远超表示，名医是最宝贵的资源，借助联盟，就能实现名医共享，武汉的可以到十堰，十堰的可以到荆门。他还设想，将联盟内的名医诊室整体托管，在国家分级诊疗的大政策下，引导二级中医院主治常见病、多发病，三级以上中医院主攻疑难危重病例，实现转诊的绿色通道。

相互借力借脑，协同推进创新

省级大医院，毕业生挤破头，而基层却招不到人，更难引进成熟人才。这是常见的困境。

24岁的郑艳蓉，是湖北中医药大学中医学专业的应届毕业生。像她这样本科毕业的大学生，很难一毕业就留在大医院。如果先去基层医院工作学习积攒经验，她担心再没机会回到大医院。

在引进人才方面，湖北省中医院通过总院的名义招聘医生，并向招聘的医生开放晋升通道。郑艳蓉说："如果医联体的人才流通政策实施了，对医学新人来说是极大的福利，不仅能有更多学习的机会，而且就业由集团单位统一调配，这真是梦寐以求的事。"

医联体不只是一个人才流动的平台，也是检查结果互认、适宜技术推广应用平台，还是降低成本的团购平台。2016年4月1日，湖北省取消药品加成，同时调整医疗服务价格，一些体现医务人员价值的服务价格也有提升，比如针灸、推拿等。未来，医疗集团可通过集团名义在招标药品、耗材、设备上统一议价，有助于降低成本，实现医联体"一盘棋"发展。

"清胆糖浆、利咽合剂等院内制剂，有开发成新药的前景。但上升到药品，这不是一个医院能完成的任务，需要借力、借脑"。涂远超说，医联体推倒封闭围墙，开放对接端口，这有助于推进创新发展。湖北省中医院将陆续与大学、企业等平台达成战略合作协议，未来将形成集产、学、研、医于一体的协同创新平台。

廉价"纯中医"能活下去吗

2010年，原卫生部等五部门出台了《关于公立医院改革试点的指导意见》，要求"落实中医药扶持政策"。近年来，北京市改革公立中医医院补偿机制，实行中医特色服务年度绩效考核制度，并与财政补偿挂钩，考核合格的中医医疗机构人员基本工资、国家规定范围内津贴由财政全额拨付，从而使中医院不再倚重西医的治疗方法，"简、便、验、廉"的特色得以传承和体现，老百姓又能看上方便廉价的"纯中医"了。

回归廉价收费特色

东北的杨先生因忍受不了胃疼的折磨，坐了一天一夜的火车，来找北京中医医院消化科主任张声生看病。因为看西医都要做胃镜，治疗后也不见好，所以他想用中医调理一下。

张声生询问病情很详细，包括发病过程、饮食起居，甚至连天气都问了。然后，给他开了几剂汤药，还有20贴健脾温肾的穴位敷贴。杨先生总共花了300多元，比他来北京的路费都便宜。服药加敷贴才2天，杨先生的胃疼就大大缓解了。

杨先生想不明白，为啥在北京能看上如此便宜的好中医？

"要想让中医院保持特色，离不开政府的扶持。在财政补偿不到位的情况下，与西医院相比，中医院更多的是生存问题。"北京市中医管理局局长赵静说。2007年前，北京市各级财政对公立中医医疗机构的人员工资拨款仅占医院人员工资支出的13.8%。在区县所属中医院中，有10家在职人员工资财政拨款为零。

北京中医医院党委书记陈誩算了一笔账：以针灸为例，每人次半小时费用4元，一张床位一上午满负荷服务6～7名患者，收入不过30元，根本无法养活医生。为了增加医疗收入、解决生存问题，不少中医院转而引进"高、新、尖"的技术与设备，大量开展收费高、见效快的西医学检查、治疗和手术。

为了让中医院姓"中"，回归其廉价收费特色，2008年底，北京市政府出台《关于促进首都中医药事业发展的意见》，提出建立对政府举办的中医医疗机构实行中医特色服务年度绩效考核制度，并与财政补偿挂钩，考核合格的中医医疗机构人员基本工资、国家规定范围内津贴由财政全额拨付。这项改革措施解除了中医院生存压力，实际上是政府为群众"购买"廉价的中医服务，不仅中医院能够得到健康发展，群众也能得到实惠。

根据2009年度北京市属各级公立中医院的绩效考核，市属19家公立中医、中西医结合医院，共有在职在编职工6300多人，实行中医医疗机构人员基本工资、国家规定范围内津贴由政府全额拨付，全市一年财政新增支出2亿元。

赵静坦言，改革的目的不是为了"扶贫、扶弱"，而是要通过"扶优、补廉"，确保群众得到更好的中医药服务。"扶优"是扶持中医药的特色优势，"补廉"就是要补上中医药的廉差价，最终让中医院能够按照中医自身的规律发展，满足群众对"简、便、验、廉"中医药服务的需求。

中药处方比例增加

北京下大雪，51岁的赵女士在赶汽车时，不慎造成脚踝三处骨折。急救车把她送进一家西医院，需要3万元的手术费，但不能保证功能康复。

曾在北京市丰盛中医骨伤专科医院住过院的赵女士，想起这家医院治疗骨折有"绝活"。第二天，她就转院到北京市丰盛中医骨伤专科医院。在全身麻醉的状态下，病房主任叶枫利用中医正骨手法进行复位。第四周，去除石膏。第五周，换上纸夹板进行固定。第六周，功能基本恢复。整个过程无创无痛，不用开刀，手术费只有3000多元，赵女士连连称赞中医的神奇。

处于北京协和医院、北京大学人民医院等全国知名大医院包围圈中的北京市丰盛中医骨伤专科医院是一家集体所有制医院，1999年财政拨付的经费也只有47万元。院长陈福林说，医院的发展坚持继承不泥古、发扬不离宗，保持了中医特色专科的优势。去年，经北京市中医绩效考核，得分在90分以上，领到190多万元的人头经费。陈福林认为，这笔钱解决了后顾之忧，医院可以更好地坚持中医特色优势。

赵静介绍，按照考核办法，中医院今后能否获得人员工资全额财政拨款，需要进行全面考核，考核关键是中医药服务数量和质量，使其能促进中医院更好地开展特色服务，最终获得政府的财政补偿。

这项政策保证了中医药服务和质量，也降低了患者的看病费用。

据测算，在北京市全市公立中医院，中药饮片在全部处方中的比例提高1个百分点，一年全市可节省450万元药费。

中药代煎纳入医保

在北京中医医院中药代煎室，一位老大爷说："一般人不太会煎药，煎出的药往往药效不理想，交给医院煎效果就不同了。现在医院的煎煮机都带有挤压功能，煎出的药汁比原先的中药更浓了。"

自从中药代煎费纳入医保报销范围以来，该院的中药代煎量迅速增加，代煎室每天都在超负荷运行。为满足广大患者的需求，北京中医医院对中药代煎室进行改建。新代煎室面积增大了，是老代煎室的一倍多；煎药设备增多了，现有煎药锅74个、包装机20台，其中新增煎药锅50个，且都是十功能二煎煎药机，能够通过二次煎煮更好地煎出有效成分，提高药液质量。在代煎室的改扩建过程中，还特意设计了1个预备煎药室，一旦现有代煎室无法满足需求，预备代煎室就会被启用。

中药汤药最能体现中医的经验和特色。北京市中医管理局办公室副主任陈勇认为，中药汤剂已列入医保报销目录，而中药饮片的煎煮属于中药汤剂的最后加工过程，因此煎煮过程也应纳入医保报销范围。医保政策对中医药的倾斜，可以有效引导患者更多地使用中医药，有利于中医药特色优势的发挥。

特色疗法体现价值

北京西城区的李先生患有溃疡性结肠炎已经20年了，从18岁第一次手术后，先后做了10多次手术，再做手术连下刀的地方都找不到了。在北京中医医院住院，医生采用的都是中医特色疗法，包括好多医院不开展的中药灌肠、中药泡洗等，免去了开刀之苦。

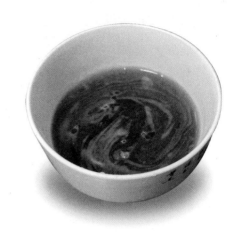

中医特色疗法得以开展，归功于北京市实行的绩效工资制度。陈誩说，医院吃上"皇粮"不等于端上"铁饭碗"。除了基本工资和津贴，绩效工资部分需要医院发展特色中医服务，如非药物中医技术、医院制剂、中药饮片等，通过增加中医药特色服务提高效益。

陈勇说："全额拨款能保证吃饱，要想吃好还需增加中医药特色服务，此举能保证医院和医生保持扩大中医药特色服务的工作积极性。"

北京中医医院还制订了中医药特色考核指标，从辨证治疗优良率、中成药辨证使用率等10个方面对科室进行考核。考核后，还明确了相应的奖惩办法，从机制上保证"中医人干中医的事"。

陈福林说："西医服务价格高于中医，干中医的收入往往不如干西医的。医院通过收入分配杠杆进行重新分配，鼓励医生用中医药服务体现劳动价值，避免中医在收入上吃亏。"

中医医改为啥能控费

公立中医医院门急诊人次和出院人次"双增长",门急诊和出院患者次均费用呈"双下降"趋势。在2019年召开的媒体发布会上,北京市中医管理局副局长罗增刚亮出医耗综合改革一个月的中医成绩单:全市39家二级以上公立中医医院门急诊次均费用同比降低1.7%,中医类医院落实控费措施的效果呈现良好趋势。二级以上公立中医医院日均门急诊人次同比增长9.3%。花钱少,少跑路,看好病,北京的老百姓爱看中医。

花钱少,门诊、住院费用呈"双下降"趋势

从2019年6月15日零时起,北京市中医系统医疗机构启动医耗联动改革,规范了中医诊疗技术的服务价格,破除了医院追求医用耗材收入的逐利机制,推动中医医疗机构更注重运用体现劳务价值的中医诊疗技术。

罗增刚列出一大串数字:

二级以上公立中医医院日均出院手术患者围手术期应用中医药治疗人次数同比增长70%。总出院手术患者围手术期应用中医药治疗人次

数占比比去年同期增长了4.9个百分点。二级以上公立中医医院日均门急诊人次同比增长9.3%。

二级以上公立中医医院门急诊次均费用较全市二级以上公立医院平均水平低16.2元，出院例均费用较全市平均水平低3693.7元，且降幅均大于全市平均水平。

门急诊和出院患者次均费用中的卫生材料费明显低于全市平均水平。二级以上公立中医医院门急诊次均卫生材料费同比降低9.5%，中医类医院总卫生材料收入占比仅为8.2%。

"包括骨伤70项，特殊治法6项，肛肠42项，外治36项，耳鼻喉7项，放开眼科1项，此次调整的中医服务价格共162项。价格调整幅度最大的由25元提高到80元"。北京中医局规财处处长孙振革介绍，此次调整项目只占中医总收费项目的不到4%。患者医保报销后，对费用的增长基本无感，反而认为中医服务费用该涨了。

中医门急诊次均费用和出院患者例均费用呈"双下降"趋势，源于严格的控费措施。北京中医局医政处副处长王欣说，严格控制医疗费用不合理增长，严格控制中药饮片大处方和超量使用，原则上单剂中药饮片处方药味数平均不超过16味，剂均费用同比增长不超过10%。中成药合理使用"单方三限"指标：同一张中成药处方开具的中成药不超过2种，同一亚类中成药只能开具1种，超出3种以上疾病的，开具的中成药最多不超过5种。

少跑路，培养了为数不少的基层"小名医"

王金海是北京金海中医医院负责人，位于房山区张坊村卫生室，如今发展为集医疗、康复、养老为一体的综合性中医公益机构，方便了当地百姓看病。在北京类似的中医机构还不少。

培养了为数不少的基层"小名医"，一定程度缓解了百姓在家门口就医的需求。基层中医门诊服务能力提升明显，人均日门诊量由原来的10余人上升至30～100余人不等。

罗增刚介绍，在医耗联动综合改革中，北京市中医管理局不断推动优质中医药资源下沉，引导全市二级以上公立中医医院将优质服务延伸至乡村、社区，满足广大群众的中医药服务需求，有效改善基层中医药服务。

家门口的中医能看好病，原因在于大医院医生频繁在基层打卡。平均每2天就有一支团队驻村驻社区，每3天就有1位领军人才下到乡村或社区，平均每天有5～6位市级三甲医院技术人才到基层开展中医健康服务。截至2019年6月，北京中医健康乡村（社区）试点建设工作共组建市级中医领军人才团队60支，区级团队20余支，业务骨干2000余名，服务乡村、社区、街道等近180个试点，覆盖居民近200万。

平均每天有333位患者在家门口享受到来自三级医院名中医的诊疗服务。北京名中医身边工程实施以来，390个名中医专家团队，在334个社区卫生服务中心累计打卡12211天。

平均每人为127人提供治未病健康指导服务，为60名患者提供精准治未病方案。299个团队3052名治未病专家参加的北京中医药治未病健康促进工程，惠及患者390574人，管理患者184380人。提供中医药诊疗包、适宜技术包、中医健康管理包等服务，北京中医药健康养老示范工程深受老年人欢迎。

看好病："以病人为中心"一站式中医综合服务

大暑以来，北京连续数天持续高温，北京中医医院推出的"去暑饮"受到市民的欢迎。医院副院长刘东国介绍，医院开设了不少中医特色服务，如怀孕感冒门诊、产后乳腺护理，方便百姓按病、按症看中医。

罗增刚介绍，中医医疗机构按照改革与改善相结合的原则，开展"以病人为中心"一站式中医综合服务，设置专病或专症门诊，加强中医药急诊急救技术和中药饮片在急诊科、重症医学科的临床应用，改善中药饮片服务，开设针对中药饮片合理使用的医嘱服务，开展中药饮片煎煮、物流配送等服务，突出中医特色的改善医疗服务举措。

合理调配专家出诊单元，缓解上午就诊患者众多、交通拥堵、人员拥挤的现状。全市各三级中医医院对每天上下午出诊比例进行调整，目前，三级中医院各类医师上下午出诊比例为1.23：1。据悉，2019年3至6月各三级中医医院高级职称医师上下午出诊比例为1.55：1，中级职称医师上下午出诊单元比例为1.21：1，与2018年同期的1.63：1和1.26：1相比，下午出诊单元比例增多。

罗增刚表示，北京市中医管理局将进一步推进中医医疗机构落实改善医疗服务举措，在公立中医医疗机构做到"五个统一实现"的要求，即实现100%专家门诊（含特需）上下午出门诊比达到1：1，实现100%复诊患者诊间预约，实现100%自助缴费机运行良好，实现100%的患者通过叫号系统引导到诊室门口候诊，实现100%窗口排队不超过15人。

法律能否为中医发展开出良方

2016年12月25日，十二届全国人大常委会第二十五次会议审议通过《中医药法》。作为第一部全面、系统体现中医药特点的综合性法律，《中医药法》对于中医药行业发展具有里程碑意义。本次《中医药法》亮点在于，建立符合中医药特点的法律制度，保持和发挥中医药特色和优势。有人认为，立法降低了中医药准入门槛，为公众带来安全隐患。对此，记者采访了有关部门和专家。

中医药立法意义何在

力求破解医师管理错位、制剂品种萎缩、药材质量下降等问题。

中医药是中华民族的瑰宝，是我国独特的卫生资源、潜力巨大的经济资源、具有原创优势的科技资源、优秀的文化资源和重要的生态资源。随着经济社会快速发展，中医药事业发展面临一些新的问题，主要表现为：中医药服务能力不足，特色和优势发挥不够充分；现行医师管理、药品管理制度不能完全适应中医药特点和发展需要，一些医术确有专长的人员无法通过考试取得医师资格，医疗机构中药制剂品种萎缩明

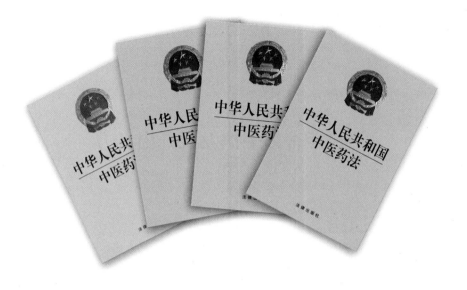

显；中药材种植养殖不规范，影响中药质量；中医药人才培养途径比较单一，人才匮乏；中医药理论和技术方法的传承、发扬面临不少困难。

中医药法制建设相对滞后，对中医药事业健康、持续、稳定发展带来了极大的不确定性因素。中国民间中医药研究开发协会会长陈珞珈教授说，由于之前中医药工作法制不健全，因人而异的现象比较明显。立法能够改变"人治"状况，"以法治医"，解决中医工作的多种历史遗留问题和新情况、新问题，使其不受干扰的健康前进。

王国强指出，国粹发展需要国法来保障。出台一部立得住、行得通、切实管用的《中医药法》是中医药行业的夙愿。《中医药法》以保护、扶持、发展中医药为宗旨，着眼继承和弘扬中医药，强化政策支持与保障，注重体制机制和制度创新，在很大程度上解决了制约中医药发展的重点、难点问题，有利于促进中医药的继承和发展。

中医药是中华文化、医学的宝贵财富，也是中华民族对世界的独特贡献。全国人大常委会法工委行政法室副主任黄薇认为，《中医药法》的影响力不仅是国内的，也是世界的，是为解决世界医改问题提供的中国方案。《中医药法》的颁布实施，有助于提升中医药的国际影响力，扩大中医药对外交流与合作，增强中华文化软实力，适应"走出去"战略的需要。

制度如何体现中医特点

师承家传也能成为中医医师，医疗机构可对中药饮片再加工。

中医看病望、闻、问、切，诊治方法不同于西医。《中医药法》立法工作，遵循中医药发展规律，建立符合中医药特点的管理制度，保持和发挥中医药特色和优势。

民间中医从业人员绝大多数具备一定的临床技能和经验，为基层百姓提供了必要的中医药服务，但现有医师资格考试难以评价其真实水平。《中医药法》根据民间中医从业人员主要是师承、家传等培养方式的实际，在充分考虑医疗安全风险的基础上，对师承方式学习中医和经多年实践医术确有专长的人员，开辟了通过实践技能及效果考核即可获得中医医师资格的新途径。

王国强表示，中医诊所主要是医师坐堂望、闻、问、切，服务简便，根据国务院行政审批制度改革的精神，将中医诊所由现行的许可管理改为备案管理，改变了一直以来以行政审批方式管理中医诊所的模式。这有利于进一步促进中医药服务的可及性，提升基层中医药服务能力，壮大基层中医药服务队伍。

全国人大常委会法工委行政法室张涛认为，考虑到中医药的特点和发展需要，《中医药法》对《执业医师法》《药品管理法》《医疗机构管理条例》等规定的管理制度进行改革完善。除改革完善中医医师资格管理制度和中医诊所准入制度外，一是允许医疗机构根据临床需要，凭处方炮制市场上没有供应的中药饮片，或者对中药饮片进行再加工。二是仅应用传统工艺配制的中药制剂品种和委托配制中药制剂，由现行的许可管理改为备案管理。三是明确生产符合国家规定条件的来源于古代经典名方的中药复方制剂，在申请药品批准文号时，可以仅提供非临床安全性研究资料。

我国中医药资源总量仍然不足，中医药服务能力仍然薄弱。黄薇说，《中医药法》进一步加大了对中医药事业的扶持力度，明确县级以上政府应当将中医药事业纳入国民经济和社会发展规划，建立健全中医药管理体系，将中医药事业发展经费纳入财政预算，为中医药事业发展提供政策支持和条件保障，统筹推进中医药事业发展。

扶持同时如何提升服务安全

建立中药材流通追溯体系，严重超范围执业吊销执业证书。

在《中医药法》审议过程中，到底是以管理约束为主还是以保护促进为主，成为业界和公众的关注重点。

王国强说，此次《中医药法》以保护、扶持、发展中医药为宗旨，坚持扶持与规范并重，加强对中医药的监管，加大违法惩处力度，强化政策支持与保障，确保人民群众就医用药安全。为预防和控制医疗安全风险，强化中医药服务监管。一是将根据《中医药法》的规定，制订针对以师承方式学习中医或经多年实践医术确有专长人员的分类考核办法，注重对其实践技能和效果的考核；二是制订中医诊所备案管理的具体办法，要求经备案的中医诊所不得开展备案诊疗范围以外的医疗活动，以限制诊疗范围的措施来降低医疗安全风险；三是对日常监管提出具体要求，加强对中医药服务的监督检查。

张涛介绍，一是明确开展中医药服务应当符合中医药服务基本要求，发布中医医疗广告应当经审查批准，发布的内容应当与批准的内容相符。二是明确制订中药材种植养殖、采集、贮存和初加工的技术规范、标准，加强对中药材生产流通全过程的质量监督管理，保障中药材质量安全。三是加强中药材质量监测，建立中药材流通追溯体系和进货查验记录制度。四是鼓励发展中药材规范化种植养殖，严格管理农药、肥料等农业投入品的使用，禁止使用剧毒、高毒农药。五是加强对医疗机构炮制中药饮片、配制中药制剂的监管。

《中医药法》同时加大违法行为的处罚力度。黄薇介绍，中医诊所、中医医师超范围执业，情节严重的，责令停止执业活动、吊销执业证书。

办中医诊所，"门"宽了吗

2019年《政府工作报告》提出"支持中医药事业传承发展"。根据《中医药法》规定，开办中医诊所由许可改为备案，民间中医经过考核就能拿证，这是中医界的重大利好。随着《中医诊所备案管理暂行办法》《中医医术确有专长人员医师资格考核注册管理暂行办法》等配套法规相继出台，中医药事业发展迎来了新的春天。

办证最多跑一次

简化了办事程序，减少了办事环节，压缩了办事时限，为申请人提供了方便。

"没想到这么快就可以拿到证！"日前，浙江省杭州市江干区江傅国拿到区卫计局发出的第一张中医诊所备案证。

江傅国原为杭州一家连锁药店的法定代表人，有20多年经营药品的经验。他发现药店难以满足老百姓的需求，就想开办一家中医诊所。但是，办一张医疗机构执业许可证，需要经过申请、公示、设置批准、环保、消防、验收、发证等7个环节，流程复杂，耗时长，门槛高，令人望而却步。

2018年12月1日，《中医诊所备案管理暂行办法》正式实施。江傅国前去了解办理中医诊所备案需要递交的材料与手续。他一次性交齐材料后，填写《中医诊所备案信息表》，环保、消防达到要求，人员具有中医类别医师资格证并工作满3年，材料齐全且符合备案要求，窗口当场受理并通过备案审核，当天领到中医诊所备案证，就可开展执业活动。江某说，中医诊所由审批制变为备案制，如今只需申请和发证两个环节，办证最多跑一次。而在以前，拿个证要花3个月甚至半年时间。

"过去开诊所有严格规定，场地必须长期固定，如果不是申请人所有的房产，需有5年以上租赁协议，不管能不能开诊所，先得投资租赁场地。单是诊所位置和场地的审核都需要半年以上。诊所审批多拖一天，就会多交一天的房租，大把的钱就打了水漂。备案制让中医诊所不再花冤枉钱。"北京慈方医院管理公司董事长贾海忠说。

中医坐堂，望、闻、问、切，不像西医需要配备相应的仪器设备。《中医药法》对《医疗机构管理条例》等规定的管理制度进行了改革完善，有利于中医根据自身专长和优势，开设各具特色的中医诊所，有利于激发社会力量办中医的积极性，丰富和完善医疗服务体系。

"由审批改为备案，简化了办事程序，减少了办事环节，压缩了办事时限，为申请人提供了方便"。河南省中医管理局副局长张健峰说，备案管理是针对仅提供传统中医诊疗服务的诊所做出的特殊法律安排，与审批管理有明显区别。

贾海忠认为，过去开办中医诊所，最气人的不是烦琐的流程，而是其他条件全部符合要求，最终却因周边医疗机构密度太高而遭拒。其实，人们看中医是找真正有医术的人，就算中医诊所一个挨一个，也不影响老百姓的选择。

国家中医药管理局政策法规司司长余海洋说，原有的中医诊所审批主要是前置审批，对是否符合当地区域卫生规划和医疗机构设置规划等条件进行审查。《中医诊所备案管理暂行办法》对只提供传统中医药服务的中医门诊部和中医诊所不做布局限制，取消具体数量和地点限制。据不完全统计，截至2019年1月，全国已有21个省份备案了129个中医诊所。

陈珞珈认为，中医诊所备案制能有效解决基层或是医疗资源缺乏地区百姓"就近就医"的问题，更好地满足群众多层次、多样化的中医药需求。

全面放开是误读

中医诊所实行备案管理，并不是放低开办门槛。对于存在不可控的医疗安全隐患和风险的服务，中医诊所不得开展。

河南省新乡市红旗区中医师赵小慧是一位中医专业的临床医师，受聘于一家医疗机构，从事医疗工作4年多，以中医传统诊疗为主。她一直有个心愿，希望开办一家诊所。

《中医诊所备案管理暂行办法》实施后，赵小慧通过备案审核，拿到自己的中医诊所备案证，成为一家中医诊所的创办人。她领取的是河南省第一张"中医诊所备案证"。

赵小慧并不知道，她能拿到中医诊所备案证，源于中医师资质年限的调整。原国家卫计委和国家中医药管理局在全国40个地市和甘肃全省开展的鼓励社会办中医的试点中，将执业年限由5年调整为3年。

备案制放宽市场准入门槛，有利于专业人员跳出体制，也为民间中医行医开了"绿灯"。《中医医术确有专长人员医师资格考核注册管理暂行办法》规定，取得中医（专长）医师执业证书者，即可在注册的执业范围内，以个人开业的方式或者在医疗机构内从事中医医疗活动。届时，大批民间中医将可获得中医（专长）医师资格证书，从而拥有行医、办诊所的资质。

国家中医药管理局有关负责人说，中医诊所实行备案管理，并不等于全面放开。按照"非禁即入"的原则，凡是法律法规没有明令禁入的领域，都要向社会力量开放。目前，开展备案的中医诊所，是指在中医药理论指导下，运用中药和非药物疗法（包括针灸、拔罐、推拿等）开展诊疗服务以及中药调剂、汤剂煎煮等中药药事服务的诊所。

这位负责人指出，中医诊所不得提供西医西药服务，也不得开展存在不可控的医疗安全隐患和风险的服务，如中医微创类技术、中药注射、穴位注射等。

"中医诊所实行备案制管理，并不是放低开办门槛"。余海洋说，国家中医药管理局制定《中医诊所备案管理暂行办法》《中医诊所基本标准和中医（综合）诊所基本标准》，从制度层面对中医诊所备案进行标准化，明确了中医诊所备案需要的条件、程序和标准。中医诊所备案制的建立，不仅先期具有实践基础，也有社会需求，国家从制度上对诊所备案进行了完善，保证了中医药尤其是中医诊所的发展更加规范健康。

事后监管待强化

备案管理是一种管理手段，本质是简化事前管理，提高办事效

率，而不是放松监管。

《中国的中医药》白皮书显示，截至2015年年底，全国中医类别执业（助理）医师45.2万人（含民族医医师、中西医结合医师）。中医类门诊部、诊所42528个，其中民族医门诊部、诊所550个，中西医结合门诊部、诊所7706个。

现行的《中医诊所基本标准》和《中医（综合）诊所基本标准》中规定，中医治疗率不低于85%，有相当数量的中医诊所提供中西医两种服务。不少人问，中医诊所以前实行许可制，如今实行备案制，一种是提供中西医服务，一种是提供纯中医服务，两种制式如何有效衔接？

余海洋介绍，《中医诊所备案管理暂行办法》（以下简称《办法》）规定中医诊所只能提供中医药服务，两类不同制式的中医诊所实行分类管理自主选择。一是《办法》施行前已经设置地提供中西医两种服务的中医诊所，在《办法》颁布实施之后，可根据自身实际情况，自主选择举办诊所的管理方式。仅提供《办法》规定的中医药服务的，在医疗机构执业许可证有效期到期之前，可以按照《医疗机构管理条例》的要求管理，也可以按照备案要求管理，注销原医疗机构执业许可证后按《办法》规定进行备案。二是提供的服务不符合《办法》规定的服务范围或者存在不可控的医疗安全隐患和风险的中医诊所，仍然按照《医疗机构管理条例》的要求实行审批管理，实行审批管理的中医诊所更名为中医（综合）诊所，设置应符合原国家卫计委和国家中医药管理局印发的《中医（综合）诊所基本标准》。

中医诊所由审批改为备案，首要的问题是如何加强事后监管。根据《办法》规定，中医药主管部门需自备案之日起30日内，对备案中医诊所进行现场审查，并定期开展现场督察。针对中医诊所乱收费、虚假宣传、擅自执业、超范围经营等行为，要求停止执业活动并收回《中医诊所备案证》以及处以罚金等。此外，中医诊所不得出卖、转让、租借备案证。

"从文件要求看，是砍掉了行政许可环节；从诊所的举办来说，并没有放松要求。今后的核心问题是加强监管，特别是避免出现医疗事故。"北京中医药大学中药学院院长林瑞超说。

"备案管理是一种管理手段，本质是简化事前管理，提高办事效率，而不是放松监管"。张健峰说，目前，备案执业的中医诊所数量还比较少，直接管理诊所备案工作的县级卫生（中医）行政部门压力还不明显。随着备案中医诊所数量持续增加，执业活动日益频繁，转变监管方式、提高监管能力将成为县级卫生（中医）行政部门的重要任务。监管人员不足、监管能力不足和繁重监管任务之间的矛盾也将显现出来，需要通过壮大监管队伍、增加监管力量、转变监管方式加以解决。

新乡市红旗区卫计委副主任申林介绍，区卫生监督和中医管理部门及时进行现场核准和监督检查，确保诊所开办规范，确保群众的健康权益，确保中医诊所备案办得快、管得好，以更彻底的放权、更有效的监管、更优质的服务，营造便民利民的好环境。

陈珞珈认为，中医诊所实行备案制后，政府部门需要完善医疗质量控制，强化立体监管体系，确保医疗质量和治疗安全。

（备注：2021年6月3日，国务院印发《关于深化"证照分离"改革进一步激发市场主体发展活力的通知》，进一步放宽社会办医审批制度，诊所行业准入制度再放宽！）

中医诊所为何遍地开花

2020年7月1日，《中医药法》实施3周年。按照法律规定，国家卫健委、国家中医药管理局陆续出台《中医诊所备案管理暂行办法》（以下简称《办法》）等配套制度。这是全面依法治国在中医药领域的生动实践。如今，随着我国中医医疗服务体系不断健全，广大居民看中医更方便。从审批制改为备案制，开办中医诊所发生了哪些变化？医患双方对此有何感受？

审批改为备案

简化了办事程序，减少了办事环节，压缩了办事时限，为申请人提供了方便。

"在家门口就能看中医，真是太方便了！"29岁的陈灵珠是深圳一家企业的财务人员，每月受痛经折磨，痛到浑身出虚汗。由于没时间跑大医院，她便来到家门口的紫苏中医诊所，抓了7剂中药，吃了药之后，她感觉疼痛比以前轻多了。

"开中医诊所，不用再跑路，全流程网上办。"深圳问止中医诊

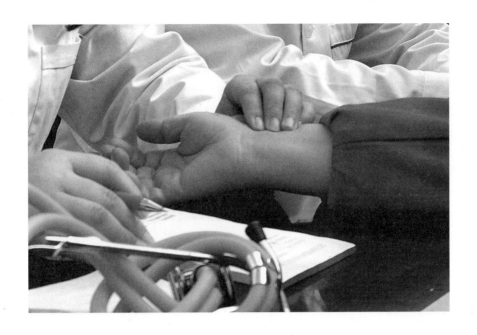

所副总裁付海城说。他在中医行当干了10多年，办过坐堂中医诊所，开过中医馆，过去审批手续至少需要两个多月，不知要跑多少趟。如今中医诊所实行备案制，不用审批，网上填报申报材料就行。他在网上填写了工商核名表，3天后收到核名通过的短信。之后，他上传了营业执照、医师信息和诊所平面图等信息，大约3个工作日后，就收到了核准信息。"装修还没结束，证就下来了。办诊所原来可以这么轻松！"付某说。

和顺堂是深圳市一家融中医和中药于一体的连锁经营企业，2018年7月19日被广东省中医药管理局确定为广东省中医连锁医疗机构。目前，和顺堂开设了101家连锁国医药馆，其中深圳42家。和顺堂遍布各地，得益于广东省出台的《关于连锁中医医疗机构管理的试行办法》，对同一法人设置仅提供传统中医药服务的中医医疗机构，实行"总部审批、分支备案"，对其新设分支实行简化流程办理，推动社会办中医机构连锁集团化发展。

广东省卫健委副主任、广东省中医药管理局局长徐庆锋表示，广东省把中医药作为社会办医的优先领域，推动中医服务机构连锁化、规模化发展，大力发展"互联网+中医药"新型服务模式，打造中医药健康服务品牌，让群众在家门口就能获得优质服务。

如今中医备案诊所多起来，源于2017年12月实施的《办法》。中医诊所由审批改为备案，简化了办事程序，减少了办事环节，压缩了办事时限，为申请人提供了方便。

余海洋说，原有的中医诊所审批主要是前置审批，如今中医门诊部和中医诊所不做布局限制，取消具体数量和地点限制。

记者从国家中医药管理局获悉，自《办法》实施以来，中医备案诊所数量持续大幅增加，2017年、2018年、2019年底全国备案中医诊所数量分别为195家、8376家、15917家，截至2020年8月2日全国备案中医诊所达18785家。备案较多的省份为四川、山东、广东、河北等。

四川省中医药管理局局长田兴军说，中医诊疗模式与家庭医生制度高度契合。开办备案制中医诊所，让中医药服务进社区，提高了中医药服务在基层的可及性，满足了百姓多样化的医疗需求。

放宽准入门槛

专业人员根据自身专长和优势开设各具特色的中医诊所，调动了社会力量办医积极性。

百汇堂中医诊所的法人代表吴子清并没有开办诊所的经验。2018年1月底，他将诊所装修好后，便将医师资格证书、周边环境评估等资料交到当地卫建委。工作人员确认资料无误后，当场发放了中医诊所备案证。

如今，中医诊所有11位退休教授前来坐诊，中医诊所让他们有机会为百姓医治病痛。诊所每天接诊的患者一部分来自当地社区，也有不少患者是远道而来的。

中医诊所实行备案制管理，宽松的政策让大医院都"动心"了。位于成都市青羊区玉沙路的福德中医诊所，由四川省第二中医医院开办。诊所由名老中医专家坐诊，免去医院看病预约、挂号、缴费等流程，深受患者欢迎。

四川省第二中医医院副院长苟文伊表示，福德中医诊所是四川省第二中医医院的一个窗口。医院以开办备案制中医诊所为契机，布局社区医疗，进一步发挥了中医药特色优势，推进了中医诊所品牌化发展。

《办法》明确规定，法人与个人均可以开办中医诊所，但目前申请备案以个人为主。中医诊所备案制实施后，推动了医生多点执业，增加了中医药服务供给。

近年来，深圳市出台《深圳市推进社会办中医试点工作方案》等规范性文件，规定公民、法人或者其他组织可以在特区申请设立医疗机构；取消筹建环节，社会办医疗机构符合条件的直接可申请执行登记；取消环保、消防、环评报告等前置许可；取消社会力量办医的机构数量、等级、床位规模、选址距离限制；对所有社会办医疗机构的申请审批，公开办事指南，统一标准流程，全部实行网上办理。

田兴军介绍，《办法》明确对于以师承方式学习中医或者经多年实践、医术确有专长的人员，通过考试或考核取得医师资格的人员，可以个人开办中医诊所。《办法》遵循中医药发展规律，有利于传承中医药精华。

国家中医药管理局有关负责人表示，中医坐堂，望闻问切，不像西医需要配备相应的仪器设备。中医诊所备案制放宽了市场准入门槛，专业人员根据自身专长和优势开设各具特色的中医诊所，调动了社会力量办医积极性，也为民间中医行医开了"绿灯"。

加强事后监管

备案管理不是放松监管，而是从注重事前审批转变为事中、事后监管。

在四川省简阳市简城建设西路某中医诊所，卫生执法人员检查发现，诊所执业人员只有火疗保健师专业资格证书，却没有医师资格证书和医师执业证书。随后成都市开展专项整治行动，有效地规范了医疗服务市场秩序，让百姓求医问药更放心。

对于实行备案制的中医诊所，卫生执法部门加强依法执业、医疗质量和医疗安全等监管。自中医诊所备案之日起30日内，对备案的中医诊所进行现场核查，定期开展现场监督检查，对中医诊所实行不良执业行为记录制度，并为诊所负责人提供统一的学习途径和交流平台。

按照规定，中医诊所只能运用中药和针灸、拔罐、推拿等手段开展诊疗服务，以及开展中药调剂、汤剂煎煮等中药药事服务。中医诊所不得提供西医、西药服务，不得开展存在不可控的医疗安全隐患和风险的技术等。

随着开办中医诊所的门槛进一步降低，大量中医备案诊所应运而生，如何保证"放而不乱"呢？

深圳市福田区引入智能化手段，医生需要人脸识别才能登录系统开处方。该区卫生监督所副所长郭连平介绍，运用互联网实时在线监管，主要包括处方是否规范、收费是否合理、用药是否规范等内容，破解了监管人员短缺的难题。

我国已将中医诊所备案纳入全国统一的医疗机构注册联网管理系统，纳入国家卫生健康年度信息统计，定期对中医诊所备案情况进行统计、调度，备案工作实现信息化操作、异地互联互通和联网管理，推动行业监管精细化。

部分省级中医药主管部门积极落实监管职责，结合实际对备案中医诊所名称、执业范围等事项进行细化明确，推进不良行为积分制度，探索开展诚信指数制度建设，推动了监管方式向日常化、规范化、精细化转变，行业监管能力和水平不断提升，督促中医备案诊所提升医疗服务质量，为群众提供更加规范优质的中医药服务。

国家中医药管理局要求落实各级中医药主管部门监管职责，尊重中医药服务的特殊性，避免在监督执法中"中西医一刀切"。

民间中医能靠本事吃饭吗

作为《中医药法》的配套文件，《中医医术确有专长人员医师资格考核注册管理暂行办法》（以下简称《暂行办法》）在2017年底正式实施，规定中医医术确有专长人员医师资格考核。考核不是考试，而是以专家评议方式进行评价，这是中医类别医师准入制度改革的突破，符合中医药的学术特点。不看分数看本事，民间中医能合法行医了吗？

师带徒有了新出路

考核不是考试，而是以专家评议方式进行评价，这是中医类别医师准入制度改革的突破。

56岁的海南省三亚市吉阳区红沙社区的王堂珍，每天总要看几次日历，盼着时间能过得快一点。2018年5月，全国各地中医医术确有专长人员医师资格考核报名工作陆续开始。他想早点拿到行医资格证，让自己合法行医。

王堂珍原先有行医资格证。他自学中医近10年，参加过上海和广州的函授学习，1988年参加海南省三亚市卫生局考试取得执业资格。

1998年《执业医师法》颁布，其中第九条规定：参加执业医师资格考试或执业助理医师资格考试的人，首先必须具有医学专业本科、专科或中专学历。而该法规定的师承或确有专长中医执业医师考试，既没有考试所需的具体考核内容和标准，也没有部门组织。2007年，国家中医药管理局发布文件，要求妥善解决中医医师资格认定。当他拿着这份文件和所有证件前往办理时，却被告知文件已过期，不能办理。

说起王堂珍的医术，当地人有口皆碑。一位俄罗斯女留学生婚后3年不孕，在几家大医院治疗未愈，来三亚旅游时经人介绍找王堂珍，开了60剂中药带回家，服完药就怀上了双胞胎。

像王堂珍这样确有专长的民间中医，若放弃行医，不仅丧失谋生手段，还会导致某些独具特色、疗效显著的中医药宝贵技术和方法失传；若继续行医，往往成为打击非法行医行动的对象。为继承这些技术，有的执业医师拜民间中医为师，出现了"学生有资质，老师无资质"的怪现象。

2017年7月，《中医药法》正式实施，规定以师承方式学习中医或经多年实践、医术确有专长人员，由至少2名中医医师推荐，经实践技能和效果考核合格后，即可取得中医医师资格；进行执业注册后，可从事中医医疗活动。《中医药法》突破制度上的瓶颈，彻底打通了中医师带徒人员和确有医术人员的执业路径。

作为《中医药法》的配套文件，《中医医术确有专长人员医师资格考核注册管理暂行办法》在2017年底正式实施，规定中医医术确有专长人员医师资格考核，采取专家现场集体评议方式，以现场陈述问答、回顾性中医医术实践资料评议、中医药技术方法操作等形式为主，必要时采用实地调查核验等方式评定效果。为确保考核公平公正，防范考核舞弊风险，在充分考虑专家队伍基数基础上，规定考核专家人数为不少于5人的奇数。

考核不是考试，而是以专家评议方式进行评价，这是中医类别医师准入制度改革的突破，符合中医药的学术特点。专家表示，《暂行办法》规定对中医医师资格管理进行了改革创新，通过实践技能及效果考核，民间中医就能拿到中医医师资格证。

不少民间中医担心，通过专长考核拿到的证书含金量不足，在行医过程中会受到歧视。余海洋表示，此类人员的医师资格考核由省级中医药管理部门组织，且中医医术确有专长人员多成长于当地，在当地群众中认可度高，应当鼓励其更好地为当地群众提供中医药服务，规定中医（专长）医师在其考核所在省级行政区域内执业。拟跨省执业的，需经拟执业机构所在省级中医药主管部门同意并注册。

扶老树更需栽新苗

陈珞珈在各地讲课时，经常会被人问：全国几十所中医药大学培养了大量的毕业生，还需要从民间考核录用中医吗?

陈珞珈为记者提供了一组数据：在全国卫生技术人员中，中医中药人员仅占7%。全国平均每个乡镇卫生院仅有1.85位中医；每个社区卫生服务站仅1.08位中医，而且这些中医并非全用中医的方法治病。每家诊所的中医人员不足1人。一些农村和西部偏远地区，已经找不到中医看病了。

民间中医是指"三无中医"，即"无校、无照、无庙"。陈其广说，"无校"是没在正规医药院校接受过学历教育；"无照"是没有政府法规正式审查合格后颁发的证照，甚至连乡村医生的证照都没有；"无庙"是没有正规的执业机构。据中国社会科学院调查，在农村边远地区仍然生存着至少15万名民间中医，他们长期处于有用、有益却"非法"的状态。

"基层和农村不需要中医吗？"陈珞珈说，这次考核注册民间中医，既保存了师带徒形式和民间独特疗法，又解放了一批身怀绝技确有疗效的中医，用改革思维与制度创新来加快充实基层和农村的中医人力资源，体现了中医药管理部门的勇气、担当和智慧。

陈其广认为，不少地方把民间中医"进门难"当成解决历史"遗留问题""只扶老树不栽新苗"。如果按照这样的思路，相当于断了年轻人通过师承学习中医的路。偏方治大病，高手在民间。中医的理论比较抽象，实践上有很多难以量化的地方，如脉象的判断，其微妙之处，是书本上学不来的，不但需要临床实操，还需要老师手把手地教，师承模式比较适合中医的特性。

中医药人才培养有两种模式：院校教育和师承教育。《暂行办法》的实施绝不是解决民间中医行医问题的权宜之计，而是培养中医人才的长久之策。陈珞珈说，过去中医主要是通过师带徒方式培养人才，与西方现代医学主要靠医学院校培养人才的模式是不一样的。中医的水平与学历有关，但不能唯学历论。

历代中医名家辈出，很多国医大师都不是院校教育培养出来的。如蒲辅周、董建华、李重人、王绵之等，并没有接受过正规的院校教育。陈珞珈说，很多省市的中医药管理局领导及名老中医，都是以优秀的成绩考试录用进来的。穿了"皮鞋"的中医，要多关心那些还在穿"草鞋"的中医。

国家中医药管理局有关负责人表示，原来的《传统医学师承和确有专长人员医师资格考核考试办法》继续实施，保留师承和确有专长人员通过国家统一考试取得医师资格的原渠道不变。《暂行办法》实施前已取得《传统医学师承出师证书》和《传统医学医术确有专长证书》的，可申请参加国家医师资格考试，也可申请参加中医医术确有专长人员医师资格考核。

江湖骗子进不来

不埋没人才也不放任自流，不限制发展也不降低标准，把好民间中医人才的"入口"。

不少人担心，大量民间中医通过考核注册后，会不会导致中医队伍质量下降？

"在严格规范的临床考核面前，江湖骗子是不可能进来的。"陈珞珈认为，《暂行办法》规定，申报人有两个条件：以师承方式学习中医的，要连续跟师学习中医满5年；经多年中医医术实践的，要有医术渊源，在中医医师指导下从事中医实践活动满5年或者《中医药法》施行前已经从事中医医术实践活动满5年。两者共同的条件是：对某些病症的诊疗，方法独特、技术安全、疗效明显，都要有2名执业中医师推荐。能否给他们发证，关键是有一系列完整配套的临床考核办法，还有5位同专业或同专科的专家对其临床疗效进行系统、全面的考核。

不少民间中医担心，他们长期在农村或基层看病，与体制内的中医没有联系，找不到2名执业中医师来推荐，推荐的中医也不了解他们。陈珞珈建议，各地在制订地方《实施细则》时，应正视并妥善处理这一问题。考核录用民间中医，关键在于临床水平，而不在于有几个执业医师来推荐。2名执业中医师推荐，不能成为前置条件。

国家中医药管理局有关负责人表示，中医医术确有专长人员医师资格考核，一是注重风险评估与防范，对具有一定风险的中医医疗技术，由考核专家综合评议其安全性和有效性。二是注重分类考核，针对参加考核者使用的技术方法，分内服方药和外治技术两类设计考核内容、考核程序、安全风险评估及防范要点。三是注重效果评价，由考核专家根据参加考核者的现场陈述和回顾性中医医术实践资料，综合评议其医术是否确有疗效，现场把握不准的，可通过实地走访、调查核验等方式进行综合评定。

有的民间中医认为，这次只让报考"内服方药类"或"外治技术类"一个专科或者自己擅长看的几个病，国家不应束缚民间中医的手脚。陈珞珈说，仅内科就有几百种病，现在三甲中医医院的内科主任医师，一辈子只会看一个系统的病，如脾胃病、肺病、肾病、心病等，有的专家甚至一辈子就专门看一个糖尿病。治病是人命关天的大事，不设门槛，不进行规范严格的临床考核，如何保证中医的疗效和安全性？

"不埋没人才也不放任自流，不限制发展也不降低标准。"张健峰说，考核应侧重基层实践亦兼顾基础理论，避免产生只重经验、不知经典的"跛足"式人才，这样才能把好民间中医的"入口"。

民间中医考核为啥引不满

2019年2月，广东等地公布了参加中医"确有专长"考核复审合格名单，广西、天津、青海等地完成了考核工作。一些参考人员反映，考核工作存在违反《中医药法》的行为，层层加码，组织不规范，考核太随意，导致审核合格人数少，考核通过率低，引发考生不满。专家建议，对于民间中医考核不宜过于严苛，纠正考核工作中存在的不规范行为，让更多民间中医合法行医，确保《中医药法》落实，推动中医的传承发展。

民间中医报考无门

2017年12月，原国家卫计委签发实施《中医医术确有专长人员医师资格考核注册管理暂行办法》（以下简称《暂行办法》）。目前，全国大部分的地区已出台相关实施细则，不少地区组织首次考核工作。但有参考人员反映，考核门槛过高，致使参考人员无法报考，无法突破制度瓶颈，"确有专长"考核遭遇"严冬"。

部分省市报考合格率只有1%。广东省参与报考人员1万多人，初审、复审后通过3600多人，广东省中医药管理局终审只通过140人，报名总数与通过比率低至1%左右。天津参加报名1700人，初审合格112人，终审合格54人，合格率为3.2%。与广东省相比，其他省终审合格人数较高，湖南3465人，浙江1190人，安徽2827人，四川4823人。

考核通过率低至10%左右。陕西全国第一个先行试点"确有专长"考核，144人参加，通过103人，通过率71%。除此以外，其他地区通过率较低。青海参加考核人员161人，通过考核18人，通过率11%；广西参加考核的有2540人，通过考核156人，通过率为6.1%；天津通过名单还未公布。即使天津的终审合格人员全部通过，全国平均通过率也仅为3.2%。

越不过的推荐关。《中医药法》及其配套文件《暂行办法》规定申请考核者必须有2名中医师推荐。但在一些地区出台的实施细则中，对推荐医师的要求甚高。浙江省规定，每名考核者需要3名推荐医师。有的省市要求必须是副主任医师以上，或者是取得执业医师10年以上者，方能担任推荐医师。有的要求推荐医师必须是三甲医院医生，甚至要求推荐医师必须对被推荐者的医术专长承担技术责任等。有的规定每位推荐医师每年只能推荐2人参加考核。参考人员反映，在一个县区内，具有副主任以上职称的中医师本来就不多。一个县内有几十人报考，连推荐医师都找不到。民间中医由于长期在农村、乡镇从事医疗活动，与中医执业医师的接触很少，寻找2名同类别的中医执业医师难度可想而知，推荐医师成为报考人员一道难以逾越的门槛。在一些地方，推荐医师成为收费项目，少则收几千或上万元，多则要花三四万元的费用。

通不过的审核关。大多数民间中医"确有专长"人员不可能有完整家传、跟师或自学的证明材料，即使有也是零散、不规范的，更多的只能用描述说明，或者由患者、医师做推荐。一方面，民间中医能够在医学期刊上发表论文、开发专利的人群少之又少，另一方面，中医诊疗过程中大都使用望、闻、问、切等方式，通常缺少病历资料，而所辖区域医院并不会轻易出具疗效评价结论。如果仅凭材料"不齐全、不规范"而否定考核资格，有违基层民间中医现状。

《中医药法》自2017年7月1日起实施，但广东报名规定的实践时间限定在2017年1月1日之前，2017年1月—7月的实践不被认可，导致相当一部分确有专长人员失去报名资格。考核报名要求所在地村委会、居委会或县级卫生部门、中医药主管部门为中医医术确有专长人员出具实践满5年以上的证明，而卫计委和中医药管理局在制订相关规定之前也并未与村委会、居委会等部门沟通好达成一致意见，导致报考人员无法开具相关证明。

广东省中医药管理局委托广州中医药大学职业技术学院为第三方审核调查机构，由该学院学生担任调查人员给报考人员和指导老师打电话核实相关基础信息。但受访者普遍反映审核调查人员不专业、言语唐突，未能很好地表明身份和来意。

考不过的考核关。一些地区在组织"确有专长"考核过程中，存在如下问题：

①组织不规范。天津在正式考核之前加入一个基础知识考试，考核时间随意变更，最初是12月9号，后来改成12月6号，考核时没有5名专家亲临现场。广西考核过程没有严格按照考核规程进行，考官不戴胸牌，不让考生按程序完成考试，某些学员只考15分钟就出了考场。

②内容太随意。考核专家并不了解学员所报的类型。天津问考核人员一些与考试不相关的问题，考核时中药认识环节，不配备中药材。考生当场提问考官中药在哪里？考官说没有中药。如外治技术不考核实

际操作等，现场考试没有准备艾条。

③结果难信服。广西桂林市永福县蒋万定等113名考生对公示结果的规范性存在质疑，联名申请行政复议，主要内容包括没有按照国家规定公布考核成绩；从2018年12月23号考试结束到12月26的名单公布，短短2天时间，全部2500多名考核人员，统计的工作量巨大，怎么有足够的时间完成统计成绩；对名单部分人员的真实水平存在质疑，多人年龄仅有20多岁，怎么有足够的时间去学习，从事多年的中医医疗实践。

尽快依法开展考核工作

"中医来自民间，民间是培育中医药的真正土壤"。陈其广教授说，这些散居在边远和贫困地区的民间中医，一定程度上能解除当地群众病痛，成为我国基层卫生事业不可或缺的组成部分。高手在民间，偏方治大病。从某种意义上说，在应对慢性病、老年病、疑难杂症等方面所受到的挑战，民间中医坚守阵地展示中医药特色和优势。

中国社科院中医药事业国情调研组曾做过推算，全国确有专长的民间中医人数在40万左右，能以医为生的人数不低于15万。如果以现有的考核通过比例，民间中医非法行医还将长期存在。陈其广认为，出台《中医药法》是为了发展中医，而不是限制中医。《暂行办法》规定对中医医师资格管理进行了改革创新，通过实践技能及效果考核，民间中医就能拿到中医医师资格证。各地对民间中医考核不宜过于严苛，为民间中医合法行医打开绿色通道。

陈珞珈说，落实《中医药法》，摆脱"非法"的尴尬，让民间中医人才能够通过考核而拥有身份，堂堂正正地挂牌行医，不单是为了保

创新编
CHUANG XIN BIAN

护民间中医人士的特色技术，更是为了传承中医药事业"薪火相传"，为健康中国造福。

严格依据《中医药法》及其配套文件《暂行办法》实施考核，简化不必要的申报手续，不得层层加码，不要设定通过率。陈珞珈说，考核不是考试，而是以专家评议方式进行评价，这是中医类别医师准入制度改革的突破，符合中医药的学术特点。《中医药法》出台这项新政的本意，就是要解决广大医术确有专长民间中医无证行医的问题，不能为考核设置障碍。各地要对照《中医药法》和《暂行条例》，简化申报手续和材料，纠正考核工作中存在不规范行为，重点提高考核质量，确保民间中医合法执业。

"推荐医师"只要是具有执业医师资格的中医医师担任即可。中国民间中医医药研究开发协会副会长江淑安说，《中医药法》规定，申请考核者必须要有中医医师推荐，但这一规定的本意是取"同行推荐"的原则，并不是以推荐医师的技术水平、职务高低来决定报考者技术水平的高低。所以，不必要求要有副主任医师以上职称，或工作10年以上的中医医师才能担任"推荐医师"。

对某些特殊情况，从医多年的，成绩突出的，应予免找"推荐医师"。江淑安建议，如具有乡村医生执业证者、具有《传统医学师承出师证》者（即参加卫生部52号令考试获得的）、《传统医学医术确有专长证书》者、1998年6月26日以前取得中医师（士）技术职称者、获得过县级以上科技成果奖或获得省以上中医药学会评审鉴定的中医药学术成果或优秀论文奖者，在考核报名时应不需找"推荐医师"。

经典名方如何焕发生机

中国游客在日本爆买"汉方药"的消息持续引起关注。顾名思义，"汉方药"的方子，大多来自汉代张仲景的《伤寒杂病论》等中医典籍。得到认定的经典名方，在日本由药企直接生产。而在中国，类似情况却需按照新药标准审批，2013年中药新药获批37个、2014年11个、2015年7个。我们是"捧着金碗讨饭吃"，"老祖宗的宝贝"却成为人家的摇钱树，让经典名方"豁免"临床的呼声越来越高。

国家利好政策的出台，有望缓解这种尴尬。2017年10月，中共中央办公厅、国务院办公厅发布《关于深化审评审批制度改革鼓励药品医疗器械创新的意见》后，国家食药监总局随即发布了关于中药的细分文件。大思路是支持中药传承和创新，对于经典名方类中药，按照简化标准审评审批，并在征求意见稿中提出，符合要求的经典名方制剂申报生产，可仅提供药学及非临床安全性研究资料，免报药效研究及临床试验资料。

如果相关政策顺利落地，可谓是依法保障中医药发展的一大步。2017年7月1日起执行的《中医药法》第三十条规定："生产符合国家规定条件的来源于古代经典名方的中药复方制剂，在申请药品批准文号时，可以仅提供非临床安全性研究资料。"日本"汉方药"所用的主要方子只有200多个，每年却能创造10亿美元的销售额。我国历史上有文字记载的方剂近10万个，但经典方剂销售额却不到100亿元人民币，在全国中成药销售市场中占比很低。国家中医药管理局正在加紧制订中药经典名方名单，如果老树成功开出新花，将为中药产业带来巨大的提升空间。

古有历史积累，今有世界探索，经典名方的简化审批不妨步子迈得再大些。比如家喻户晓的经典名方六味地黄丸，因为20世纪80年代就完成注册，属于幸运儿。如果按现行药品注册规定，每个病种需要成千上万的病例观察，几十年也做不完。西药在化学合成前没给人用过，需要验证其对人体的有效性和安全性，而经典名方在人体上验证成百上千年，效用不对的早已淘汰，并不需要再进行相似的临床试验。符合简化注册审批的7项条件仿佛一道道筛子，如果不加辨别，一些在临床上普遍应用的品种可能被"冤杀"。如征求意见规定，适用范围不包括急症、危重症、传染病，不涉及孕妇、婴幼儿等特殊用药人群。但像六味地黄丸这样的经典药品，最早却是儿科用药。简化注册办法，应在保障好公众用药安全的前提下拿捏好度，让更多的经典名方走出尘封的古籍，让百姓最大程度享受政策红利。

经典名方简化注册改革，可谓是牵一发而

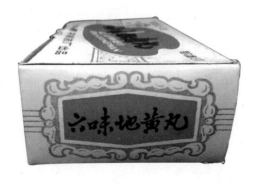

动全身。现在看，首家申请人提交的"标准煎液"公示期为6个月。公示期内，其他申请人继续申报，一并予以公示。"标准煎液"究竟算谁的孩子，从征求意见来看，不具有排他性。经典名方不能作为新药，有可能陷入无主公地的悲剧，更缺乏打入国际市场的资质。中药是我们的宝贵遗产，使用经典古方，开放性开发是成长的关键，知识产权保护则是立足的基础。颁发了"身份证"，还需加盖"防盗水印"，期待更多的政策为经典名方"松绑护航"，让古人的智慧经验为今人健康再立新功。

创新编
CHUANG XIN BIAN

从方到药要走多远

2020年6月2日，习近平总书记召开专家学者座谈会强调："要加强古典医籍精华的梳理和挖掘，建设一批科研支撑平台，改革完善中药审评审批机制，促进中药新药研发和产业发展。"

2020年5月，《古代经典名方关键信息考证意见》第一批7首方剂向全社会广泛征求社会意见。

2008 年，国家食品药品监督管理总局发布《中药注册管理补充规定》，提出"来源于古代经典名方的中药复方制剂，可仅提供非临床安全性研究资料，并直接申报生产"。

从"方"变成"药"，好似一道难以逾越的坎，记者对此进行采访调查。

挖掘古籍精华

从百余部有代表性的古医籍10万余首方剂中遴选经典名方，逐层筛选，真正做到百里挑一。

最近，南京中医药大学国际经方学院院长黄煌收到一张洋娃娃的照片，这是拉脱维亚留学生安妮的第二个宝宝。生宝宝曾经是她的奢望，在本国求医无效，来到中国留学后，经人推荐，她慕名找到黄煌。

黄煌为她做了诊断。她第一次吃中药，并不觉得药很苦，连续服药27天后，身体状态明显好转。这让她兴奋不已，她当年就回国，后来生育了一个男孩。如今，她已是两个孩子的妈妈，她说："是中国经方让我当上了妈妈。"

中国中医科学院中药所研究员张华敏介绍，古代经典名方是指至今仍广泛应用、疗效确切、具有明显特色与优势的古代中医典籍所记载的方剂。这些方剂经过长期临床验证，疗效确切。如果严格按照一般药品生产的规定进行临床试验后再审批，耗时长，费用高，不利于调动企业的生产积极性。

2017年7月1日实施的《中医药法》，这部中医药领域的基本法为古代经典名方的研发提供了法律保障。

编制《古代经典名方目录》为深入挖掘中医药宝库中的精华开启方便之门。根据《中医古籍总目》记载的历代代表性医籍，结合医史文献学专家推荐，确定《伤寒杂病论》经方、官修方书和历代有代表性的古医籍作为重点遴选文献，以103种代表性医籍所载10万余首方剂作为古代经典名方遴选范围。经多学科专家多轮论证、广泛征求意见，逐层筛选，真正做到百里挑一，最终形成100首第一批《古代经典名方目录》， 2018年4月16日由国家中医药管理局发布。

中国中医科学院牵头组建由全国代表性、权威性的行业内专家组成古代经典名方专家委员会，中国工程院院士王永炎担任主任委员，黄璐琦担任副主任委员。国家局设立古代经典名方关键信息考证课题，选择部分方剂进行系统考证和梳理研究，制订了考证总原则及细则，明确了所选方剂的关键信息结果，并多次征求专家委员会的意见。

张华敏说，来源于古籍的经典名方，有着上千年的"人用经验"，在常见病、多发病、慢性病等领域广泛适用，其开发利用可填补我国部分疾病的医疗药物空白，有效缓解我国老龄化、慢性病"井喷"等一系列社会问题带来的日益严峻的医疗需求。

国家中医药管理局副局长王志勇说，遵循中医药规律，简化审批程序，深化中药注册领域改革，将古代经典名方发扬光大，造福广大社会公众，是新时期传承创新中医药的切入点和突破口。

考证关键信息

既要"尊古"，确保经典名方的临床疗效，又要"崇今"，适应现代化大生产的需求。

81岁的陈婆婆家住在浙江省杭州市江干区。最近，她不饥、不食，没有吃饭的欲望，找到了浙江中医药大学教授连建伟。把脉、看舌苔后，连建伟问她："背部是不是有手掌大的痛感区？"陈婆婆说："背部确实有一块。"是不是头昏？胸部涨满吗？得到的都是肯定的答复。陈婆婆笑言，不是医生问，她都想不起来有这些症状。连建伟说，她的症状是典型症状，在中医的典籍上都有记载。陈婆婆吃了3周的药，所有的症状都消除了。

连建伟开出的药方是苓桂术甘汤，该方剂出自东汉张仲景《金匮要略》，处方、制法及用法为：茯苓四两，桂枝、白术各三两，甘草二两。以水六升，煮取三升，分温三服。连建伟说，古方今用不能简单地按古籍记载直接使用。古籍中剂量若按度量衡原方折算，与当今主流用量严重不符。他建议，系统研究古代度量衡与现代对应关系，探索估量单位的折算方法，明确古方计量单位折算现代剂量方法，明确相关剂量，让古代经典名方走进现代人的生活。

国家中医药管理局科技司副司长陈熔虎说，经典名方应用历史久远，在不同历史时期变革中，涉及中药材基原变迁、度量衡换算、古法炮制现代工艺转化等难点问题，而药材基原、炮制技术、剂量换算、煎煮方法等关键信息的模糊性，则直接阻碍了药物研发的进程，成为中药经典名方制剂注册审评工作中的瓶颈问题。

经典名方关键信息的考证，不能仅着眼于某一处方时代。以枳实为例，原料用酸橙还是用甜橙？黄璐琦介绍，宋代以前的基原主流是芸香科枸橘。宋代以来医家认为，具有"翻肚如盆口唇状"的酸橙品质更佳，并认为枸橘"不堪用"，枳实的植物基原遂转为酸橙。《中国药典》规定枳实的来源尚有甜橙，但其品质不及酸橙，因此宜选择酸橙。

如何将传统用药方法转化成现代生产工艺，并保持二者质量属性的一致性，是经典名方研发过程中所面临的现实问题。明代《证治准绳》养胃汤中的苍术，原方明确其炮制方法为"以米泔浸洗"，其炮制目的是为了去其油，减少其燥性，与现代麸炒苍术的目的一致，综合现代炮制方法建议炮制规格为"麸炒苍术"。张华敏表示，在尊崇古方原义的基础上，以现行标准规范为参照，衔接古籍记载和现行规范，基于现行《中国药典》及相关炮制规范，选择最接近原方出处的品种和炮制规格。

国家中医药管理局日前制订《古代经典名方关键信息表(7首方剂)(征求意见稿)》和《古代经典名方关键信息考证原则(征求意见稿)》，包括苓桂术甘汤、温经汤等7个古代经典名方。国家中医药管理局和相关部门共同组织专家对关键信息进行论证和完善，作为古代经典名方中药复方制剂简化注册审批的重要依据。

王永炎认为，在关键信息考证中，尊重历史演变规律，传承不泥古，用历史和发展的角度去认识关键共性问题。既要"尊古"，确保经典名方的临床疗效，又要"崇今"，适应现代化大生产的需求。

国家中医药管理局科技司司长李昱说，古代经典名方关键信息考证原则及示范方剂关键信息的发布，旨在破解经典名方复方制剂注册审评的技术问题，为药监部门确定审评标准提供参考，推动古代经典名方复方制剂简化注册审批政策真正落地实施。

改革审评机制

加快推进相关配套法律法规的修订完善，保障经典名方转化成高质量好药，满足人民群众健康需求。

麻杏石甘汤、射干麻黄汤、小柴胡汤、五苓散是汉代张仲景《伤寒杂病论》里的经典处方。中国中医科学院特聘研究员葛又文将这4个方剂21味药有机组合在一起，化裁为一个新的方剂——清肺排毒汤。葛又文说："这个方剂不以药为单位，而以方剂为单位，方与方协同配合，使其在同等药量的情况下产生几倍量的效果。"

清肺排毒汤是治疗此次新冠肺炎的特效药，也是临床救治中使用面最广、使用量最大的中药方剂。2020年3月26日，国家药监部门为清肺排毒汤发放临床批件。按照现有的药品审评审批办法，清肺排毒汤由方变成药尚需时日。中药经典名方的转化需要另辟蹊径，关键是改革中药审评审批机制。

中国中医科学院首席研究员王阶建议，基于清肺排毒汤治疗新冠肺炎的人用经验，加快清肺排毒汤的注册审批，尽快实现清肺排毒汤的量产，推动古代经典名方落地，服务于常态化疫情防控和经济社会发展。

2008年，原国家食品药品监督管理总局发布《中药注册管理补充规定》（以下简称《补充规定》），十余年来，改革中药审评审批机制的呼声不断。原国家食药监总局、2018年新组建的国家药监局对《补充规定》不断进行修改。2019年10月，《中共中央国务院关于促进中医药传承创新发展的意见》出台，为中药注册制度改革提供了基本指导原则，确保中药姓"中"。2020年4月30日，国家药品监督管理局（以下简称"药监局"）发布《中药注册管理专门规定（征求意见稿）》（以下简称《专门规定》），提出了新的中药注册分类，包括中药创新药、中药改良型新药、古代经典名方中药复方制剂、同名同方药等。明确建立基于中医药理论、人用经验、临床试验"三结合"的中药注册审评证据体系，增加了适合中药情形的简化、审批、优先审批、附条件审批、特别审批的相应规定，推出一系列简化优化中药新药审评审批的新思路和新举措。

国家药监局有关负责人介绍，《专门规定》将已有的中药人用经验整合入中药的审评证据体系，长期以来一直是业界的呼声，也是药品监管部门积极探索、构建符合中药特点的审评、审批技术评价体系的切入点。

专家介绍，《专门规定》设立专章对中药人用经验的证据要求做出明确规定。根据中药人用经验对中药安全性、有效性的支持程度，合理减免相应的注册申报资料。以临床为导向，要贯彻到中药优先审评的监管决策中，贯穿到中医药理论–中药人用经验–临床试验相结合的审评证据构建当中，落实到中药的临床价值评估中。《专门规定》明确，在突发公共卫生事件时运用中药人用经验对已上市中药增加功能主治实施特别审批。对纳入特别审批程序的药品，经国家药监局药品审评中心组织专家审评认定，可以根据疾病防控的特定需要，限定其在一定期限和范围内使用。

目前来看，清肺排毒汤的审批出现重大转机。国家药监局与国家中医药管理局紧密携手，正在加快清肺排毒汤等有效抗疫方药成果转化。一方面加快药物生产批件审批，积极应对秋冬季可能的新冠肺炎疫情反弹；另一方面也以本次中医药大规模临床实践为范例，科学总结中医疗效证据，客观评价中药安全性，遵循传统规律，总结现代方法，为古代经典名方化裁运用开启创新路径。

王志勇说，当前，抗疫方药成果转化和经典名方研制的开发面临一次历史性的交汇，备受百姓关注、业界期待。改革完善中药审评、审批机制恰逢其时，加快推进相关配套法律法规的修订完善，促进并保障经典名方转化成高质量好药，满足人民群众健康需求，彰显中医药独特的价值和优势。

《中医药法》如何落到实处

深入挖掘中医药宝库中的精华，我们理当拥有与法同行、捍卫法治的坚定信念，让《中医药法》落到实处，为建设健康中国、实现中华民族伟大复兴的中国梦贡献力量。

在新冠肺炎疫情防控中，越在抗疫一线，越能发现中医药的独特价值。北京地坛医院采取中西医结合治疗的方式，建立了中医药第一时间介入的工作机制，中医医生直接到一线参与临床救治工作。对于重症、危重症患者，实行中西医主任双查房制度，共商救治方案，一人一方，辨证用药。

2020年7月1日是中医药法正式实施3周年。在新冠肺炎疫情防控斗争中，《中医药法》为中医药参与新冠肺炎疫情防控工作提供了坚强保障，是全面依法治国的生动实践。《中医药法》第十八条规定："要求县级以上人民政府应当发挥中医药在突发公共卫生事件应急工作中的作用""医疗卫生机构应当在疾病预防与控制中积极运用中医药理论和技术方法"。相比2003年的非典，新冠肺炎疫情防控中医药的参与度、介入程度前所未有，第一时间有组织成建制地投入到抗击新冠疫情的斗争中，探索形成了以中医药为特色、中西医结合救治患者的系统方案，为打赢疫情防控阻击战做出了重要贡献，中西医结合的中国方案得到了国际社会的高度评价。

中医药是我国的国粹，国粹需要国法来保障。《中医药法》的实施，使中医药传承创新发展有了法治保障。《中医药法》将中医诊所由许可管理改为备案管理；以师承方式学习中医和经多年实践，医术确有专长的人员，经实践技能和效果考核合格即可取得中医医师资格。医疗机构根据临床需要，凭处方炮制市场上没有供应的中药饮片，或者对中药饮片进行再加工；对医疗机构仅应用传统工艺配制的中药制剂品种和委托配制中药制剂，由现行的许可管理改为备案管理。实践证明，告别"中医西化"的怪圈，解开"中药西管"的死结，建立符合中医药特点的管理制度，传承好、发展好、利用好中华民族的瑰宝，需要实打实的法律支撑。

法律的生命力在于实施，法律的权威也在于实施；"有了法律不能有效实施，那再多的法律也是一纸空文，依法治国就会成为一句空话"。《中医药法》实施以来，我们也看到依法发展中医药的理念和思维还有待强化，实施的进展还不平衡，一些地方的中医药管理体系不健全，中医药法的一些改革创新制度还需加大落

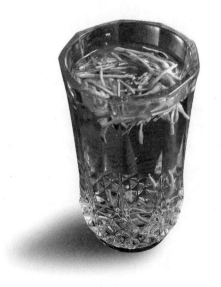

实力度，法律明确各级政府的法定职责，还需进一步压紧压实责任。建议在全国范围内开展一次《中医药法》执法检查工作，发挥好法治引领、保障和规范的作用，让《中医药法》的硬杠杠落到实处。

法律是治国之重器，良法是善治之前提。光凭《中医药法》，牵一发还无法起到动全身的功效，无法从根本上破解中医药发展的痼疾。中医药传承不足、创新不够，作用发挥不充分，迫切需要深入实施《中医药法》，贯彻落实好《中共中央 国务院关于促进中医传承创新发展的意见》。法律实施是一项复杂的系统工程，必须消除固有的"以西律中"的法律制约，营造中医药振兴发展的宽松法治环境。以新发突发传染病防治为例，实施《中医药法》，要与健全国家公共卫生应急管理体系、修订《传染病防治法》《突发公共卫生事件应急条例》等法规同步研究、同步参与、同步推进，健全重大疫情应急响应机制，确保中医药第一时间参与进来、发挥作用，实现中西医结合、中西药并用，全方位彰显中医药的独特优势和价值。

习近平总书记指出，中医药学包含着中华民族几千年的健康养生理念及其实践经验，是中华文明的一个瑰宝，凝聚着中国人民和中华民族的博大智慧。正视中医药这一祖先留下的宝贵财富，深入挖掘中医药宝库中的精华，我们理当拥有与法同行、捍卫法治的坚定信念，让《中医药法》落到实处，为构建人类卫生健康共同体贡献中国智慧和中国力量。

抗疫 KANG YI 编

疫情就是命令，防控就是责任。新型冠状病毒肺炎（以下简称新冠肺炎）疫情暴发以来，中医队伍尽锐出击，深入防控一线，全国中医系统630多家中医医院共派出3100多名医务人员驰援湖北，中医方案纳入全国诊疗方案，中医药专家全面参与全程救助。

抗疫能否彰显中医中药力量

新冠肺炎疫情发生以来，党中央高度重视。习近平总书记强调，坚持中西医结合，加大科研攻关力度，加快筛选研发具有较好临床疗效的药物。中央应对新冠肺炎疫情工作领导小组要求，强化中西医结合，促进中医药深度介入诊疗全过程，及时推广有效方药和中成药。

疫情就是命令，防控就是责任。新冠肺炎疫情暴发以来，中医队伍尽锐出击，深入防控一线，全国中医系统630多家中医医院共派出3100多名医务人员驰援湖北，中医方案被纳入全国诊疗方案，中医药专家全面参与全程救助。当前，疫情防控工作到了最"吃劲"的关键阶段。我们要让中西医结合落到实处，为打赢疫情防控阻击战贡献中医力量。

2020年2月13日，在湖北省武汉市汉口医院新冠肺炎隔离病房，一位女性患者因舍不得吃中药被发现。她开始不信中医，吃了中药，原以为几个月才有效果，结果一天就明显起效。她把中药当成了救命药，舍不得吃，怕喝完药就没有了，被查房的广东省中医院中医经典病房主任颜芳发现。医生承诺保证供应，她才答应一定按量服药。

国家中医药管理局医疗救治专家组组长黄璐琦介绍，根据临床调查，重症患者有80%愿意接受中西医治疗，轻症患者90%愿意用中药进行干预，隔离患者希望中医药早期介入。中西医结合，为打赢疫情防控阻击战带来更多希望。

中医力量在武汉汇聚

湖北确诊病例的治疗中，中医药参与度在75%以上，全国其他地区的比例为87%。

69岁的武汉市民老王发热、咳嗽、喘息严重，被确诊为新冠肺炎。老王是坐着轮椅，被护士推进病房的。入院后，老王呼吸困难，缺氧严重，用上了呼吸机，血氧指数也只有80多一点，不断打寒战，病情逐渐加重，不能起床活动。

"病情不等人"。武汉市中医医院汉阳院区呼吸科副主任丁念调整了老王的治疗方案。从中医的角度看，老王的病是疫毒闭肺，非常危险。丁念调整了中药方，并辅以中成药。第三天，老王症状逐渐缓解。第五天，老王摘掉呼吸机，直接用鼻导管。如今，老王已经治愈出院了。丁念说："老人能治愈出院，对于我们医务人员来说是一个很大的鼓舞。"

怎么治疗新冠肺炎，对中医来说是一个全新的挑战。

2020年1月21日，中国中医科学院广安门医院急诊科主任齐文升和北京中医医院院长刘清泉，作为第一批中医专家一起前往武汉。齐文升介绍："我们对70多位患者发病情况、发病时的症状，以及病情演变、舌苔和脉象变化进行了详细检查，发现无论是危重症病人还是轻症患者，不管舌苔偏黄还是偏白，总的呈现厚腻腐苔，湿浊之象非常重。"专家组通过诊察、研讨得出结论，新冠肺炎当属"湿疫"，是感受湿毒邪气而发病的。

2020年1月24日，中国科学院院士、中国中医科学院首席研究员仝小林带队从北京出发，他被任命为国家中医医疗救治专家组的共同组长，与各路中医专家在武汉会合。抵汉后，他们进医院、入社区看病人，仝小林分析，新冠肺炎在病性上属于阴病，以伤阳为疾病发展的主线。从病位即邪气攻击的脏腑来看，主要是肺和脾，所以在治法上，一定是针对寒和湿，治疗寒邪和湿邪，这是一个大的原则。

2020年1月25日，由国家中医药管理局副局长闫树江和黄璐琦领队，国家中医药管理局依托中国中医科学院组建的第一支国家中医医疗队赶赴武汉。根据巡诊、查房情况，黄璐琦结合当地医疗救治人员的实际经验，并以视频方式征求远在北京的王永炎院士、国医大师晁恩祥和薛伯寿等专家组专家的意见和建议后，不断优化新冠肺炎诊疗中医方案，力求让中医药发挥更大作用。

截至2020年2月10日，中国中医科学院和北京中医药大学，以及天津、江苏、河南、湖南、陕西等地中医医院的医务人员组成4支国家中医医疗队，共588人支援武汉。他们分别入驻武汉金银潭医院、湖北省中西医结合医院、武汉江夏区方舱医院和雷神山医院开展救治，全国中医药系统共向湖北派出3100多名医务人员。

截至2020年2月14日，国家中医医疗队累计收治确诊和疑似患者248人，症状改善159人，51人出院，22人符合出院标准转至缓冲病房。不止在武汉，中医抗击新冠肺炎的好消息不断传来。湖北确诊病例的治疗中，中医药参与度在75%以上，全国其他地区中医药参与治疗确诊病例和症状改善达87%。

中医药全程发挥作用

早期介入，全面覆盖，关口前移下沉到发热门诊乃至整个社区，从源头切断疫情。

在武汉，李晶的妈妈被确诊为新冠肺炎，抗病毒药连用5天，高热不退，呼吸衰竭，都上了呼吸机。李晶为此忧心忡忡。一位中医为李晶的母亲开了3剂清肺排毒汤。患者只吃了一剂半，便大汗淋漓，退热后呼吸平稳，再不用呼吸机，度过了危险期。李晶激动地说："中医救了妈妈的命。"

2020年防治新冠肺炎，关键是迅速找到针对疫病有良好疗效乃至特效的核心方药。

2020年1月27日，国家中医药管理局紧急启动"清肺排毒汤"的临床疗效观察应急科研专项，项目涵盖山西、河北、黑龙江、陕西4省。截至2月15日零时，该方在10省份804例患者中使用，通过综合观察，治疗新冠肺炎总有效率达到94%。

国家卫健委、国家中医药管理局发布通知，推荐"清肺排毒汤"用于各地新冠肺炎的救治，要求各地首选"清肺排毒汤"救治患者，正在治疗中的病例推荐使用，发热流感患者参考使用。此方为新冠肺炎治疗用方，不作为预防方推荐使用。在武汉，"清肺排毒汤"作为首选推荐药物，加大推广力度。

一辆红色重型卡车驶达武汉市洪山体育馆方舱医院，满载的是新冠肺炎防控治疗中药协定方药物。这是全小林研发的新冠肺炎防控治疗中药协定方药物，专用于确诊和疑似病人中的轻、中症患者。

在武汉市中西医结合医院，仝小林在发热门诊发现病人非常多，病人们排着长队看病。病人多，医护人员少，中医医师尤其少，确实没有办法一个一个到家里去给他们把脉开方，要模仿古代大疫之时大锅熬药集体救治的模式，开出通治方。

国家中医药管理局前线总指挥闫树江和湖北省卫健委、武汉市卫健委的同志及时做出决定，尽快让每一个社区的居家病人吃上中药。仝小林拟定了一个通治方，由武汉市新冠肺炎防控指挥部医疗救治组发布实施。仝小林说，由政府签发文件，大面积发放汤药救治病人，这可能是中华人民共和国成立以来的第一次。他希望中医药能早期介入，全面覆盖，把防控关口前移下沉到发热门诊乃至整个社区，打赢"武汉保卫战"。

广东省药品监督管理局日前正式同意广州市第八人民医院申报的透解祛瘟颗粒（曾用名"肺炎1号方"）在全省30家新冠肺炎定点救治医院临床使用。此前，临床使用该药方治疗新冠肺炎（轻症）确诊病人50例，全部患者体温恢复正常，无1例患者转重症。

黄璐琦介绍，国家中医医疗队研究制订做好新冠肺炎集中隔离观察点隔离人员及有需求居家密切接触者中医药防治方案，发放5种中成药和3个协定处方汤药，由武汉市疫情防控指挥部组织实施，目前累计发放11万余份。

"治疗新冠肺炎，中医药可以全疗程、全方位发挥作用"。中央指导组专家组成员张伯礼介绍，由他牵头的国家科技应急攻关项目——中西医结合防治新冠肺炎的临床研究在武汉启动，湖北省、京津冀地区和广东省多地区的医疗机构参与研究。此项研究主要服务于临床救治，进一步提高临床治愈率，降低病死率，促进恢复期康复。

建立中西医协作机制

强化中西医结合，促进中医药深度介入诊疗全过程，及时推广有效方药和中成药。

武汉市民老刘今年50岁，在家发热、咳嗽了十几天，经检测确诊为新冠肺炎。他在湖北省中西医结合医院就诊，医生用了各种抗病毒的西药，症状没有好转。该院肿瘤血液科副主任许树才调整治疗方案，服用中药3天后，老刘退热了，经两次核酸检测阴性出院。

中国民间中医医药研究开发协会沈氏女科分会副会长王学谦认为，病毒侵犯人体产生的病理变化虽然复杂，但万变不离其宗，无非中医辨证十纲所谓的"阴阳、表里、寒热、虚实、气血"。以此为纲，结合历代医家留下的足够丰富的、宝贵的方药、方法和方略，辨证施治，帮助患者恢复自身正气，减轻症状，缓解病情，截断病势，从而促进患者尽快痊愈。

面对疫情，如何建立中西医结合救治工作机制？金银潭医院是武汉市的传染病医院，所接诊的都是已确诊为新冠肺炎且病情较重的患者。金银潭医院将南一区病房的医疗工作交给中医医疗队，奠定了中医药防控新冠肺炎的基础，成功开辟了中医药防控新冠肺炎的战场，使中医药能够与西医协力合作，共同防控疫情。

2021年2月14日，第三支国家中医医疗队正式进驻武汉市江夏区大花山方舱医院，5个病区分别由5支省市分队负责。张伯礼介绍，大花山方舱医院是由中医整体接管的第一个方舱医院，所有患者保证用上中药汤剂。该院配备了一台中药配方颗粒调剂车，可根据病人病情在一定程度上满足个性化用药需求，实现因人施方。医院将综合运用针刺、按摩、灸疗、太极、八段锦等中医特色疗法。

"组建中医病区，确定中医定点医院，中医队伍成建制介入，这是以往疫情防治从未有过的，中西医结合防治新冠肺炎具有标志性意义。"张伯礼总结。

为确保患者第一时间用上中药，国家卫健委和国家中医药管理局联合发文要求，在新冠肺炎等传染病防治工作中，建立健全中西医协作机制，强化中西医联合会诊制度，制订完善中西医结合诊疗方案，提升临床救治效果，齐抓共管、精准防治，更好地发挥中医药在新冠肺炎等传染病防治中的作用，切实保障人民群众生命安全。

中央应对新冠肺炎疫情工作领导小组要求，强化中西医结合，促进中医药深度介入诊疗全过程，及时推广有效方药和中成药。国家中医药管理局医政司司长蒋健介绍，截至2020年2月17日，全国中医药参与救治的确诊病例共计60107例，占比85.2%。

"面对这场重大疫情，中西医的愿望是一致的，只要有益于疾病康复，就要联合起来。"刘清泉说，该用中医就要用中医，该用西医就用西医，这样才能战胜疫情。

面对严峻复杂的疫情，中西医结合治疗交出了阶段性答卷。张伯礼认为，中西医是两套不同的医学体系，各有优势，相互补充，取长补短。在疫情面前，应建立起有效的救治机制，自上而下，有机结合，协作攻关，共同打赢疫情防控阻击战。

中医战疫　能否妙手春回

新冠肺炎疫情蔓延全国。疫情就是命令，防控就是责任。中医药奋起战疫，尽锐出击，发挥火线上中流砥柱的作用，全面深度介入诊疗全过程，全力以赴救治患者，打出了中西医结合救治"组合拳"，彰显中医药力量。截至2020年2月24日，29个省（市、区）和新疆生产建设兵团共派出4900余名医务人员支援湖北。

岂曰无衣　与子同袍

凡为医者，奉命于病难之间，受任于疫虐之际，国有难，召必归，战必胜！

在武汉抗疫的"战场"上，有一群中医药人的身影，中国工程院院士张伯礼、仝小林、黄璐琦，他们既是院士，也是战士……

2020年1月21日，国家中医医疗队齐文升、刘清泉，作为第一批中医专家前往武汉。把脉70多位患者，看舌苔、问症状，查病情，专家组得出结论，新冠肺炎当属"湿疫"，是感受湿毒邪气而发病的。

"中医要尽快上一线，早上中医药，截断病情的进展，减少重症"。这是中医学疫病理论的传承，也是疫情防控实战的总结，中医方案不断更新并被纳入全国诊疗方案。

岂曰无衣，与子同袍。穿上防护服的中医战士一往无前。依托中国中医科学院，第一批中医国家医疗队组建，目标直指武汉金银潭医院，这是当地最大的传染病医院，主要收治重症患者。在国家中医药管理局副局长闫树江和黄璐琦带领下，医疗队接管该院的南一病区，成功地开辟了中医药防控新冠肺炎疫情的战场。

2020年1月27日，距离疫情"风暴眼"华南海鲜市场仅几百米的湖北省中西医结合医院，在持续多日的艰苦奋战后，终于迎来了远方的"援军"——第二批中医国家医疗队。这支医疗队由北京中医药大学东直门医院、北京中医药大学东方医院和广东省中医院、广州中医药大学第一附属医院、广东省第二中医院组成。

2020年2月3日，金银潭医院首批以中医药或中西医结合治疗的8名确诊患者出院。"没想到中医药的疗效这么好！"这是患者的赞誉，也是中医人的答卷。刘清泉说："运用中医治疗疫病，在临床实践中证明它是有效的，可以治愈新冠肺炎。"

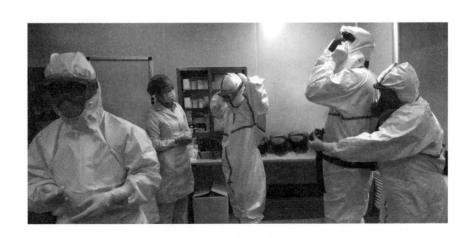

2020年2月22日当天，71名确诊患者治愈出院，这是目前火神山医院组建以来出院人数最多的一天。他们收到了一份"特殊礼物"——两大盒"火神山克冠康复方"中药颗粒冲剂。随着移动式中药房和颗粒剂机器的投入使用，根据医生开具的针对性处方进行调配，"一人一方"个体化治疗更利于患者康复。

治疗新冠肺炎，中医药可以全疗程、全方位发挥作用。截至2020年2月24日，各地共派出五批国家中医医疗队757人支援武汉。第三批进驻武汉江夏区方舱医院，第四批进驻雷神山医院，第五批增援方舱医院……中医药队伍成建制介入，让患者尽快用上中药，成为抗击新冠肺炎疫情的共识。

科学救治　精准防控

戴着手套切脉，问题不大；带着护目镜看舌象，也没问题，新冠肺炎疫情挡不住中医人望闻问切的脚步。

在与新冠肺炎的较量中，中医中药发挥出"急先锋"的作用。在湖北省中西医结合医院，一位43岁女性患者，高热、寒战、头痛明显，体虚难起身，病情反复持续一周。第一天，服用两次中药，高热开始消退；第二天，配合八段锦、穴位贴敷等中医传统疗法和外治法；第三天，完全退热且无反复，全身症状改善明显……第八天，患者达到出院标准。接诊患者的医生是广东省中医院副院长张忠德，17年前，他冲锋在抗击非典第一线，在救治重症非典患者时不幸感染。如今，56岁的张忠德重回火线，在他看来，这只不过换了个工作地点。

"41床已行气管插管，目前情况危险，大家赶快集思广益想办法！"2020年2月18日20时，武汉市第一医院中医防治组的副组长、武汉名中医谢沛霖焦急地把这一信息发在该院中医工作群里。群里立刻开始了大讨论："氧饱和度不够，要补气，人参要加大用量""要上安宫牛黄丸""附子、细辛、葶苈子都要加大量"……经过一夜抢救，第二天这名患者的情况趋于平稳。

不止在武汉，中医抗击新冠肺炎的好消息不断传来。在北京，从收治第1例患者起，中医药人员就参与治疗。北京地坛医院中西医结合中心主任王宪波介绍，对重症、危重症患者实行中西医主任双查房制度，保证患者尽早用上中药。在山西，确诊病例实现"零死亡"，跑出抗疫"加速度"，"绝招"就是让中医药及早介入，让中医药第一时间上场。

打赢武汉保卫战，中药逐渐成为新冠病毒"狙击手"。国家中医药管理局紧急启动防治新冠肺炎有效方剂临床筛选研究，结果显示，"清肺排毒汤"临床有效率在90%以上。

在武汉主战场，张伯礼、刘清泉团队显示，中西医结合治疗轻症患者，临床症状消失时间缩短2天，体温恢复正常时间缩短1.7天，平均住院天数缩短2.2天，CT影像好转率提高22%，临床治愈率提高33%，普通转重症比率降低27.4%。黄璐琦团队临床研究显示，中西医结合治疗重症患者，住院天数、核酸转阴时间平均缩短2天以上，血氧饱和度明显提升，脱离吸氧时间缩短，淋巴细胞百分数、乳酸脱氢酶等理化指标明显改善。

"中医、西医都是医，谁有优势谁发挥"。张伯礼坦言，中医、西医各有优势，相互补充，有机结合，才能共同打赢疫情防控阻击战。

大医精诚　医者仁心

在这场没有硝烟的战斗中，中医特色疗法效果显著，让越来越多的新冠肺炎患者受益，认可度越来越高，不少人因此爱上中医药。

上海中医药大学附属龙华医院急诊医学科主任方邦江教授带队负责雷神山医院的C5病区。战疫不胜，决不收兵，他把团队取名为"龙华医院雷神山C5战队"，按照重症治疗的要求，以1∶3医护比成建制组建。重症病人面临呼吸衰竭难题，气管插管会增加医务人员暴露风险。啃下重症救治"硬骨头"，方邦江运用针灸疗法，减少或者替代机械通气，对重症、危重症治疗大有裨益。

在湖北省中西医结合医院，东直门医院医生刘宁运用针灸小试身手。一位老年患者后背剧烈疼痛，通过针灸通阳气、宣肺气，不到10分钟症状缓解。另一位患者咳嗽、咳逆、高热，针灸之后，患者症状缓解，马上就躺下睡觉了。

"怎么今天我没有中药啊？我的中药都喝完了！"方舱医院217床的患者来到护士站问。广东省中医院护士张俊杰就找医生询问。原来医生正在根据患者现在的病情开具恢复期的中药方。20分钟后，她再次来到护士站，问怎么中药还没送过来，担心今天不能喝上中药。中药送给她时，患者笑着说："张护士，谢谢你！"

岐黄传人逆行增援，是一袭白衣赋予的职责担当，也是治病救人的拳拳初心。坚守火线，支撑中医人的是不变的大医精诚。

滴滴……伴随着心电监护的报警声，一位患者出现了异常。"白肺、呼吸窘迫、心跳停止、快来帮忙！"随着对讲机传来的求助声，齐文升以最快的速度穿上防护服冲进了金银潭医院的病房，持续为病人做了半个小时的胸外按压，直到病人情况好转。他耳畔一直回响着30年前的誓言："凡大医治病，必当安神定志，无欲无求，先发大慈恻隐之心，誓愿普救含灵之苦。"

打赢武汉保卫战，打赢湖北保卫战，不是一个人在战斗，也不是一支队伍在救治，背后汇集着全国中医人的力量。打赢疫情防控阻击战，背后有强大的祖国在支撑。

2020年2月14日，一场特殊的远程会诊在北京中医药大学举行。这一端是国医大师王琦院士，全国名中医王庆国教授、姜良铎教授、谷晓红教授和免疫学家徐安龙教授，那一端是在湖北省中西医结合医院驰援的医疗队队员。"瘟病的发展有其规律性，相应的治疗要步步为营，考虑到下一步病情发展提前截断。建议要加用化痰活血通络之品，以改善肺部的病理状态。"王琦建议。会诊结束4天后，患者症状基本消失，两次核酸检测均为阴性，达到出院标准。

前有逆行者，后有守家人。中国中医科学院西苑医院呼吸科大夫王冰是首批中医医疗队队员，大年初一奔赴武汉。2020年2月2日，刚上小学一年级的儿子给远方的妈妈写了一封信，看着让人泪目："妈妈：我xiang你了。你开心吗？妈妈什么时候才回来呢？"

因为有人在负重前行，所以岁月才能如此静好。与"死神"赛跑，同病毒抗争，中医药人弘扬"敬佑生命，救死扶伤，甘于奉献，大爱无疆"的崇高精神，凝聚温暖前行的力量，扛起万家灯火，期待着春回大雁归。

清肺排毒汤是怎样诞生的

《新型冠状病毒肺炎诊疗方案（试行第七版）》公布，清肺排毒汤再次列入临床治疗期首选，并作为通用方，适用于轻型、普通型、重型患者，在危重型患者救治中可结合患者情况合理使用。清肺排毒汤在抗疫战场中大显身手，临床证明总有效率达90%以上，成为中医战疫利器。

选药：此方可用

新冠疫情暴发，中国中医科学院特聘研究员葛又文格外关注。每年下半年，他都会根据气候变化等因素，结合中医五运六气理论，研判下一年的易患疾病，特别是岁末年初的流感类疾病一直是其多年来关注的重点。

1月20日，葛又文接到一个急促的电话。国家中医药管理局副局长王志勇说，新冠肺炎疫情蔓延，正在多方搜集相关病情信息和有关中医方剂应对疫情，随后会把最新收集的资料也给你一份，请你尽快研究并提出相应方案。

葛又文一下子就进入战斗状态。他对湖北尤其是武汉的气候进行分析，2019年11月，我国南方突来寒潮且阴雨绵绵，湿气更盛，再加上武汉地处汉江平原湖泊河流众多，"我初步判定新冠肺炎主要是因寒湿而起的寒湿疫"，葛又文认为，邪气容易入里且易于传变，致使各个脏器受邪。此次疫情的病因病机病理复杂，病毒对人体损伤严重，情况可能与2003年"非典"有很大不同。

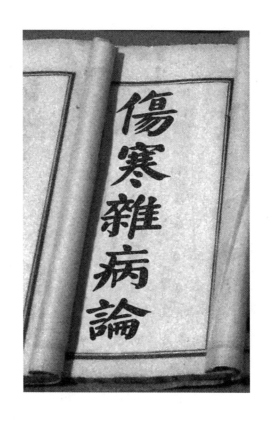

用药如用兵，治疫如救火。要在最短的时间、以最快的速度来阻击疫情，像古代的大锅汤一样分发给每个病人吃。关键是抓住核心病机，迅速扭转病情，阻截病气传变渠道，尽快将病邪排出体外。葛又文想到了三个关键词：普适、速效、决胜。

治病讲究理法方药，用药讲究君臣佐使。葛又文依据前期有关资料，综合分析本次疫情特点，统筹考虑汉代张仲景《伤寒杂病论》这一治疗寒湿疫的经典医籍里的处方，最终决定将麻杏石甘汤、射干麻黄汤、小柴胡汤、五苓散四个方剂21味药有机组合在一起，化裁为一个新的方剂。这个方剂不以药为单位，而以方剂为单位去作战，方与方协同配合，使其在同等药量的情况下产生几倍量的效果，寒湿热毒排出的速度就更快。

1月22日，葛又文在第一时间把药方公布在朋友圈，北京和外地包括武汉的很多人按方抓药，发烧、咳嗽、乏力等症状明显改善。他以身试药，服了第一付，第二付，第三付，这是一个疗程，后期一共连着吃了15付药，其间不断摸脉，查看舌苔，体会感受，身体无任何不良反应。大儿子5岁咳嗽，他就把这方子的药量减半，很快儿子咳嗽好了。他让3岁的小儿子模仿哥哥的样子按方吃药，一切正常。

葛又文认为，正常人、流感患者以及新冠肺炎患者，对于同一方剂的应答反应方向肯定是一致的，只是由于三者体质等状态差异，导致在应答反应时间和程度上会有差异。

1月26日中午，葛又文来到国家中医药管理局，把拟好的处方递交给王志勇，同时坚定地说："我来请战！希望能到武汉阻击疫情。"王志勇说："这是第二次到武汉前线的广安门医院齐文升主任刚刚发来的病例资料，你再好好看看。"

国家中医药管理局已经进入战时状态，最为紧迫地寻找一个有良好疗效乃至特效的核心处方。北京中医药大学副校长王伟教授加入这场筛选有效方剂的战斗，一直在对新冠病毒感染的临床病例情况进行收集和分析。看到葛又文拟好的方剂，王伟赞叹说，这个处方包含了源自张仲景《伤寒杂病论》的几个名方，融会贯通、古方新用、创新组合。

当天下午，在中国中医科学院会议室，中国工程院院士、中央文史馆馆员王永炎指出，300年来，传染病一直是以温病为主，而新冠肺炎是"寒湿疫"，因此是对中医药的挑战、大考，也是创新的机遇。伤寒论主要为救治寒湿疫而著，倡导用麻黄附子细辛汤合桂枝去芍药。在武汉一线，中国科学院院士、中国中医科学院首席研究员仝小林通过接诊患者，同样认为新冠肺炎为"寒湿疫"。国医大师、中国中医科学院广安门医院主任医师薛伯寿一直关注新冠肺炎的防控和救治，再次建议将"湿疫"改为"寒湿疫"。

葛又文的处方与专家们对疫病的判断和思路不谋而合。科技攻关组和专家判定：此方可用。

验药：当天见效

2020年1月25日上午，王志勇在北京西客站为广安门医院和西苑医院组成的第一批国家中医医疗队送行，他的心情非常沉重。众多的医务工作者奋战在一线，舍生忘死，只有尽快为他们送去更多抗疫利器，才能让他们心中更有底，百姓心中更有底，才能为党分忧，为国纾难，这不正是中医药担当历史使命、造福百姓、弘扬国粹的历史时刻吗？关键是迅速拿出确有疗效而且速效的方药。

感染新冠肺炎的人数不断增加，疫情蔓延迅猛，救人要紧。2020年1月27日凌晨3点，王志勇找来纸和笔一字一句地写来："今天是正月初三，全国新型冠状病毒肺炎疫情异常严峻，我们必须与死神和时间赛跑。为贯彻落实习近平总书记正月初一抗击疫情的重要指示，加快临床有效方剂的筛选。"他在承诺书上签名，下午还在启动现场录制了承诺视频。为了国家，为了抗击疫情，值得他去背水一战。

"中医药治疗流感等疫病，如果病因病机分析透彻，遣方用药合理严谨，1天见效，3天扭转病情，1周左右基本痊愈。"葛又文说，否则就说明方不对证。只要临床症状得到控制和改善，患者就没有生命危险了，只要寒湿疫毒顺利排出，核酸转阴是必然的，这样病亡率就会大大下降。

临床项目启动了，方剂还没公布名称。山西中医药大学附属医院院长李廷荃发来信息，建议方剂命名为"清肺解毒方"。项目组回复说："您很厉害，实际只差一个字，此方名为清肺排毒汤。"

在清肺解毒方中细辛的用量是6克，超出《中国药典》的标准。在葛又文看来，想要破除湿毒郁肺，就要温肺化饮。应对疫情，3克达不到效果，前三剂建议用到6克，这是医生在临床中常用剂量，也得到了专家的认可。

清肺排毒汤面临的第一个难题是，中药方剂进不了定点医疗机构。经过努力争取，直到2020年1月28日下午，才有几个患者参与。1月29日18时，好消息传来，清肺排毒汤在重症患者身上起效。1月27日，河北省中医院呼吸一科主任耿立梅诊治一位确诊高热重症患者，发热到39.5℃。1月28日晚加服清肺排毒汤治疗，服用1剂药后，1月29日下午体温、白细胞恢复正常。随着时间的推移，患者和临床医生都观察到疗效，使用的人迅速多了起来。

"处方非常严谨，是针对核心病机的辨证论治，第一个疗程一定要原方使用，第二个疗程或结束后再根据患者不同情况或基础病调方。"这是耿立梅的临床体会，也是山西省临床救治观察的经验。专家认为，这也体现了传承精华与守正创新的有机统一，体现了辨病与辨证的有机结合。

山西省副省长吴伟指挥，省卫健委副主任冯立忠督导，将清肺排毒汤统一煎好药，专门派车送到地市的各个定点医院，确保原方使用。山西纳入观察的133个确诊患者，102人使用，有效率90%以上，实现确诊患者零死亡。

截至2020年2月4日，该方在4个省36个城市37所医院的214名确诊患者中使用，通过综合观察，治疗新冠肺炎总有效率在90%以上。临床观察显示：205名（95.79%）患者服药后有效，其中57名患者服药后症状平稳未加重，占总观察病例的26.64%；121名患者症状改善，占56.54%；19名患者症状消失，占8.88%；8名患者出院，占3.74%。

尽管本次临床有效性观察不是严格意义上的科研项目，不为论文和奖项，只为迅速救治确诊患者，但临床验证结果与先期处方设计预判完全一致。更为难得的是，一半以上的患者服用一剂药症状就得到改善。在这么短观察期里，清肺排毒汤有机会用于多例重症和危重症病人的抢救，展示出良好的疗效。

推药：效如桴鼓

2020年2月6日，中日友好医院副院长曹彬教授表示，互联网上流传的抗病毒药物瑞德西韦在武汉"显效"的传闻不实。瑞德西韦是美国一款处于研发阶段的药物，作用尚有待验证，也未在任何国家上市。应对新冠肺炎，最让人恐慌的是，没有特效药。清肺排毒汤的公布为新冠肺炎患者燃起新的希望。

当晚6点50分，国家中医药管理局科技攻关组公布清肺排毒汤前期临床观察结果，并同时向全社会公布了处方和用法，使得处方可及性大大提高，许多普通感冒和流感患者也得以治疗。国家卫健委办公厅和国家中医药管理局办公室联合发文，推荐在中西医结合治疗新冠肺炎中使用清肺排毒汤。

在薛伯寿看来，大疫之时，病患众多，筛选中药有效经方非常必要，及时选用针对疫病的有效通用方，就能使更多的患者第一时间用上中药，早预防、早治疗，从而大大提高治愈率、降低病亡率。王永炎院士和路志正、金世元、薛伯寿、孙光荣、张大宁等国医大师阐述了清肺排毒汤治病的作用机理。

疫情就是命令，时间不等人。这次疫情病性是"寒湿"，但如果不及时处理，随着时间的推移，寒湿毒会走得更深，病情会发展得更快，湿毒郁而化热，情况会更复杂。更为可怕的是，湿毒在气温较低的时期属于潜伏状态，症状和传染性都还不算最严重，但很可能会随着气温升高、节气变化而增强，只有迅速及时有效遏制住疫情，才能扭转局面。因此，专家建议，迅速在全国推荐使用清肺排毒汤治疗疑似和确诊患者。

清肺排毒汤在推广的过程中，并非一帆风顺。安徽省某定点医院的一位负责人一开始并不认可清肺排毒汤，只是碍于面子，留了几剂。结果患者只喝了一剂药后就退热了。一下子，清肺排毒汤成为患者治疗的标配。

让葛又文感动的是医生的认可。一位河北张家口的患者上了呼吸机，不能自主呼吸，也不能自主吞咽，高热不退。接诊医生向葛又文求助，患者能不能用清肺排毒汤？葛又文详细询问了病情，建议将清肺排毒汤两剂合一加倍量浓煎。几小时后，收到患者呼吸功能改善的消息。医生高兴地对葛又文说，真是效如桴鼓！

在武汉市的一个隔离点，39岁的李琳持续发热一周，用了西药体温没有降下来，吃了中药之后接到葛又文的回访电话，情绪激动的李琳直嚷嚷，吃中药是不是把我吃坏了？吃完就总出汗，还总想睡觉。

葛又文问她：是不是热退了？是不是想吃饭了？听到患者肯定的答复后，葛又文说："现在已经脱离危险期，热得太久，身体太虚弱，你正在恢复中。"李琳要转移到方舱医院，葛又文告诉她，方舱医院发放清肺排毒汤，不用担心喝不上中药。李琳决定学中医，妈妈由此成了中医粉，在微信群为清肺排毒汤做广告："清肺排毒汤是目前唯一的、每个人都用得起的新型'冠状肺炎'特效药。"

在西安，医生们用CT影像记录了患者使用清肺排毒汤后肺部的变化。截至2020年3月8日0时，在湖北以外10省服用清肺排毒汤并纳入临床观察的确诊患者1257例，总有效率为96.66%，1033例（82.18%）已经治愈出院，无一例由轻型、普通型转为重型或危重型。

在湖北、武汉主战场，中央指导组十分注重发挥中医药在治疗新冠肺炎中的独特作用，推广使用以清肺排毒汤为代表的有效方药。截至2020年3月9日，九州通公司为武汉配送清肺排毒汤380512袋。通过工信部和国家药监局支持，湖北省外五家企业为武汉免费供应了清肺排毒汤复方颗粒剂共10万剂，湖北省还安排劲牌公司加紧制备清肺排毒汤复方颗粒剂供全省使用。四川、宁夏、广西等省区已将清肺排毒汤批准为院内制剂并在全省、全区使用。

目前，新冠肺炎的疫情防控取得阶段性重要成果。国家中医药管理局负责人说，坚持中西医结合，中西药并用，我们一定能够打赢疫情防控阻击战，能在抗疫大考中交出合格答卷，并向世界展示新发、突发重大传染病防控的中国方案、中国智慧、中国力量。

清肺排毒汤为何被中央督导

2020年2月，新冠肺炎防控进入关键时刻。习近平总书记关于"中西医结合"防控疫情的指示，并未得到有效落实，影响了打赢疫情防疫阻击战。专家认为，治疗新冠肺炎，中药治疗总有效率达90%以上，建议将中药使用情况列入中央疫情督导内容，督导各地落实，确保定点医院和方舱医院的患者、隔离点疑似患者用上中药，尽快阻断疫情的蔓延。

历史上中医药防治瘟疫都是"大锅汤"，关键是迅速找到针对疫病有良好疗效乃至特效的核心方药。1月27日，国家中医药管理局紧急启动"清肺排毒汤"的临床疗效观察应急科研专项，项目涵盖山西、河北、黑龙江、陕西4省。截至2020年2月4日，该方在四个省36个城市37个医院给214名患者使用，通过综合观察，治疗新冠肺炎总有效率在90%以上。

河北省中医院呼吸一科主任耿立梅介绍，一名56岁的河北衡水患者发热到39.5℃，服用1剂清肺排毒汤，体温就恢复正常，症状减轻，5天后核酸检测转阴，而以往核酸转阴需要15天左右。

国家中医药管理局科技司副司长周杰介绍，服用中药的疑似患者症状缓解，中药需求量逐渐增大。中医用疗效说话，增强民众信心，消除恐慌情绪。

清肺排毒汤介入治疗前，患者全部是确诊病例，已在定点医院接受西医治疗了。据统计，一半以上的患者服用1剂药就改善了症状。特别是用于高热重症和危重症患者的抢救，展示出良好的疗效。这是一个目前疫情防控亟须的重要科研成果。

王志勇分析，目前中医药参与疫情防控力度在加大，使用面也在扩大，但由于各地中医药参与治疗方式方法多样，以及拟定处方和药物选择能力的局限，使得中医药治疗疫病的优势还远没有真正发挥出来。清肺排毒汤在推广的过程，面临两大难题，一是定点医院西医不会用，二是中医院医生根据自己经验来开方，不愿意用。目前看，对疫病防控必须及时完善，迅速推广应用，否则就会贻误战机。新冠肺炎疫情的防控，应该突显中医药力量，彰显中国智慧，为疫情防控贡献中国处方。

清肺排毒汤应该进入定点医院。各地要建立中医全程参与会诊机制，保证中医参与疫情防控，确保患者能用上中药，并将中药使用情况列入疫情督导内容，由中央和各地督导组督导落实。

各地首选清肺排毒汤救治新确诊病例和疑似病例。鉴于目前西医尚无特效药物，各地医疗救治面临空前压力，各地首选清肺排毒汤救治患者，正在治疗中的病例推荐使用，发热流感患者参考使用，此方为新型冠状病毒感染的肺炎治疗用方，不作为预防方推荐使用，特别是在武汉，清肺排毒汤应作为疫情防控指挥部首选推荐药物，加大其推广力度。

专家建议将清肺排毒汤列入国家诊疗方案的新版内容，或者单独列入新版中医方案。清肺排毒汤必须原方使用，贯彻好"全国一盘棋"的思路。耿立梅建议，患者要在确诊第一时间用中药，越早越好。第一个疗程的3剂药不鼓励任性探索；第二个疗程可根据临床实际，在专家组会诊基础上，调整处方并做好记录。如此应该能提高救治效果，最大限度降低病死率。本方剂应用务必使用传统中药饮片，水煎煮。各地中医药主管部门密切与药监部门协作，确保饮片质量。加强平台建设，力争将每1例使用"清肺排毒汤"的病例进行收集汇总，以便进一步研究总结，进一步发挥中医药防控疫情的独特作用。

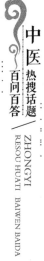

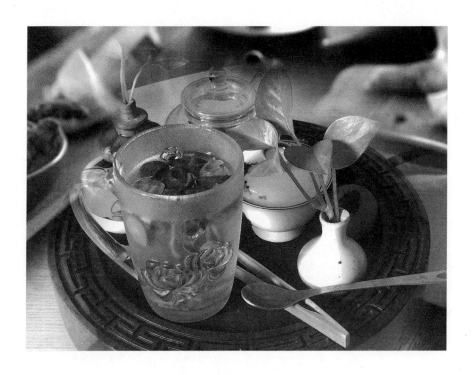

中医药使用率开始为啥低

武汉是疫情防控的重中之重，是打赢疫情防控阻击战的决胜之地。前期湖北新冠肺炎患者中医药使用比例只有30.2%，影响打赢疫情防疫阻击战。专家建议，完善中医药管理体制，建立中医首诊制度等多项制度，在疫情防控中发挥中医的独特作用。

2020年1月27日，国家卫健委联合国家中医药管理局发布了《新型冠状病毒感染肺炎诊疗方案（试行第四版）》，中医方案被列入诊疗方案。

国家中医药管理局组建的第一支国家中医医疗队与金银潭医院完成对接，并迅速进驻医院正式开展医疗救治工作。在金银潭医院，黄璐琦带领的医疗队面对的是中药饮片、配方颗粒严重不足，中药注射剂仅有血必净，无法参与疫情防控的困境。

一位驰援湖北的中医师在当地的三甲医院可是一号难求的名中医，到了武汉竟然无法使用中药。他说："在西医院开展中医太难了，一言难尽。"

2020年2月2日，由武汉新冠肺炎防控指挥部医疗组发出的红头文件，要求所有定点收治机构2月4日24点前给疑似和确诊中轻度患者服用中药。武汉市新冠肺炎防控指挥部医疗救治组第一时间就指定了中药企业进行中药饮片免费配送，中药汤剂免费煎制等服务。遗憾的是，这个文件没有得到执行。

2020年2月7日，在该文件发出5天后，中医专家组组长仝小林表示，方舱患者有望用上中药。

2020年2月7日，国家卫健委办公厅、国家中医药管理局办公室面向全国发文，推荐使用中药"清肺排毒汤"。这个文件在湖北也未得到执行。2020年2月9日，武汉硚口区的一位新冠肺炎患者为了获得清肺排毒汤，只能通过快递从中医馆抓药。

2020年2月10日，武汉市卫健委中医药管理处负责人表示，目前武汉市社区要求两类人服药，一是集中隔离的人，二是社区排查有需求人群，这和2月2日的指挥部红头文件要求相去甚远。

2020年2月11日，湖北省新冠肺炎疫情防控指挥部办公室下发了《关于新冠肺炎中医药治疗及信息统计报送工作的紧急通知》（以下简称《通知》）。《通知》要求各定点医院务必于2020年2月12日24时前使用中药，使新冠肺炎临床诊断患者和疑似患者中的轻中症患者吃上中药（含中成药或汤剂）。做到适宜患者应服尽服，提高中医药参与救治率。"各地各定点救治医疗机构要建立和完善中西医会诊制度，开展中西医结合疗效观察，指定专人收集汇总中医药参与新冠肺炎救治信息"。"对拒不落实《通知》要求，拒不开展中西医联合救治，不按时填报相关数据者或弄虚作假者给予通报批评并严肃追责"。

2020年2月12日，湖北疫情防控指挥部一份文件在网络上流传。文件承认：湖北新冠肺炎患者中医药使用比例只有30.2%，远低于全国87%的水平，中医药的作用没有得到充分发挥，影响了救治效果。

2020年2月13日召开的中央应对新冠肺炎疫情工作领导小组会议要求：强化中西医结合，促进中医药深度介入诊疗全过程，及时推广有效方药和中成药。加快药物临床试验，有效的要抓紧向救治一线投放，提高治愈率、降低病亡率。

截至2020年2月14日8时，在疫情的核心区域湖北省，治愈率是最低的，只有0.8%。而甘肃的治愈率为43.3%，宁夏是35.8%，湖南是35.6%。

2020年2月14日，湖北省新型冠状病毒肺炎疫情防控工作指挥部召开第24场新闻发布会，黄璐琦表示，在新冠肺炎救治方面，湖北省中医药参与救治的大概75%，全国其他地区已经达到90%以上，湖北省还有很大空间，以更加有力的措施、更精准的手段防控疫情，希望湖北省武汉市让中医药深度参与，扩大救治面，让患者和疑似患者能够得到中医药的治疗。

2020年2月15日，国务院新闻办公室首次在湖北武汉防疫一线举行发布会，国家卫健委副主任、湖北省委常委王贺胜介绍，中医医疗队坚持中西医结合，突出中医药的特色，湖北省一半以上的确诊病例都使用了中医药治疗。

新冠肺炎疫情发生以来，虽然经过中央、湖北多次发红头文件催促，武汉的中医介入率一直远远落后于全国。

分析湖北中医药使用率低的原因，是部分中医大夫首选放弃中医疗法。在武汉市中医医院和湖北省中西医结合医院，部分医生首选用西医方法来治疗新冠肺炎。

武汉市中医医院重症医学科主任张军介绍："一开始，患者使用了气管插管，做了血液净化和肺泡灌洗等有创治疗方式，但效果并没有想象中的那么理想，反而对患者身体有伤害。"他调整了治疗方案，减少了有创治疗。面对数量众多的患者，抱着试一试的态度使用了中药的方法，对比起来，还是有效果的。

武汉市中医医院汉阳院区呼吸科副主任丁念介绍，一位重症患者用上了呼吸机，一直在使用西医的方法进行治疗，也按照《新型冠状病毒肺炎诊疗方案》使用了低剂量的激素，但病情只是稍微稳了一点。丁念按照治疗疫毒闭肺的方法调整了中药方，再加上服用中成药血必净，第3天患者症状逐渐缓解。经过5天的治疗，患者肺功能明显好转了，摘掉了呼吸机，直接用鼻导管。

在湖北省中西医结合医院，湖北省武汉市江汉区31岁的陈女士连续发热多天住院隔离治疗。该院肿瘤血液科副主任许树才介绍，我们给她吃西药，但六七天还是没有退热。于是调整了治疗方法，给她服用中药，两天后就退了热。不久陈女士治愈出院。

武汉市民老刘今年50岁，经检测被确诊为新冠肺炎，在湖北省中西医结合医院入院后，医生用了各种抗病毒的西药，症状没有任何好转。许树才给患者调整了治疗方案，先打一些葡萄糖和氨基酸，补充营养，然后服用中药，3天后，老刘就退热了，咳嗽也好了。

王志勇分析，目前中医药参与疫情防控力度在加大，使用面也在扩大，但由于各地中医药参与治疗方式方法多样，以及拟定处方和药物选择能力的局限，使得中医药治疗疫病的优势还远没有真正发挥出来。定点医院西医不会用，也不愿意用。而在救援队伍中西医占主体，中医院和中医大夫缺乏话语权。

张伯礼分析，部分西医对中医药存在偏见，有些甚至是卫生行政管理人员。不少中医师信心不足，特别是中医药在非中医院的使用有待推进。防治新冠肺炎，中医有了定点医院，但数量及床位仍较少，缺乏系统全面的中医诊疗体系。中医药诊疗方法的顶层设计有待完善，临床诊疗和研究力量的协同性需要优化，形成综合性力量。

此次在疫情中暴露出的问题，也正是中医药日常中积累的问题。中医药参与度低，是制约中医药发展的痼疾。为此，专家建议：

完善中医药管理体制。中医药的优势和特色不能充分发挥，与我国中医药管理体制不健全有关。据统计显示，目前占全国市州城市总数18％的77个市州没有设立任何形式的中医药管理机构；1823个区县没有设立专门的中医药管理部门，占总数的60％。市级实有中医药管理人员822人，平均每个机构有人员2.4名。区县级实有中医药管理人员1931人，平均每个机构有人员1.6名，管理人员数量过少。推动基层中医药管理体系下沉，夯实基层中医药管理体制刻不容缓。建议完善中医药管理体制，理顺机构职能，建立赋权充分、科学有效的管理体系。

建立中医首诊制度。张伯礼表示，此次疫情中医虽然与SARS时相比参与得更早，但还是晚了。一旦有新发的传染病疫情，中医应该尽早成建制介入，这也需要制度方面的保障，建立中医首诊制度。传染病如此，其他疾病也是如此。建立中医首诊制度，让中医在第一时间介入疾病防治工作。

建立"西学中"培训制度。西医对中医存在偏见，不愿意用中医药，原因在于对中医药的不了解。专家建议，建立西学中培训制度，将其纳入医生执业考试和规范化培训考试。在设立中医科的西医院，按比例设置中医病床，提高中医大夫在西医院的地位。同时，严格执行国家卫健委、国家中医药管理局发布《关于印发第一批国家重点监控合理用药药品目录的通知》：其他类别医生的中医处方权必须"经过不少于1

年系统学习中医药专业知识并考核合格后，遵照中医临床基本辨证论治原则，可以开具中成药处方"。黄璐琦建议，加强中西医医务人员培训，提高医务人员中西医结合救治能力。

全面实施按病种付费制度。目前，中医院中医师不愿意用中医方法，原因是按项目付费制度，中医服务项目少、收费低，中医院要靠西医生存。按病种付费制度，同一病种同一收费，相比西医而言，中医治疗成本低，中医院将会获得更多的节余，从根本上改变西医养活中医院的做法，为中医院找到生存之道。中医药费用低廉，也会吸引西医院使用中医疗法，从而大量节约医保费用。

建立中西医联合会诊双组长制度。应对新冠肺炎疫情，收治患者的医疗机构建立健全中西医共同参与、全程协作的中西医联合会诊制度，使中医药深度介入传染病防控和临床救治。联合会诊制度，只是保证了中医大夫参与会诊，并无治疗决定权。专家建议，建立中西医会诊双组长制，确保中医方案能在诊疗过程中得以执行。建立中西医协同机制平台，把中医药参与诊疗方案制订、联合查房、多学科会诊、病例讨论纳入医院管理制度，形成常态化的中西医协作机制。对于未设置中医科室（中西医结合科室）或中医力量薄弱的机构，要邀请院外中医专家参加收治患者治疗方案的制订和疑难病例讨论，确保患者第一时间用上中药。

建立应对新发疫情中药储备制度。应对病毒类传染病，西医还没有有效的药物。专家建议，科技部应设立防疫中药储备专项，启动筛选评价一些具有抗病毒作用的中成药，通过组分中药库中的具有抗病毒作用活性组分研发新的有效中药，为应对新发疫情做好药物储备。

建立中医药传染病定点医院。抗击新冠肺炎，组建中医病区，接管方舱医院，确定中医定点医院，中医队伍成建制介入疫情防控，这是以往疫情防治从未有过的，中西医结合防治新冠肺炎具有标志性意义。这只是战疫期间的战时状态，回归常态，中医药参与传染病防治缺乏制度结口。即使是疫情期间，民间中医按手印请战无门。目前，传染病定点医院设立中医科，并不能满足中医药参与疫情防治的需要。设立中医药定点传染病医院，从社会广泛招纳民间中医，充实中医防治传染病队伍，并开设中医疫情预测研究，为防控疫情贡献中医力量。

"人民英雄"为何授予张伯礼

2003年，抗击非典，他挺身而出；庚子新春，迎战新冠，他逆向而行。"国有危难时，医生即战士。宁负自己，不负人民！"他的誓言依然未改。

他就是年过花甲的中国工程院院士、天津中医药大学校长张伯礼。2020年9月8日，在全国抗击新冠肺炎疫情表彰大会上，张伯礼被授予"人民英雄"国家荣誉称号。此次获得国家荣誉勋章的4人中，张伯礼作为唯一的中医人入选，这是党和国家对中医药抗疫贡献的高度肯定。

面对荣誉的张伯礼，说得最多的一句话是"唯代中医人受誉"。不论名誉把他推往何处，无论他身居何位，张伯礼始终记得，他代表的永远是人民，热爱的永远是中医药事业。

严格隔离，只是成功了一半。不吃中药也不行

"疫情严重，国难当头。疫情不重不会让我来，这份信任是无价的。"2020年1月25日，大年初一，中央紧急成立了赴湖北疫情防控指

导组，张伯礼名列其中。他心中难耐的激动是："这很可能是振兴中医药的一次难得机遇。"

临危受命，闻令而动，张伯礼在出征武汉飞机上填词："晓飞江城疾，疫茫伴心悌。隔离防胜治，中西互补施。"面对一切茫然与未知，他心里却有一份底气，那是对中医药的自信。

那时的武汉，一道发热门诊将世界分割，门诊外阴冷潮湿，门诊内人满为患。张伯礼意识到，如果不加以控制，感染人数会越来越多。

当晚，张伯礼就第一时间向中央指导组提出，必须严格隔离，他提议将确诊、疑似、发热、留观4类人群进行集中隔离，分类管理。"但严格隔离，只是成功了一半。不吃药也不行"。张伯礼提出"中药漫灌"治疗方法，普遍服用中药，拟定"宣肺败毒方"等方药，让4类人使用中医药。他的建议被中央指导组采纳。

张伯礼开出方子后，试着给药企负责人打电话，请帮助做袋装中药汤剂。负责人回答："没问题，全力配合。"张伯礼说："现在没有钱，也不是做一天，也不是做千百袋呀。"他说："为了武汉人民，什么都不要讲了。"这让张伯礼感动不已。

第一天3000袋，第三天就8000袋，最多一天4万袋。张伯礼难掩兴奋："通过普遍服用中药，集中隔离的很多发热、疑似患者病情得以好转，效果不错。"在中央指导组决策下，武汉开展最全面、最严格、最彻底的大排查。严格隔离同时普遍服用中药，取得了良好效果。

数据显示，2020年2月初到2月中旬，从4类人当中确诊新冠肺炎患者的比例为80%，吃药10天左右，2月底降到10%以下。阻止疫情蔓延，这是以张伯礼为代表的中医药人在武汉打响的第一场疫情阻击战。

一定要有中医药阵地。只要有阵地，就能有作为

武汉江夏区大花山有个户外运动中心，当地人称"江夏鸟巢"，疫情期间被改建成江夏方舱医院。

"一定要有中医药阵地。只要有阵地，就能有作为。"张伯礼说。他与中央指导组专家、北京中医医院院长刘清泉写下"请战书"，提出筹建一家以中医药综合治疗为主的方舱医院。

经中央指导组批准，张伯礼率国家中医医疗队队员，进驻江夏方舱医院。这是一次传承精华、守正创新的生动实践，中医人第一次有了自己的阵地，方舱医院从中药、针灸、贴敷到太极拳、八段锦一条龙综合治疗，第一次实现了中医中药"灌满仓"。

2020年2月14日，江夏方舱医院开舱。最忙碌的头几天，张伯礼穿着写着"老张加油"的防护服，熟悉环境、紧盯流程，问诊患者，对症拟方，指导临床，巡查病区⋯⋯每天几个小时的行走，里面衣服都湿透了。

26天的运营中，江夏方舱医院共收治新冠肺炎轻症和普通型患者564人。中医药团队交出了轻症病人零转重、痊愈病人零复阳、医护人员零感染"三个零"的亮眼成绩单。中医治疗经验不胫而走，90%的方舱都使用了中药，一般转重率2%～5%，远低于公认的10%～20%的转重率。没有重症就没有死亡，中医药疗效得到了证明。

张伯礼提出"大疫出良药"。在中央指导组和国家中医药管理局

领导下，共筛选出金花清感颗粒、连花清瘟胶囊、血必清注射液、清肺排毒汤、化湿败毒方、宣肺败毒方"三药三方"，因证据充分，疗效确切，被编入了国家版诊疗方案。

由于过度的劳累，张伯礼胆囊炎发作，腹痛难忍，中央指导组强令他住院治疗。2020年2月19日凌晨，张伯礼在武汉接受了微创胆囊摘除手术。手术前，按惯例要征求家属意见，张伯礼说："还是我自己签字吧。"

住院期间，张伯礼拟诗一首以表情怀："抗疫战犹酣，身恙保守难，肝胆相照真，割胆留决断。"他风趣地说："这回把胆留在了武汉，看来这辈子注定与武汉肝胆相照了。"

人民至上，生命至上，要把重症患者一个不落拉回生的安全线。张伯礼挺身而出，为饱受多年争议的中药注射剂正名："对重症患者早期足量使用中药注射剂可力挽狂澜。"血必净、参麦/生脉、参附、痰热清、热毒宁等中药注射剂在重症患者救治中大显身手。

"中西医结合救治是我们的亮点。"张伯礼提出，重症病房中西医联合查房，让中西医优势互补叠加。研究显示，在一项75例的重症患者临床对照试验中，中西药并用组和单纯西药组相比，核酸转阴时间、住院时间平均缩短3天。

现在的武汉车水马龙，人声鼎沸，我喜欢这个武汉

2020年4月16日，张伯礼离开了他苦战82天的武汉。临别之际，张伯礼说："武汉是英雄的城市，武汉人民为抗击疫情做出了牺牲和贡献。"

2020年5月22日，当身为全国人大代表的张伯礼走进会场时，在场所有人为这位抗疫英雄鼓掌。在介绍医护人员不惧生死英勇战疫时，他再一次落泪。他提出修订《传染病防治法》，建议将中医药纳入重大公共卫生事件应急体系建设，中医药应有参战权。

鉴于新冠肺炎的特点，早在江夏方舱医院还没有闭舱时，张伯礼已经在思考出院患者的康复问题，面对部分患者出现的咳嗽、胸闷、乏力、失眠等症状，以及肺纤维化及免疫功能损伤等问题，他依然孜孜不倦用中医药寻找答案。张伯礼联合武汉一线专家，组织编写了《新型冠状病毒肺炎恢复期中西医结合康复指南（第一版）》，有效指导了恢复期患者的中西医结合康复治疗。

在江夏方舱医院"休舱"前，张伯礼提出要留下一支不走的中医队伍。2020年4月6日，张伯礼传承工作室正式落户武汉市中医医院，这也是他第一次在天津以外收徒。

花开迎凯旋。2020年7月24日，当张伯礼回到他称为"第二故乡"的武汉时，举行了"中医药抗击疫情的优势与特点"主题演讲，参加武汉市中医医院挂牌天津中医药大学教学医院的签约授牌仪式，出了半天康复门诊，听了康复研究汇报。看到曾经的患者们如今都能正常地生活，张伯礼高兴地说："现在的武汉车水马龙，人声鼎沸，我喜欢这个武汉。"

疫情无国界，大医有爱心。疫情防控期间，张伯礼参加了几十场海外连线。"分享中国经验，我们从不保守"。他希望中医药能帮助更多国家和地区战胜疫情，让中医药瑰宝惠及世界。

2020年9月1日，开学第一课如约而至，张伯礼登上"云讲台"。他深情地说："再过10年、20年，你们就是我们共和国的脊梁，你们就是国家的建设者，这个历史的重任就交到你们身上了，相信你们一定能战胜包括传染病在内的各种疾病，保证全国人民的健康。"

"疫情来了，医务工作者义不容辞，必须要冲上前去。治疗救人只是职责所在，我只是干了我应该干的事。"张伯礼心里始终装着人民，深爱着中医药。

中医抗疫是主力军吗

中医
热搜话题
百问百答
ZHONGYI
RESOU HUATI
BAIWEN BAIDA

2003年，中医药治疗非典得到世卫组织的肯定。在新冠肺炎防治中，如何确保中医药发挥应有的作用？记者专访了新冠肺炎疫情联防联控工作机制科研攻关专家组专家张伯礼院士。

中医药防治疫情绝非纸上谈兵

新冠肺炎处在"爬坡期"，二代病患已经出现，形势仍然严峻。对于新冠肺炎的治疗，目前尚无有效药物，主要是支持和对症治疗。《新型冠状病毒感染的肺炎诊疗方案（试行第四版）》，要求各有关医疗机构在医疗救治工作中积极发挥中医药作用，加强中西医结合，建立中西医联合会诊制度，促进医疗救治取得良好效果。

"此次防治新型冠状病毒肺炎的过程中，中医药发挥了重要作用，中医防治疫情的身份已经跃升，从参与者变成了主力军！"张伯礼认为，全国中医药治疗数以百计的确诊病例，中西协同救治病患取得明确成果。各省市治愈出院患者，采用的是中西医结合治疗。武汉中医定点医院也有不少病人通过中西医结合的方法治愈出院了，尤其对轻中型患者使用中药汤剂个体化治疗更有针对性。这都是在疫情防治过程中，中西医协同，优势互补很好的例证。

中医治疗新冠肺炎，绝非纸上谈兵。张伯礼表示，中医药在改善退热、呕恶、便秘症状，在控制病情进展，稳定血压、血氧饱和度，靶器官保护，维护心、肺、肾功能等方面都具有作用。既往治疗SARS时，有些患者使用激素，两周后，即白肺扩大，仍有发热也不宜再增加激素量，而采用清热解毒、化浊泄肺方法控制病情加重，后期低热也要果断停减激素，采用益气养阴、增液行舟的中医方药，往往起效。

中医药全程参与疫情防治

2020年春节前夕，国家中医药管理局应对新冠肺炎疫情防控工作领导小组成立，负责指导各级各类中医医院按照"依法依规、属地管理"的原则开展防控工作，组织中医药专家积极参与医疗救治工作。

"中医药全程参与此次疫情的防治工作，全程发挥作用，彰显了中医药的特色和优势。"张伯礼说。从疾病的初期改善症状，中期减少肺渗出、控制病情进展，晚期保护脏器功能到恢复期康复，都有各自的切入点和优势。在预防方面，以隔离为主，可通过中医药调节机体状态，提高免疫力，抵御病毒。对于轻症患者，可以采用单纯的中医药治疗；中重症患者住院治疗，需要西医的支持疗法，比如有呼吸困难的，提供呼吸支持，如吸氧、上呼吸机等，中医可减少肺组织渗出，缓解喘憋等症状，稳定血氧饱和度，保护重要脏器功能等。

张伯礼表示，中西医是两套不同的医学体系，各有优势，应相互补充，取长补短。经验表明，中西医结合救治疗效明显。在疫情面前，应建立起有效的救治机制，自上而下，全面布局，从中医疫情防控知识科普、疾病排查、隔离、防控、救治、预后等各个方面，中西医发挥各自优势，有机结合，协作攻关。

中医药进入疫情防治主战场

此前，即使中医参与疫情防控，往往也只是摆设。专家会诊提供建议参谋等方式。往往医嘱不能很好执行，甚至开了处方却没有药。

张伯礼介绍，此次抗击疫情，组建了中医病区，确定了中医定点医院，有400多张床位，全部由中医组建队伍进行治疗。武汉中医定点医院已收治了大批患者。中医队伍成建制介入，这在之前的疫情防治中是从没有的，具有标志性的意义，表明中医药进入疫情防治的主战场。

中医防治疫情，不再单凭专家经验了。目前已经开展临床症候学调查，对已收治的数百名患者进行证候特征、演变规律的分析，对轻中症患者，提高治愈率，对重危患者，降低死亡率，为下一版更新的治疗方案制订提供科学依据。启动筛选评价一些具有抗病毒作用的中成药，同时研发新的有效中药。在定点医院开展临床科研一体化的临床研究，申请科技部项目已经获批。

张伯礼表示，抗击疫情，正是中医药发挥作用的大好时机，中医药人应乘势而上，勇于担当，有所作为。在防治非典的经验基础上，结合此次防控实践，探索建立中医在疫情防控方面快速反应机制和优化治疗方案。

抗疫能为中药注射剂正名吗

2020年4月，国家药监局发布2019年度国家药品不良反应监测年度报告，中药不良反应连续4年下降。值得一提的是，在所有注射剂不良反应报告中，化学药品注射剂占86.9%，中药注射剂占9.1%，生物制品占1.6%。

近年来，中药注射剂因安全性遭误解。抗击新冠肺炎疫情以"三药三方"为代表的数十种中药汤剂、中成药及中药注射剂，发挥了重要作用，成为疫情防控的一大特色和亮点。抗疫能为中药注射剂正名吗？记者采访了张伯礼院士。

中药注射剂，为何入选国家诊疗方案

近年来，受中成药"限方"、修订说明书、医保支付限定范围、重点监控等政策影响，中药注射剂频频受挫，临床应用大受影响。同时，有些人士、媒体夸大中药注射剂质量安全等问题，使人们对中药注射剂产生了很大的误解。

2019年度国家药品不良反应监测年度报告，也让人们对中药注射剂安全性有了新的认识。报告显示，在临床发生不良反应的药品中，中药占12.7%，连续4年下降。2015年、2016年、2017年、2018年的此项数据分别为17.3%、16.9%、16.1%和14.6%。以上数据充分证明，中药注射剂的安全性问题并不是有些人描述的"洪水猛兽"。

新冠疫情暴发以来，党中央、国务院多次强调坚持中西医结合治疗。根据《新型冠状病毒肺炎诊疗方案（试行第七版）》，喜炎平注射液、血必净注射液、热毒宁注射液、痰热清注射液、醒脑静注射液、参附注射液、参麦注射液、生脉注射液均被纳入推荐的治疗方案。这也提升了人们对中药注射剂的认知及接受度。

张伯礼认为，新冠疫情救治是一场"遭遇战"，研发新药"远水解不了近渴"。无论中医还是西医都是首先采用"老药新用"的策略。中医药在"正气存内，邪不可干"思想指导下，扶正祛邪，辨证论治，根据临床表现见招拆招，总是可以快速拿出有效的治疗药物，在"老药新用"方面具有独特的先发优势。喜炎平注射液、血必净注射液、热毒宁注射液、痰热清注射液、醒脑静注射液、参附注射液、参麦注射液、生脉注射液等这些中药注射剂都是经过临床实践检验的，应用多年且安全性可靠。在这次新冠肺炎救治中，结合众多一线中医专家的治疗经验给予推荐，在实际诊治中证实确有疗效的中药注射剂，最终被纳入国家诊疗方案中。

血必净注射剂，为何入选 "三药三方"

疫情暴发初期，在没有抗新型冠状病毒特效药物的现状下，因既往临床疗效突出、循证依据扎实的血必净注射液，被多位一线中西医专家推荐，并经过临床实践证实有效，被连续纳入多版《新型冠状病毒肺炎诊疗方案》中。血必净注射液获得了钟南山院士、邱海波主任等西医著名专家的推荐，在新冠肺炎防治炎症因子风暴，在阻止轻症向重症转化中发挥了重要作用。

张伯礼说，血必净注射液是目前唯一被国家批准为治疗脓毒症和多器官功能障碍综合征的药物，填补了全球脓毒症治疗的空白，并且其循证证据扎实。2019年，在钟南山院士和张伯礼院士的联合指导下，由复旦大学附属中山医院呼吸病研究所牵头，33家三甲医院联合完成的"血必净治疗重症肺炎疗效评价"的研究成果在国际重症医学顶级期刊——美国《重症医学》杂志发表。研究证实，血必净能显著降低重症肺炎合并脓毒症患者病死率8.8%，显著改善肺炎严重指数，缩短机械通气时间5.5天和ICU住院时间4天。2020年1月，由44家三甲医院完成的"血必净治疗脓毒症疗效的临床研究"结果显示，血必净降低脓毒症患者病死率效果显著。

新冠肺炎疫情期间，15个省市的28家定点医院组成的研究团队，两个月内收集276例新冠肺炎病例数据。结果显示，血必净注射液可以显著抑制新冠病毒诱导的炎症因子风暴或者炎症反应。专家表示，在常规治疗基础上，加用血必净注射液对抑制新冠肺炎重症病人炎症反应有效率达91%。临床应用中疗效突出，得到广大中西医呼吸和重症专家的认可及推荐，被连续纳入《新型冠状病毒肺炎诊疗方案（试行第四版）》至《新型冠状病毒肺炎诊疗方案（试行第七版）》，列入重型、危重型病例的治疗用药。2020年4月14日，国家药品监督管理局经过严格程序的认真审评，批准血必净注射液新增适应证"可用于新型冠状病毒肺炎重型、危重型的全身炎症反应综合征或/和多脏器功能衰减"。最终，血必净注射液被国家中医药管理局纳入"中国经验"的"三药三方"。

救治新冠肺炎，中药注射剂有啥用场

"这次疫情防控救治中，中西医合作得很默契，在重症、危重症患者救治中，呼吸支持、循环支持等生命支持至关重要，西医为主，中医配合。"张伯礼说。

中医虽是配合，但在某些临床关键环节，中医药也能够力挽狂澜，中药注射剂在其中发挥了重要作用，如有的患者氧合水平比较低，血氧饱和度波动，这种情况下，尽早使用生脉注射液、参麦注射液，或服独参汤，往往一两天后患者的血氧饱和度就稳定了，再过一两天血氧水平就上去了。炎症因子风暴，加重炎症反应，也是由轻症转重的关键，使用清热凉血的血必净注射液，对控制炎症反应综合征有明确作用。有些患者肺部感染控制不佳或吸收慢，加注热毒宁注射液、痰热清注射液，就可以和抗生素起到协同效应，很多患者都被治愈了。在武汉市金银潭医院、武汉市肺科医院、华中科技大学同济医学院附属协和医院，重症患者中西医联合会诊，较多患者使用了中药注射剂，取得了良好疗效。

张伯礼说，中医药队伍吸取了非典期间的经验，在这次新冠肺炎疫情中救治与科研同步进行，取得了一系列的科研成果，用扎实的证据证明了中药注射剂的有效性和安全性。以血必净注射液为例，2020年1月21日，为尽快攻克新冠肺炎有效治疗药物缺乏的难题，基于既往大量重症疾病领域的研究证据，由广州医科大学附属第一医院为研究负责单位，钟南山院士担任研究负责人，作为"抗新冠肺炎潜在药物研究"的系列项目之一，紧急立项启动了"血必净治疗新冠肺炎疗效的前瞻性队列研究"。结果显示，血必净注射液可以显著抑制新冠病毒诱导的炎症因子风暴或者炎症反应。基础实验也证实血必净具有一定的外抗病毒作用，并能显著抑制SARS-CoV-2诱导炎症因子IL-1β、IL-6、MCP-1的mRNA过度表达，具剂量依赖关系。基于一系列的科研成果，"血必净注射液治疗新型冠状病毒感染的肺炎疗效的临床和机制研究"项目荣获天津市科学技术奖抗击新冠肺炎疫情特别奖一等奖。

中药注射剂，如何正确评价其疗效

近十几年来，中药注射剂发展非常不平衡。有一批品种认真落实药品评价中心发布的七个文件要求，对产品的原料溯源、工艺优化、质量标准、生产监控、临床评价等进行了全面研发改进，药品品质得到了明显提高，这也从历年发布的安全信息中得到印证。希望今后对于中药注射剂中安全性有保证、临床疗效确切、生产质量有保障的产品，要推荐合理使用，纳入医保范围，而对安全、疗效无保证的要坚决淘汰。

张伯礼认为，要加快推进中药注射剂上市后再评价工作。对于临床多年实践有效且经过安全评价的中药注射剂，考虑在关键时刻是能救命的，应该予以积极推广使用。同时也要褒贬分明，分类管理。目前，市场上有近三分之一的中药注射剂工艺技术落后、安全疗效无保证，应该果断淘汰；有三分之一需要按照要求"补课"，并限期完成。相关机构发布政策后，长达十几年不去评估，任凭好坏不分，鱼目混珠，甚至有劣币驱良币的现象，这些问题不能继续下去了！

中医药临床有效，为啥不说是特效药

抗击新冠肺炎疫情，中医药筛选出临床证实有效的"三药三方"。据统计，我国新冠肺炎确诊病例中，7万余人使用了中医药，占91.5%。临床疗效观察显示，中医药总有效率达90%以上。中医药临床有效，为啥不说是特效药？

张伯礼院士认为，特效药一般认为是对一个疾病有特殊疗效的药，就是临床疗效确切、不良反应轻微的药。特效药都是经过严格临床评价后被公认的，所以特效药应该是疫情阶段性结束后，对疫情进行一个宏观的复盘，综合总结分析疫情救治情况，然后对其中发挥良好临床疗效且不良反应轻微的药物进行评价得到的一个称谓。特效药不应该在疫情刚发生时就被提出来，容易对广大人民群众产生误导作用。例如，注射用头孢尼西钠等一开始被期望是特效药，显然是有违实际的。

近年来，我国突发公共卫生事件增多，公共卫生应急问题成为瞩目的焦点。病毒不断变异，特效药、疫苗总是滞后的。对此，张伯礼认为，"正气存内，邪不可干"，中医药以不变应万变，扶正祛邪，辨证论治，根据病毒作用在机体所产生的临床表现分析其证候特征及演变规律，见招拆招，总是可以较快拿出救治方案。此次抗击新冠肺炎疫情，中医药总结出有效的治疗方案，经过临床不断评价修正完善，逐渐形成有效的救治方案，筛选出了有效的"三药三方"，发挥了重要作用。

三药三方大规模应用，被证明临床确有疗效，为什么没有对外称其为特效药呢？

张伯礼分析，中医诊治疾病注重疾病的动态变化，注重未病先治、已病防传、瘥后防复，在治疗方法上讲究审因论治、辨证论治，治疗策略是面对疾病的不同病证诊疗，它不是一方包打天下，而是给出一套中医特色的综合诊疗方案，不同病情发展阶段采用不同的对治方法。在新冠肺炎疫情救治中，不同阶段分别采取宣肺化湿、清肺解毒、益气养阴等治法，中医对于新冠肺炎的理法方药认识逐步完善，形成了覆盖预防、治疗和康复全过程的中医药诊疗方案。国家推荐的"三药三方"就是有效的中医药诊疗方案中的核心组成部分，三药按程序已被国家药监局批准，增加新冠肺炎相关适应证。目前西药尚没有特效药，但中医药有"三药三方"和中医综合疗法组成的有效治疗方案，其有效性在武汉疫情防治实践中得到了验证。

"无论特效药，还是有效治疗方案，临床价值是一样的。"张伯礼说，特效药这个概念要慎重使用，尤其是在疾病早期阶段。真正的有效药物需要用临床结果来评判。

复阳并非二次感染，为啥是没治彻底

　　根据现行诊疗方案，治愈患者需满足间隔24小时核酸阴性、肺部炎症吸收、体温正常等指标。但有部分患者在出院后的复检中出现了核酸呈阳性，即出院后复阳。为何有人出现复阳？江夏方舱医院患者为何零复阳？张伯礼院士进行了权威解读。

　　"复阳并不是二次感染，而是原来没治彻底。"张伯礼说。患者为什么复阳？检测试剂不灵、采样不规范、出院标准太松……这些都不是主要原因。张伯礼分析，新冠肺炎患者的损伤主要是肺深部的小气道，在细支气管和肺泡，里面有黏稠而不易排出的痰液，还有部分痰栓，它们包裹着病毒。这些病毒被黏液、痰栓包裹着，沉寂在肺的深部，不易往外排出。检测咽喉部采样，检测不到病毒，显示患者"转阴"。

　　张伯礼解释，患者身体慢慢好转之后，肺功能在逐渐恢复，特别是小气道，包括一些细支气管的功能都在修复，慢慢地把这些黏痰往外排，往外咳出去，咳嗽的过程中，肺深处的痰出来了，裹着的病毒也一同出来了，表现为"复阳"。

　　让人不解的是，SARS患者没有复阳，而新冠病毒感染患者为何出现复阳？张伯礼认为，从实践来看，SARS的症状主要以造成肺纤维化为主，而新冠肺炎的损伤在深部气道，肺泡、小气道里边有很多黏液性的分泌物，这些黏液非常黏稠，气道被黏液堵住了，这也是很多患者上了呼吸机呼吸状况得不到改善的一个原因。从中医的角度看，新冠肺炎属于寒湿疫，而SARS是瘟疫，新冠肺炎湿气的特点非常典型，病情黏着，病程绵延，病势多变，湿会寒化、热化、燥化。燥化更易使痰液黏稠不易排出来，因此与SARS有明显的区别。

鲜为人知的是，江夏方舱治疗的新冠肺炎患者痊愈后至今"零复阳"。原因在于对证化痰，治疗时就能预防"复阳"。在中药处方中加入化痰药，可能避免了黏稠痰液在治疗过程中沉到深处。

张伯礼说，中药有些清肺化痰的药材如橘红、皂角刺、昆布等，都能够帮助把深部的黏稠痰液给咳出来、排出去，就会让治愈者不"复阳"。

以宣肺败毒方为例，它来源于麻杏石甘汤、麻杏薏甘汤、千金苇茎汤等经典名方。经过在中药组分库中的组分筛选，张伯礼和刘清泉发现有两种药材对新冠肺炎"对症"。一种是虎杖，一种是马鞭草，对于新型冠状病毒引起的肺部损伤，特别是小气道损伤、微血栓有很强烈的活性。所以，宣肺败毒颗粒是"经典+经验+科技"的组方。

张伯礼建议，对于隔离点的康复患者，采用中医疗法减少复阳。治疗时，根据辨证可以选用清肺化痰、滋阴导痰等方药治疗，做一些呼吸锻炼，同时配合中医针灸、按摩等综合疗法，可以改善症状，促进痰液排出，也有助于肺部炎症吸收，对脏器损伤的保护、对免疫功能的修复都有积极作用。

中西医如何结合抗疫

面对疫情，如何建立中西医结合救治工作机制？记者专访了国家中医药管理局应对新型冠状病毒感染的肺炎联防联控工作专家组组长、黄璐琦院士。

组建第一支国家中医医疗队

2020年大年初一，国家中医药管理局依托中国中医科学院组建的第一支国家中医医疗队赶赴武汉，支援当地开展新型冠状病毒感染的肺炎防治工作。闫树江、黄璐琦领队，开赴中医药防控新型冠状病毒感染的肺炎战场。

金银潭医院是湖北省武汉市的传染病医院，所接诊的都是已确诊为新型冠状病毒肺炎且病情较重的患者。金银潭医院将南一区病房的医疗工作交给医疗队，奠定了中医药防控新型冠状病毒肺炎的基础，成功开辟了中医药防控新型冠状病毒肺炎的战场，使中医药能够与西医同台合作，共同防控疫情。

中医药在2003年抗击非典中就发挥了重要作用，在早期干预、阻断病情发展、减轻症状、缩短病程、减少西药激素用量及不良反应、减少病死率等方面起到了积极作用，得到了政府和世卫组织的肯定。而新型冠状病毒感染的肺炎目前西医尚无有效药物，主要是支持和对症治疗。

黄璐琦表示，治疗新型冠状病毒感染的肺炎，中医药可以改善患者全身状况、减轻症状、缩短病程，中西医协同救治病患就显得尤为重要。中西医结合共同构筑疫情防控的牢固防线。

提高中医药临床救治效率

北京首例新型冠状病毒感染的肺炎患者在地坛医院接受了治疗，中医专家为其辨证施治后，患者体温恢复正常，症状逐渐好转，呼吸道分泌物病毒核酸呈阴性，患者治愈出院。从湖北返回的确诊患者，在给予对症治疗及中药治疗后，痊愈出院。

"寻找中医药疗效的高级别循证证据，有利于优化临床方案，提高中医药临床救治效率。"黄璐琦说。医疗队进入金银潭医院病区后，根据巡诊、查房情况，结合当地医疗救治人员的实际经验，并以视频方式征求远在北京的王永炎院士、国医大师晁恩祥和薛伯寿等专家组顾问，以及刘景源、张洪春等专家的意见和建议后，修订中医诊疗方案，力求中医药发挥更大作用。

黄璐琦介绍，防治时要设置医学观察期和临床治疗期，对于门诊病人进行分层，表现为乏力、伴有胃肠不适或发热的病人，先进行医学观察，推荐患者使用在非典、甲型H1N1流感（简称"甲流"）期间经过药物筛选研究的中成药，以治疗可能存在的感冒和流行性感冒（简称

"流感"），减轻压力。对于住院病人，根据病人危重情况分为轻、中、重及恢复期，每一期明确处方，使各地使用更加清晰，并推荐尽早使用中药注射剂，以提高免疫力、缓解症状、缩短病程。

中医防治疫情缺的不只是药

在金银潭医院，中药饮片、配方颗粒严重不足，中药注射剂仅有血必净注射液，不利于中医药参与疫情防控。医疗队实地了解情况后，药品保障小组多渠道广泛联系协调，一批中药企业响应号召向金银潭医院捐药，中药保障供应平台迅速搭建。

其实，中医药参与疫情防控，缺的不只是药。不少中医请战热情很高，却无用武之地，这就需要制度化的参与机制。

国家卫健委《关于进一步做好新型冠状病毒感染的肺炎中西医结合救治工作的通知》要求，提升医务人员中西医结合救治能力，规范开展中西医结合医疗救治，注重临床救治与科研相结合，确保病例信息资源共享互通。

如何更好地发挥中医药防治疫情的作用？黄璐琦建议，国家层面制订中医诊疗方案，各省市结合当地特点制订本地区中医诊疗方案，确立中医药参与疫情救治的制度化参与机制。加强中西医医务人员培训，提高医务人员中西医结合救治能力。中医药专家参与各地医疗救治专家组，必要时中医药专家单独设组，彰显中医药在防疫中的独特作用和价值。

如何开辟中医抗疫"示范田"

清明断雪，谷雨断霜。江城武汉，无寒无疫。

2020年4月22日，黄璐琦在京结束隔离。2020年1月25日，大年初一，他带领首批国家中医医疗队进驻金银潭医院，几天后正式接管南一病区，开辟了中医治疗新发传染病重症的"试验田"。

66天之后，医疗队撤离时，武汉金银潭医院院长张定宇说："你们国家中医医疗队，真的体现了国家队的水平，充分体现了中医药的优势和特色。"他做出一个重要决定：南一病区作为中医药传染病区，由全院15名中医师集中管理。艾滋病、肝炎等传染病也要积极地用中医药去治疗。

从"试验田"到"示范田"，南一病区就像暗夜里的一束光，在实战中向世人展现了国粹的力量。

治疗重症：开辟一块阵地

首批国家中医医疗队由中国中医科学院组建，主要由西苑医院和广安门医院共35名医护人员组成。他们抵达金银潭医院后，发现这家传染病三级专科医院，无中药房，无法开中药处方。队员们迅速搭建中药保障平台，新增中药处方信息系统，使金银潭医院能用上中药，中医药救治新冠肺炎患者的阵地由此开辟。

重症、危重症患者的救治是最难啃的"硬骨头"。令人揪心的是，患者随时可能死亡。接管病区的第一个夜班，让西苑医院副院长李浩记忆犹新，阴冷潮湿的煎熬，彻夜未眠的辛劳，有汗水，也有泪水。在黎明前，一位77岁的重症患者病情突然恶化，队员王冰迅速穿上防护服，第一个冲进病房为患者实施胸外按压。李浩与王冰交替操作……穿着厚重的防护服本身就很憋气，长时间胸外按压非常消耗体力，护目镜很快布满了水雾……40分钟的艰苦抢救，最终还是无法挽留老人的生命。

疫情就是检验医务人员能力的试金石。作为中医国家队，大家内心都憋着一股劲儿：付出中医人的最大努力，为坚决打赢疫情防控阻击战贡献中医力量。

一位83岁的老婆婆，一直戴着面罩在高流量给氧状态，只要一脱氧，血氧饱和度就直线往下掉。从肺影像看，老人几乎处于高危处境。"经过对患者的综合指标评估，没有需要使用抗生素和激素的指征，可以采取中医辨证施治的汤剂，用中药注射剂代替抗生素治疗。"李浩说。

在治疗的第二天，老婆婆被医院纳入西药抗病毒科研观察项目。没想到的是入组仅两三天后，老人病情明显加重。"先抛开科研，治病救人要紧"！李浩又给病人重新用上中药注射剂和汤药治疗，先改善肺部炎症……奇迹发生了，在医护人员的精心护理下，老人的病情日渐好转，最终痊愈康复出院。

2020年2月3日，金银潭医院首批以中医药或中西医结合治疗的8名确诊患者出院。"没想到中医药的疗效这么好！"这是患者的赞誉，也是中医人的答卷。临床实践证明，中医可以治愈新冠肺炎。

"这说明中西医结合和中医治疗方案是成功的。"李浩说，"病区里也有部分患者转变很大，从对中医的不了解，到主动要求中医药治疗，对疗效充满信任。"

"临床疗效才是评价中医药优势的金标准。"黄璐琦介绍，随着医院及患者对中医药的逐渐认可，医疗队接管的南一病区床位由32张增加到42张，收治的均为重症患者，其他病区也开始陆续服用中药，中医参与会诊成为金银潭医院会诊制度的硬规定。不少患者从"不了解中医药"，到逐步接受、喜爱用中医药，甚至有患者要求转科接受全程中医药治疗。

黄璐琦院士提供了一组数据：对金银潭医院具有可比性的8个病区分析，2020年2月1日到2月29日共收治862例患者，南一区死亡和转出（恶化率）病例数是一位数，其他7个病区平均是两位数。截至2020年3月30日医疗队返回北京，病区累计收治158例，出院140人，其中纯中医治疗88例，治愈出院率88.61%。

"这再次证明了中医药是中华民族的瑰宝，这是我们保护人民生命安全和身体健康的'中国办法'"。说到这里，黄璐琦难掩激动。

研发新药：打造一把利器

"白肺、呼吸窘迫、心脏骤停，快来帮忙……"在南一区新冠肺炎隔离病房，齐文升的对讲机里突然发出紧急呼叫，他迅速换好防护服，冲进病房，持续进行半小时的胸外按压，直至抢救成功。

在平时的查房过程中，号脉、查舌苔、辨证用药，根据不同患者的病情，齐文升分别开具了中药1、2、3、4号方。这4张处方分别对应的是寒湿郁肺、疫毒闭肺、内闭外脱、肺脾气虚等证型，源自《新型冠状病毒肺炎诊疗方案（试行第四版）》中的协定方。国家中医药管理局高级专家、西苑医院肺病科主任苗青介绍，不同的病人使用不同的处方。4号方用于肠胃功能不太好的病人，2号方应用于呼吸困难、胸闷等重症病人。

边救治，边总结。有一类患者的临床表现为呼吸困难、动辄气喘，胸闷胸痛，高热或持续低热。原来的处方不适用于所有患者的病情。医疗队立刻开展沟通，西苑医院急诊科主任杨志旭在原来的方案上又加上了5号方。

应对疫情，全世界都在寻找有效的方药。随着临床救治病例的增加，中药"利器"初现端倪。在综合其他方优点的基础上，2号方被优化为"新型肺炎方"，成为团队治疗的核心方。苗青说，新冠肺炎最大的特点是湿，湿毒是贯穿整个疾病始终的核心病机。湿邪弥漫三焦，应按照三焦的不同部位，因势利导，祛除邪气。

边救治、边总结、边优化，"新型肺炎方"被一个更贴近的名称化湿败毒方所代替。黄璐琦解释，治疗病毒性肺炎就像一场足球赛，人体是球场。化湿败毒方就是由14味药构成的足球队（11名队员加上3名替补），在人体这个球场上，从前场、中场和后场入手，通过相互配合，击败病毒这个对手。

化湿败毒方依据古代的经典名方化裁而来，但是否有用，需要临床疗效来评判，亟待临床证据来说明。"每天从医院回到驻地，我们团队就马上着手整理一天的病案。这是珍贵的第一手中医临床资料，对新冠肺炎诊疗方案的完善有重大的参考价值。"齐文升说。

前方将病人症状、体征、舌脉、体温等诊治要素和实时治疗情况上传，后方进行归纳、统计、分析，为前线提供治疗证据。为更好获得第一手病例相关信息，中国中医科学院科研攻关组紧急设计开发了舌诊图像采集APP和问诊系统，为全面开展临床研究提供技术支持。同时紧急开发出社区信息采集系统，及时获取医学观察期人群中医诊疗信息。前方与后方无缝衔接，从经验向数据的转化，打造战疫"利器"进入循证证据时代。

"寻找中医药疗效的高级别循证证据，有利于优化临床方案，提高中医药临床救治效率。"黄璐琦坚信。

高级别循证证据显示：经金银潭医院75例重症病人的疗效观察，方舱医院452例的随机对照，将军路卫生院200多例临床观察，发现化湿败毒方在核酸的转阴和症状的改善方面有显著效果。中国医学科学院实验动物研究所秦川研究员开展的小鼠实验发现，该方能够将小鼠肺部的病毒载量降低30%。

2020年3月18日，在武汉卓尔万豪酒店的会议室，黄璐琦主持了一场专家座谈会，他在现场向与会的专家展示了刚刚拿到的一份通知——化湿败毒颗粒获得国家药监局批复的3期临床试验批件。

"中医药的效果，只有新冠肺炎的患者知道，只有医生护士知道，但是用什么样的语言表达出来，我觉得化湿败毒颗粒给了我们答案，对我们中医界来说，具有里程碑式的意义。"张忠德的话赢得会场热烈的掌声。

"与化药和生物药研发流程不同，化湿败毒颗粒直接来自临床实践。"黄璐琦介绍，化湿败毒颗粒是我国具有自主知识产权，专门针对新冠肺炎开发的新药，这是我们对中医药充满信心的来源，更是我们给全国人民交出的一份答卷。

社区突破：燃起一把星火

武汉卓尔万豪酒店是首批国家中医医疗队的驻地。在医疗队入住的当天，东西湖区将军路街卫生院成为收治新冠肺炎病人的定点医院。金银潭医院与驻地相距300米，最大的方舱医院——武汉客厅方舱医院相邻150米左右。高峰时期，医疗队周围聚集的病人高达3000多人。

为阻断患者涌向大医院，医疗队以金银潭医院为根据地，向社区突破，向卫生院延伸，从被动收治向主动救治转变，集中消除医院周边的病例，燃起全面救治的一把星火。广安门医院副院长吕文良与心理科主任王健义无反顾，最早为社区新冠肺炎患者提供中医药治疗服务。

2020年2月1日，吕文良和王健来到将军路街卫生院，国家中医医疗队指导基层社区中医活动紧锣密鼓地开展。此时，住院部的病人沉浸在一片恐慌之中，一位年轻的男病人因新冠肺炎而离世。卫生院没有半污染区，他们毫不犹豫地换上社区简陋的防护服进入了住院部。

当时，武汉气温徘徊在2℃～11℃，病人关窗关门保暖，气味熏人。吕文良和王健为病人把脉、观舌象，望、闻、问、切四诊合参，辨证论治。不少病人看到吕文良防护服上的名字，上网搜索后确信是大专家，争着找他把脉。一位女病人哽咽着说："原来以为煎熬等死，您这么一解答，我心里舒服多了，一定安安心心地按时服用中药。"

看完病人后，吕文良建议，每个病室的病人在保暖的前提下要开窗透气，让新鲜的空气流通进来。打开窗户，初春阳光照进来，他们看到了久违的阳光，脸上露出了笑容。

服用中药之后，病人自觉症状明显好转，发热减轻、胸闷减轻、咳嗽减轻、核酸检测阴性，喜讯不断传来，中药开始抢手了。每个病人3天发放一次药物，有的病人等不急就开始提前要药，生怕把他们的那一份漏掉了。将军路街卫生院的中药库存告急，黄璐琦动员药企为其免费提供中药配方颗粒。

为了方便患者与中医医生的日常交流，吕文良让后台设计一个二维码，患者只需要扫一下码，录入其基本信息，上传舌苔照片，就可以得到后台医生一对一用药的指导和咨询。新入院患者不需要医生费力宣传，自己拿着手机扫贴在墙柜上的二维码申请药物。

一位15岁的少年和父亲相继染病，同住在一间病房，母亲因感染新冠肺炎在春节前过世。王健得知此情况后，开展心理疏导，每次去住院部查房必定要探望，闲下时间还电话指导少年如何进行肺部康复和心理康复。

别时风霜雨雪，归来春意盎然。广安门医院日前收到一份来自东西湖区将军路街道办的感谢信。信中说："在你们的努力下，中医药物介入治疗患者无一例从轻症转为重症，无一例重症患者死亡。将军路卫生院成为全区第一个患者清零的医院。"

据统计，医疗队在东西湖区张家墩和马池墩社区治疗80例居家隔离确诊及疑似患者；为将军路街卫生院210例新冠肺炎住院患者提供中医诊疗服务，并为124例患者免费提供中药救治；精心救治武汉客厅方舱医院452名患者和雷神山168名患者。多位医疗队专家参与湖北省中西医结合医院、湖北省中医院等多所医院的中医药会诊。专家通过"全球疫情会诊室"特别节目，与美国、加拿大、意大利等多个国家同行以视频连线方式，分享中医药救治新冠肺炎患者经验。

"这是中华人民共和国成立以来重大公共卫生事件中，在传染病的定点医院，中医首次整建制接管一个独立的病区。应对新发、突发的传染病，医疗资源紧缺，公众恐慌不安，中医人立住了，成功开辟了中医药抗疫的主战场，使中医与西医同台合作，共同防控疫情。"黄璐琦说。

"武昌模式"能打响抗疫的第一枪吗

2020年4月11日，77岁的杜爹爹出院整2个月。他亲自下厨做了武汉风味十足的四道菜：粉丝鸡汤、鱼头千叶豆腐、清炒小白菜、五花肉炒辣椒。谁能想象，这位家住在武汉市武昌区水果湖街的社区居民，曾经是生活不能自理，呼吸靠喘，吃饭靠喂，上洗手间靠搀的重症患者。杜爹爹重获新生，得益于中医药抗疫的"武昌模式"。

新冠肺炎疫情期间，武昌区率先在社区大面积发放中药，探索并形成了以"中药通治方+社区+互联网"为核心的武昌模式，即中医药从预防、治疗到康复全链条干预，筑起疫情蔓延的"防火墙"。数据显示：2020年1月28日，武昌区隔离点疑似病例确诊比例高达90%以上。2月2日实行隔离点中医药干预，2月6日确诊率下降到30%左右，3月5日下降到3%左右。

通治方：从滴灌到漫灌

2020年1月24日18时，他从北京到达武汉，一下火车就感觉到明显的湿冷。入住宾馆后，他没开空调，打开窗户，然后出门在小雨中走了一个多小时。出于职业习惯，他要体验下当地百姓生活的气候环境。同时，他特意查看了武汉的天气，1月份有16天下雨。

他是仝小林，临危受命担任新冠肺炎国家中医医疗救治专家组组长。

2020年1月25日，到达武汉第二天，仝小林和团队去金银潭医院查看住院病人。第三天，仝小林去武汉第一医院的发热门诊，门诊人满为患，病人排着长队等候。有人从早上5点一直等到中午还没看上病。病人看到仝小林，就拿着片子让他看，拽着他的衣袖不让走。

这一幕幕场景让仝小林非常心疼。但面对大量患者，靠医生一个个诊脉开方，是不现实的。特殊时期，怎样才能让每一个患者都吃上中药，阻断疾病向重症发展呢？仝小林陷入了沉思。

中医治病，首先要抓住核心病机，面对这样一场突如其来的瘟疫，核心病机的确定更为重要，否则药不对证，事倍功半。通过一线诊疗，仝小林发现患者多有咳嗽发热、食欲不振、乏力、腹泻、恶心呕吐等症状，故而他对新冠肺炎有了两个明确的病位定位，一个病位在肺，一个病位在脾。肺和脾都属"阴脏"，内外双重的寒湿状态破坏了人体内环境的平衡。从中医的角度，仝小林给新冠肺炎命名为"寒湿疫"。

核心病机确定后，仝小林与当地专家团队联合研究了一个通治方——寒湿疫方（武汉抗疫1号方）。通治方由槟榔、煨草果、厚朴、苍术、生麻黄、杏仁、羌活等20余味中药组成，大的原则就是宣肺化湿、解毒通络。

考虑到疾病的演变和病程变化，仝小林在通治方的基础上做了一个"九加减"，就是根据9种不同的症状，对通治方进行加减。如此大面积发药，"九加减"增加了制成颗粒剂的难度。仝小林经过深思熟虑后又改成了"四加减"，即根据主症的不同，拟定出分别针对发热、咳喘、纳差、气短乏力等症状的4个加减方，与主方合并使用。以发热病人为例，如果患者吃了三天通治方后，发热症状改善不够明显，医生可在通治方上加用甲方，整体加重麻黄和石膏用量，还增加柴胡和芦根，以达到退热效果。

通治方在抗疫中的应用，并非与辨证论治一人一方的传统所违背，而正是辨证论治灵活性的具体体现。关键是能否根据患者的具体症状，抓住、抓准核心病机和传变规律，形成有效的通治方。有效的通治方是武昌模式的核心。

"这是在当时的情况下，最贴近辨证论治、一人一方的做法，尽可能做到精准用药。"全小林说。"大水漫灌"加"精准滴灌"，同病同治加辨证施治，应对新发传染病，中医药的特色和优势得以彰显。

社区：从上转到下沉

武昌区拥有125万常住人口、144个社区，当时疫情形势非常严峻。2020年1月中上旬，武昌区发病率排在武汉市第4名，1月下旬则一跃成为全市发病率第1名。武昌区确诊感染人数在不断增加，密切接触者人数成倍增加，潜在感染人数绝非少数，社区还有大量发热、疑似患者和轻型确诊患者没有得到有效救治。如果不加以控制，后果将不堪设想。面对井喷式的暴发，武昌社区医疗的承载力面临巨大考验，迫切需要释压。

武昌区水果湖街社区卫生服务中心主任吴之平介绍，中心服务人口8.6万人，只有4名中医师，人均服务居民2万人以上。其他社区中心配备的中医师一般在9人以下，再加上患者不信任基层医生，大量居民挤向大医院，造成了医疗挤兑。

"病床、医生、防护物资等短期内稀缺，西药效果也不明显。"武昌区副区长向悦说，"当时我们想，也许变不出病床，变不出医护，变不出防护物资，但是可以让他们吃上中药。"

"轻症和疑似病人能不能在社区治疗，从而减轻医院的压力？社区如果能把那些轻症甚至疑似患者控制住，医院和发热门诊的压力会大大缓解，否则，这些病人一旦发展成为重症都必须住院的话，再多的医院也不够！切断疫情源头，社区是第一关。"仝小林说。

2020年1月29日，仝小林向武昌区政府和湖北省中医院提出共同开展社区中药防控的提议时，三方一拍即合，马上行动，从源头做起，从小火苗扑起，控制住疫情的发展。

2020年2月2日，国家中医药管理局前线总指挥部和湖北省卫健委、武汉市卫健委决定：尽快在社区发药，让每一个社区的居家病人吃上中药。由政府签发文件大面积发放中药治病救人，这在中华人民共和国成立以来还是第一次。

向悦副区长马上协调九州通药业按武汉抗疫1号方连夜熬制了2.7万袋汤药，配送到了武昌区所有的隔离点和社区卫生服务中心，率先在社区大范围免费发药。2.7万袋中药对于当时的武昌社区，无疑是杯水车薪。武昌区紧急向江苏连云港市求援，连云港康缘药业3天内生产1号方及4个加减方约4.2万人份14天用量的中药颗粒剂，全部赠送给武昌区。

社区卫生服务中心将大量的通治方颗粒剂运往辖区隔离点，通过家庭医生团队为签约居民、封控小区内的健康居民免费提供通治方，筑牢疫情"防线"，抑制了疫情火势的蔓延。

从上转到下沉，社区发挥了桥头堡的作用，形成了联防联控、群防群控的强大力量。仝小林说，"武昌模式"是在面对突发重大公共卫生事件，常态化医疗体系供应不足的时候，发挥社区作用，用中医药进行防控，使疫情防治的关口前移，病人得到及时救治，从而降低转重率、死亡率。

看病：从上门到上网

仝小林对流行病的中医诊疗有一定经验：20世纪80年代读博士期间，就跟随国医大师周仲瑛治疗流行性出血热，2003年在中日友好医院参与SARS救治，担任中医、中西医结合组组长。但这次社区大范围发药，一旦整个病性判断错了，病方用错了，人命关天的事儿，仝小林心理压力还是很大。在决定大范围发药后，迫切需要解决两个问题：一是患者服药后的反馈，二是中医师用药指导。

2020年2月2号23时许，仝小林拨通了中国中医科学院首席研究员、中医药数据中心主任刘保延的电话。

"仝院士跟我讲了他的想法，希望搭建咨询平台对接全国的中医医师，让武昌区用药的隔离人员，发热、疑似和确诊患者能够通过网络，实时反馈用药信息，得到专业的用药指导和建议。"刘保延当晚就开始行动，从APP开发，到医生招募，再到随访流程设计、数据接入、数据分析，确保万无一失。

2020年2月3日，1号方开始发放使用。用药者通过扫描印在通治方包装上的二维码，填写病情和用药情况，生成病例日志。志愿者通过电话或微信询问并记录他们病情，依据志愿者反馈的情况，一线医生对用药者的情况做出判断并及时进行用药调整。

"我们采取'临床科研一体化'策略，在互联网、移动终端等技术支撑下，将国际上通行的'患者结局注册登记'与志愿者主动随访相结合，以患者的救治为先，但同时将服药以后的变化准确、完整收集，及时反馈前线进行处理。严格审核每一位志愿者的执业资格，并制订了志愿者工作服务手册，要求他们严格参照执行，以保障良好的服务"。刘保延透露，为了确保远程用药指导贴近一线救治实际，他们和前方专家保持密切联系，在手册中尽可能列举了用药者可能提到的问题，并附上经前线专家认可的解答，为志愿者提供参考。

"对于居家隔离用药的病人来说，由于无法及时联系到一线医生，他们容易焦虑恐慌。通过电话与App的远程交流，他们不仅可以得到专业指导，还能在沟通中缓解焦虑、消除恐慌。"刘保延说，及时的信息反馈能起到很好的预警作用，一旦发现用药者有病情加重的倾向，志愿者会第一时间对接前线医生介入治疗。

截至2020年3月5日，1号方的应用已见成效，3698位发热、疑似和确诊患者服用后，其中90%以上的患者发热、咳嗽、咳痰、乏力、气短、情绪紧张、纳差、腹泻症状就已经消失。发热患者的平均退热天数是1.74天。刚开始发药时，社区当中观望或拒绝领药的人不在少数。随着药效的显现，领药的人越来越多。

截至2020年3月25日，扫描二维码进入APP注册登记管理的隔离人员12051人，其中服用1号方的4579人，完成病情日志27884份。其中由于服药后不舒服停服药的只占记录的7.85%。参与随访的医生志愿者达690人，累计协助患者4571人，与患者电话沟通3万多次。

武昌区卫生健康局副局长王辉说，从开始发放药品，经过14天，确诊人数出现断崖式下降，并维持在低位水平。对确诊轻症和疑似患者中药干预治疗作用明显。重症患者的死亡率逐步下降，并保持低位水平。

一项回顾性分析显示，武昌区确诊轻型、普通型721例，其中1号方组430例，对照组291例。从新冠肺炎病情加重率来看，1号方组为0例，对照组为19例（6.5%）。

"武昌模式是武汉抗疫前线出现的一个奇迹，并在武汉市乃至湖北省范围内得到认可和推广。"向悦说。

刘保延认为，"武昌模式"是一种数字中医药模式，是通过大数据、互联网让中医药服务变成数字化医学，探索出中医药防控传染病的现代化之路。

"中医药第一时间的介入，对整个疫情的控制至关重要。"仝小林说，中医药抗疫的"武昌模式"——是面对新发、突发重大公共卫生事件，中医药参与社区防护的一种全新思路创新模式。

双黄连是"人血馒头"吗

一夜之间，双黄连断货。一则中成药口服液可抑制新型冠状病毒的消息，引发抢购，甚至兽用版双黄连、双黄莲蓉月饼都有人要，上演了一场现代版"人血馒头"荒诞剧，让人觉得不可思议。举国抗击疫情，科学防控任重而道远。

翻开人类的历史，是一部与疾病的斗争史，也是一部以人类付出生命为代价的血泪史。"黑死病"如同噩梦，埃博拉肆虐非洲，非典让人记忆犹新，新型冠状病毒感染的肺炎流行于当下，疾病与人类相伴相随，威胁着人类健康。战胜疾病，斗争武器能闪耀着科学光芒，人类就能少流泪、少流血、甚至不用付出生命代价。20世纪初的东北鼠疫，法国专家把老鼠当作传染源，他认为疫情通过接触传播，只戴手套不戴口罩，最终染病而死。中国科学家伍连德让患者住在火车车厢内，成为我国最早的隔离病房，焚烧死者尸体，阻断传播，在世界上最早命名"肺鼠疫"，成功地控制住疫情。隔离是最原始的方法，也是最科学的方法。从控制传染源、切断传播途径到保护易感人群，科学让防控传染病形成完整的闭环，让人类战无不胜。战胜疾病，人类得以生存繁衍，所做的一切的一切，离不开一个词：科学。防控疫情，所做的决策和部署，不能脱离对规律的把控，不能偏离科学的轨道，否则将事与愿违，历史的覆辙不能重蹈。科学是防疫的根本。依靠科学，才能战胜疫情，相信科学，疫情才会散去。要让科学有序的防控落到实处，人民群众生命安全和身体健康才能放在第一位。

旧的传染病尚未完全消除，新发传染性疾病不断冒出。在这场没有终结的抗争中，在这场"道高一尺、魔高一丈"的比拼中，只有依靠"赛先生"，人类才能揭开疾病的神秘面纱，让医疗救治步入规范之路，牢牢把握打赢疫情阻击战的主动权。认清疾病，找出病因，目的是战胜疾病。2003年，我们抗击非典时走过弯路，最初认为致病因素是衣原体，最终发现是冠状病毒。对付衣原体，抗生素就管用，而对付病毒，抗生素就不管用。廓清迷雾，发现真凶，对症下药，我们取得了非典的胜利。新型冠状病毒出现，不少人把它当成非典，但它是一种不同于SARS冠状病毒的新型病毒，世卫组织建议将其命名为"2019-nCoV急性呼吸疾病"。它的传染性比SARS病毒要强，致死率却要低。病毒面目的清晰，医疗诊疗方案相应地调整更新，新型冠状病毒感染者在潜伏期具有传染性，最长可达14天。鉴于此，我们确定打赢防控攻坚战关键在"防"，加强排查病例，做好居家隔离观察，做好密切接触者的跟踪，推动社区为防，人人为防，打一场疫情防控的人民战争。

世卫组织将新型冠状病毒感染的肺炎列为国际关注的突发卫生事件。历史上，世卫组织宣布过五次国际突发卫生事件，第一次是2009年的甲型H1N1流感（以下简称"甲流"）病毒疫情。当年曾被称为猪流感的甲流，进入国门让我们如临大敌。如今，感染甲流的人不在少数，已经司空见惯。甲流走近我们的生活，它的面貌好像不再狰狞，不再那么可怕，原因在于它的风险可控。越是认清风险，管理措施就越科学，精准防控就越到位，阻断疫情就越能有力。新型冠状病毒被列为乙类传染病，实行甲类管理。这是基于传染病风险的准确把控，对武汉封城管理，管好传染病源头，让传染的风险降到最低。新型冠状病毒最初被认为不会人传人或者有限地人传人，当证实人传人后，防护手段升级，让全民戴口罩做好防护。穿上隔离服，戴上N95口罩，配备护目镜，最大限度地保护白衣战士。截至2020年2月1日24时，全国累计报告确诊病例14380例，新型冠状病毒感染的肺炎还在蔓延。正如一位河南出院患者所说的那样，"这只是个王者级别的感冒，希望大家不要怕，要有信心战胜这个疾病"。

传染病带来的损失，不但是疾病损失，还包括恐慌过度反应造成的损失。其实，肺炎致死，杀死人的并不是病毒，而是免疫系统过度反应，导致白细胞堵塞肺泡使人窒息而亡。疫情之下，不信谣，不传谣，高举科学大旗，我们战疫必将获胜！

如何彰显中医药的"硬核"力量

全国首例新冠肺炎患者尸检的主刀人是华中科技大学同济医学院法医系刘良教授。让患者死亡的原因除了心肌炎外，肺部积液造成的缺氧死亡问题应该引发注意。多用吸痰机，少用呼吸机，刘良建议临床多用化痰类的中药，中医药治疗的有效性得到证实。

疫情之下，戴着手套把脉，戴着护目镜看舌苔，穿着防护服冲锋，对中医药的质疑依然不断。抗击非典，传统中医药独特优势和价值得以彰显。已故国医大师邓铁涛所在的广州中医药大学第一附属医院收治了58例病人，没有病人转院，没有病人死亡，没有医护人员感染，当年取得了"三个零"的成绩。17年过后，中医药防疫的价值还没有被人们完全认可。中医药不科学，在不少人的脑海中根深蒂固。中西医结合防疫，难掩中医无法全面深度介入的现实。排斥中医方案，拒绝中医参与，抵制中药使用，有人只是把中医药当成陪衬或者点缀。有的地方使用中医药顾虑重重。新冠肺炎患者中有三分之一的病人都有不同程度的肝功能异常，一些专家不太主张应用中药治疗。临床证明，中药不仅不会引起肝损伤，而且可以有效治疗肝损伤。应对新型传染病，中医药成为我们打赢疫情防控阻击战的"利器"。

对中医有误解的人："新冠肺炎是自限性疾病，喝白开水也能好，中医药参与率90%多，白开水参与率100%还没吱声。"身体素质差、免疫力弱、有基础疾病的人，喝水也能好吗？答案是否定的。在武汉，中医的参与率从30%不断提升，治愈率同步提升。中医药使用率越高，患者治愈出院率就越高。在谈到中医药作用时，张伯礼院士指出两个指标：一是病人痊愈时间。中西医结合治疗，临床症状消失时间缩短2天，平均住院天数缩短2天。二是轻症转重症比例。在中医医护人员整建制接管的江夏方舱医院，中医为主导的治疗中，近400名患者中无一例转重症。控制病情，缩短病程，治疗新冠肺炎，中医药全疗程、全方位发挥作用。

中华传染病杂志发表的一篇论文证实，在改善临床症状（如体温恢复正常）和加快病毒清除方面，洛匹那韦利托那韦组和阿比多尔组均未优于对照组，而洛匹那韦利托那韦组的不良反应发生率却有高于对照组的趋势。也就是说，治疗新冠肺炎常用抗病毒药临床无效。对于慢性病毒感染性疾病，我们有充足的时间去研究开发安全有效的抗病毒药物。但是对于急性暴发性病毒感染疾病，我们根本不可能在短时间内找到"安全、有效的特效药"，这有点类似"堂吉诃德与风车作战"，打得很惨烈，结果却是无谓的付出。

抗击疫情，战胜过无数次瘟疫的中医药彰显了中国智慧。当我们无法精准地"一招制胜"打击敌人时，防守可能是最好的进攻，这与中医思想"正气存内，邪不可干"不谋而合。人生就是不停地和病毒、细菌斗争的过程。细菌、病毒无时无刻地侵扰我们，不生病的原因是正气足；当身体机能下降，正气不足，细菌、病毒来找麻烦时人就会生病。中医治的是生病的人，西医治的是人生的病。对付新型传染病，中药不杀病毒而是排毒。无论病毒是何种类型的，也不管病毒如何变异，中医用药来纠正人体的偏性，调整人体的内环境，把病毒排出体外，使人体重新达到平衡，提高人体免疫力，达到防治疾病的目的。防控新冠肺炎蔓延，应对新型传染病，中医药大有作为。

组建中医病区，接管方舱医院，确定中医定点医院，中医队伍成建制介入疫情防控，这是以往疫情防治从未有过的，中西医结合防治新冠肺炎具有标志性意义。不少人担心，结束疫情战时状态，中医药还有参与的机会吗？让疫情防控中协作经验制度化，建立健全中西医协作机制，强化中西医联合会诊制度，制订完善中西医结合诊疗方案，发挥两种医学各自不同的优势，共同打赢人类健康保卫战。

天佑中华有中医。疫情之下，中医药彰显其"硬核"力量，搬开压在我们身上的大山，为我们找回战胜疫情的信心。逾越疫情的冬天，中医药将迎来传承创新发展的春天。

疫情防控为何舍近求远

2020年2月，世卫组织结束为期9天的考察，点赞中国疫情防控阻击战："采取了前所未有的公共卫生应对措施，在减缓疫情扩散蔓延、阻断病毒的人际传播方面取得明显效果，已经避免或至少推迟了数十万新冠肺炎病例的病情发展。"在人类与疫病的斗争中，防疫战就是科技战，科学始终是最有力的武器，疫情防控的成效离不开科技"硬核"支撑。

当时，习近平总书记强调，疫情防控正处于关键时期，依法科学有序防控至关重要。新型冠状病毒是一种新的病原体，我们对病毒传播机制和疾病严重程度的认识还在不断深入。病毒是魔鬼，把藏匿的魔鬼关起来，需要科技的支持，借助科学的力量。病毒基因测序，验明新型冠状病毒的正身。检测试剂盒的推出，按下新冠肺炎的确认键。分离病毒毒株，为疫苗研发拉开序幕。应对新冠肺炎疫情，打赢人民战争、总体战、阻击战，科技硬核力量在疫情防控中彰显。

疫情之下，与时间赛跑，同病魔抗争，科研人员发挥招之即来、来之能战、战之能胜的作用，在国家和民族需要的时刻发挥战斗力。科学论证病毒来源，尽快查明传染源和传播途径，密切跟踪病毒变异情况，调动高校、科研院所、企业等各方面积极性，组织动员全国科研工作者参与疫情防控方面的科研攻关，推动相关数据和病例资料的开放共享，加快病毒溯源、传播力、传播机理等研究，及时完善防控策略和措施。加强有效药品和疫苗研发，注重科研攻关与临床、防控实践相结合。对科研人员而言，把论文写在抗击疫情的第一线，把研究成果应用到战胜疫情中，就能把人民群众生命安全和身体健康放在第一位。

目前，治疗新冠肺炎没有特效药，重症救治是块难啃的"硬骨头"，不少人把希望寄托在新药研发上。新冠肺炎对全人群易感，全球发力在研发疫苗，我国各类技术路线的疫苗研制都基本与国外同步。一粒种子改变一个世界，一项技术创造一个奇迹，科研绝非一日之功。尽管科研已经跑出加速度，依然是"远水解不了近渴"的感觉。非典过去17年了，治疗的药物还没有研发成功。非典已经结束了，研发疫苗也被迫宣告停止。研发新药和疫苗，绝非权宜之计，即使没有成功，也是人类应对下一次疫情的长久之策。

其实，出现科研"远水解不了近渴"的尴尬，原因在于"舍近求远"。在质疑声中，中医成为"急先锋"，中医人奋起战疫，全面、深度地介入诊疗全过程。治疗新冠肺炎，中医药可以全疗程、全方位发挥作用，逐渐成为病毒"阻击手"。与其望梅止渴、画饼充饥，还不如在国粹的科研上多花些功夫，筛选出更多的有效方剂，在降低感染率和病死率上做点文章，为世界抗击疫情贡献中国智慧。

防疫就是救火，争分夺秒，时间不等人。"远水"要想解"近渴"，必须立足疫情防控的实际需求，从设计方案的优化上入手，在技术路线的改进上发力，实现精准防疫。新型冠状病毒肺炎利用康复期病人血浆治疗在2020年2月初见成效，但大规模使用受限。康复期病人血浆中实际起治疗作用的是病毒特异性中和抗体。传统的筛选方法耗时长、准确度低，北京大学与首都医科大学附属北京佑安医院等单位用高通量单细胞测序找到新冠肺炎多种全人源抗体，有望为大规模疫情防控提供解决方案。

科研的"远水"要解决"近渴"，并不是放低身段，搞低水平重复研究，结果只是套取国家的科研经费，无益于疫情的防控，还可能影响患者治疗。根据中国临床试验注册中心统计，截至2020年2月24日，已有234项新冠肺炎相关临床试验已经或即将开展。除了有限的诊断性和观察性研究外，治疗性的临床试验139项。按目前注册的项目数，总的参与病人需要10万以上，病人根本不够用。战胜疫情，我们需要的是硬核科技，低水平重复研究该叫停了！

没有一个冬天不可逾越，没有一个春天不会来临。正如李兰娟院士说："疫情结束后，希望国家给年轻人树立正确人生导向，把高薪留给一线科研人员。"战胜疫病离不开科技支撑，科技硬核离不开人才支撑。只有新生力量源源不断地增援，创新才能成为国家底色，在实现中华民族复兴的征程上，科技力量才会大显身手。

防疫能否见证中医实力

中医药防治新冠肺炎，成为中国方案的亮点。在国务院联防联控新闻发布会上，仝小林介绍，武昌区在社区率先发放中药，探索形成以通治方+社区+互联网为重点的武昌模式，筑起阻断疫情蔓延的"防火墙"。探索防控传染病的现代化之路，成为新时代中医药传承创新发展不容回避的考题。

从古至今，疫病一直都是危害人类生命健康的头号大敌。《中国疫病史鉴》记载，西汉以来的2000多年里，我国先后发生过321次疫病流行。中华民族繁衍昌盛原因是多方面的，中医贡献功不可没。抗疫战场，中医从未缺席。新冠肺炎疫情暴发以来，中医药再立新功，成为我们打赢疫情防控阻击战的"利器"。

大疫如同大考，考出中医实力。疫病动态演变因素复杂，中医治疗新发传染病绝非易事。正如《黄帝内经》所述："五疫之至，皆相染易，无问大小，病状相似。"面对新发、突发传染病，如何准确抓住核心病机，对中医人是一次大考。如果病机抓不准，病因就看不清，方药自然难见效。清代温病学者薛雪说："凡大疫之年，多有难识之症，医者绝无把握，方药杂投，夭枉不少。"以新冠肺炎为例，掌握核心病机最为重要。临床疗效观察显示：服用中药通治方，高危人群可以预防，轻症不至于转重，重症不至于死亡，为治疗留出缓冲带。全国新冠肺炎患者确诊病例中，超九成的患者使用了中医药。临床疗效观察，中医药总有效率达90%以上。应对新发、突发传染病，中医人要沉下心来寻求经典，从经典中汲取智慧，要在传承精华上下足功夫。

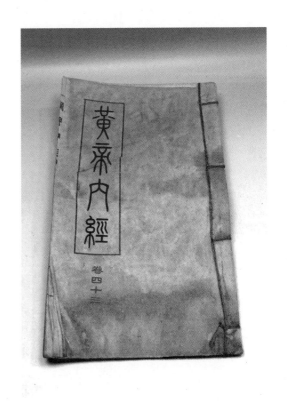

　　救疫如救火，关键是切断疫情的源头。新冠肺炎在武汉暴发初期，患者大量涌向大医院，造成医疗挤兑，加剧了交叉感染，为病毒的加速传播提供了"温床"。严峻的疫情暴露出社区中医服务的短板。社区中医服务体系供应不足，中医药无法第一时间介入，病人无法第一时间吃上中药，疫情蔓延的火苗无法及时扑灭。在新冠肺炎救治中，凡是中医介入早、参与度高的地方，患者的病亡率都相对低。发挥好中医药在社区防控中的作用，可以使疫情防治关口前移，病人得到及时救治，从而降低转重率、死亡率。结束大医院的战时状态，不只是疫情防控的需要，也是实现健康中国战略的需要。我们必须夯实中医药发展的沃土，筑牢社区中医药的基础，推动分级诊疗和双向转诊，促进优质中医药资源下沉，让老百姓在家门口看上中医、吃上中药。提升中医基层服务能力，依然任重而道远。

面对如此复杂的疫情，在社区、在隔离点大范围发中药，医生迫切需要患者的服药反馈，患者亟待中医师的用药指导。借助大数据，服药的人扫描中药袋上的二维码，生成病例日志，成为中医师获得的第一手数据，提供了更精确的治疗支撑，中医药疗效得到了客观真实的评价。依托互联网，后方志愿者团队提供有形的中医药服务，缓解了前方医疗队的压力。无形助有形，前后方结合，通过大数据、互联网让中医药服务变成数字化医学，通过人工智能、数据挖掘让复杂的中医药诊疗规律得到总结、优化。古老的中医药历久而弥新，构建起新发、突发传染病的防控体系成为当务之急。

习近平总书记强调：要遵循中医药发展规律，传承精华，守正创新，加快推进中医药现代化、产业化。我们应该以新冠肺炎防治为契机，继承好、发展好、利用好传统医学，让中华文明瑰宝惠及世界，携手应对全球公共卫生挑战，为保障人类健康贡献中国智慧！

中医药瑰宝如何惠及世界

病毒没有国界，疫情不分种族。中医药是中华文明的瑰宝，有实力为全球战疫贡献中国智慧、中国方案。

以此次抗击疫情为契机，与其他国家携手打造"健康丝绸之路"，加强传统医药领域的合作，中医药将发挥更大作用，助推民心相通。

在美国纽约一家中药房，店员正忙着用中药秤为顾客称金银花、桂枝等草药。新冠肺炎疫情在全球多点暴发以来，国际社会日益关注中医药抗疫功效，中医药在海外市场升温。

抗击新发传染病是没有硝烟的战争。非典、甲流、埃博拉出血热……人类面对新发传染病，每一次都可谓遭遇战，而疫苗和特异性抗病毒药的研发却需要一定的时间周期。应对新冠肺炎疫情，我们同样面临相似难题。据统计，我国新冠肺炎确诊病例中，7万余人使用了中医药，占91.5%。临床疗效观察显示，中医药总有效率达90%以上。

面对新发传染病，中医药为何能有"药"和"方"？原因在于，中医运用的是整体性、调和性思维。以清肺排毒汤为例，中医立足"排毒"而非"杀毒"，因而老药依然能派上新用场。中医通过清热、化湿、解毒的方法，改变病毒生存的环境，抑制病毒在体内生长，提高人体的免疫力，从而达到"正气存内，邪不可干"的目的。疫情来袭，中医往往能发挥"扶正祛邪"的作用。这次抗击新冠肺炎疫情，中医药功不可没。在新冠肺炎治疗中，中医药介入早、参与度高的地方，患者的病亡率相对较低。实践证明，中医药是打赢疫情防控阻击战的利器。

病毒没有国界，疫情不分种族。在应对这场全球公共卫生危机的过程中，构建人类命运共同体的迫切性和重要性更加凸显。让中医药瑰宝惠及世界，是我国作为负责任大国的担当，更是中华民族文化自信的体现。中国及时主动同世界卫生组织合作，分享中医药参与疫情防控经验，并把最新版本的新冠肺炎中医药诊疗方案翻译成英文，在国家中医药管理局官网全文公开。有关组织和机构已经向意大利、法国等十多个国家和地区捐赠了中成药、饮片、针灸针等药品和器械。中医药是中华文明的瑰宝，有实力为全球战疫贡献中国智慧、中国方案。

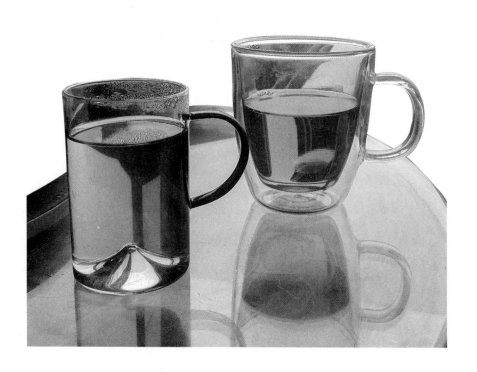

在世界范围内，中医药正在得到越来越多的认可。但值得注意的是，长期以来，由于文化差异等原因，中医药容易被误读。疫情期间，为避免因滥用出现不良反应，患者最好在中医师的指导下合理用药。尽管中医药已经传播到200多个国家和地区，但中药在一些发达国家还未能以药品身份面世。我们应该以此次抗击疫情为契机，与其他国家携手打造"健康丝绸之路"，加强传统医药领域的合作，中医药将发挥更大作用，助推民心相通。

　　中医药学包含着中华民族几千年的健康养生理念及实践经验，凝聚着中国人民和中华民族的博大智慧。应对全球卫生挑战、推进国际卫生合作、推动完善全球公共卫生治理，中医药潜力无限，必将日益发挥独特而重要的作用。

中医
热搜话题
百问百答
ZHONGYI
RESOU HUATI
BAIWEN BAIDA

426

防治新冠肺炎，中医到底有啥良方

在防控新冠肺炎疫情阻击战中，各地尤其是湖北省不断传来中西医结合和中药治疗发挥作用的好消息。防治新冠肺炎，中医有良方、有良药，取得了良好效果。

重症患者能出院

第一次治疗新冠肺炎患者，中国中医科学院广安门医院呼吸科主任医师李光熙感觉有点棘手。这位患者来自武昌，发热9天，退热药用了退，退了又热，体温经常徘徊在38.5℃以上，最高体温39.1℃，心率101次/分，在吸氧浓度5L/min下指端氧饱和度只有87%（正常人至少在95%以上），自觉腹部发热，一动就咳喘得厉害，夜间有1～2次水样便，起夜4～5次。

爆发于武汉的瘟疫偏于寒湿疫情。对于寒湿疫情，一定以汗法为先。如何发汗才是最佳方法？李光熙深思熟虑之后，用的是人参败毒散处方。让患者每天喝3～4次。他预计病人2日左右热势可退。出乎意料的是，半剂药下去，病人热退身静。同样给氧条件下，指端氧饱和度可达93%，心率80余次/分。2天后随访，病人自觉舒适大半，血氧饱和度可达99%，成功走出鬼门关。

在武汉市金银潭医院，2020年2月3日首批以中医药或中西医结合方式治愈的8名患者集体出院，更难能可贵的是，这其中有6名曾是重症患者。

张伯礼院士说，病情发展到重、危重时，常致脏器的损伤，对症支持治疗作用有限，中药治法，如清心开窍、益气固脱、息风凉血养阴、增液行舟等，可起到提高机体免疫机能、保护脏器功能、纠正电解质紊乱、减轻机体微循环障碍与组织纤维化程度等作用。

轻症患者不转重

一辆红色重型卡车驶达湖北武汉洪山体育馆方舱医院，满载的是新冠肺炎防控治疗中药协定方药物。这是全小林教授研发的新冠肺炎防控治疗中药协定方药物，专用于在院确诊和疑似病人轻、中症患者。

武汉疫情严重时，武汉市社区要求两类人服药，一是集中隔离的人，二是社区排查有需求人群，分别服用中药汤剂及中成药。服用中药人员在领取中药时，可以通过扫描二维码填报服药后的情况，经过后台数据汇总得出服药结果。有关负责人介绍："总体来看，中医药在对轻、中症患者预防及改善症状方面，以及缓解患者焦虑情绪等方面，能起到积极作用。"

2020年2月8日，广东省食品药品监督管理局正式同意广州市第八人民医院申报的透解祛瘟颗粒（曾用名"肺炎1号方"）由全省30家新冠肺炎定点救治医院临床使用。此前，临床使用该药方治疗新冠肺炎

（轻症）确诊病人50例，全部患者体温恢复正常，无一例患者转重症。

刘清泉认为，早期规范合理使用中药，通过胃肠同治、解毒活血的治则，轻症患者不转重，可以减少向重症、危重症方向发展，进而扭转结局。

健康人群能预防

"病人的病程进展到了什么阶段？"

"从舌象上看目前是什么证？"

"用生麻黄还是炙麻黄？"

在湖北省中西医结合医院急诊四楼，第二批援鄂国家中医医疗队专家与千里之外的广东省中医专家团队开展远程会诊。会诊的患者入院后病情加重，需要使用无创呼吸机辅助通气，十多天反复发热，病情危重。经过专家辨证、讨论，给予大柴胡汤联合升降散加减进行治疗，援鄂专家结合远程会诊结果，调整用药方案后，患者病情已出现好转，不再发热，已经可以间断停用呼吸机。

"治疗新型冠状病毒感染的肺炎，中医药可以全疗程、全方位发挥作用。"张伯礼表示。

防控疫情，中医不只有治疗的药方，还有预防的"疫苗"。2003年非典，北京中医药大学东直门医院呼吸科主任医师姜良铎开出8味中药预防非典，当时有一味中药都断货了，由此他被称为"姜八味"。针对新冠肺炎，姜良铎推荐出预防药方。

新型冠状病毒具有隐蔽性，即使不发病也具有传染性，无疑增加易感人群的防控难度。黄金昶认为，从中医的角度来分析，新冠肺炎并

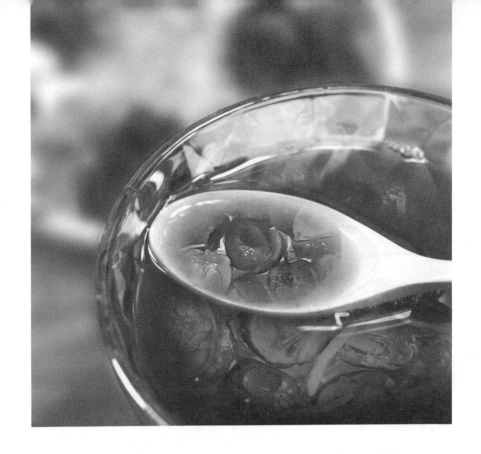

非是全人群易感，而是湿气较重的一类人易感。此类人群容易出现湿疹、足癣、血脂偏高、胆红素偏高和转氨酶偏高等症状。我们需要精准定位易感人群，有针对性地进行药物干预预防。

谢珺建议，要把中药参与治疗的关口，前移到普及中药的预防上，尤其是重点区域，建议群体发放中药预防汤，居民都能喝上，这样就可以降低感染率。

对付新冠肺炎，中医疗效为啥好

疫情就是命令。新冠肺炎疫情暴发，中医队伍尽锐出击，深入防控一线，8名中医专家纳入国家救助组专家库，三批国家中医队赴汉援鄂，中医方案纳入全国诊疗方案，中医药专家全面参与全程救助，为打赢疫情阻击战贡献了中医力量。

新发疾病，中医总有好药方

西医：你不科学！

中医：我在喝汤！

西医：你配方不严格！

中医：我在喝汤！

西医：你的毒理没研究透！

中医：我在喝汤！

西医：你再说说！

中医：我要出院了，您慢慢研究！

尽管这是网上的段子，但中医治愈新冠肺炎患者的案例比比皆是，并不稀奇。

抗病毒药连用5天，高热不退，呼吸衰竭，都上了呼吸机，武汉的李女士为"中招"的母亲忧心忡忡。一位中医大夫为她开了3剂清肺排毒汤。患者只吃一剂半，大汗淋漓，退热后呼吸平稳，再不用上呼吸机了，度过了危险期。李女士边哭边说："中医救了我妈妈的命。"

国家中医药管理局发布通知，推荐"清肺排毒汤"用于新冠肺炎的救治。截至2020年2月9日，纳入统计的使用清肺排毒汤临床救治新冠肺炎患者398名，通过综合观察，治疗总有效率达90%以上。

对付新冠肺炎，西医还没有特效药。让人不解的是，非典、禽流感、甲流等新发传染病，中医为啥总有治病的药方？

中西医是两种不同的医学体系，二者看待人体和疾病的角度不一样。中医通过"望、闻、问、切"四诊搜集患者身体表现出来的整体性症状，就能对其进行辨证施治，因此诊断和治疗上都有别于西医。中医治病，要找到病邪，也就是致病因素"六邪"和"疠气"。中医分析病机，找到致病机理和侵袭人体的部分，在中医经典中就能找到答案，并根据患者的症状对古方进行适当加减，制订出有效的诊疗方案。正如清代名医徐灵胎所说："盖方之治病有定，而病之变迁无定，知其一定之治，随其病之千变万化，而应用不爽。"这就是遇到新发的传染病，中医总有药的原因。

中药治病，不是直接杀病毒

制伏疫情，中医的"枪口"并没有对准病毒。所谓"西医治病，中医治人"，说的就是西医和中医有不同的治病思路。"治病者"多针对致病源和病灶入手，"治人者"则多针对患者进行整体调节，帮助患者战胜病毒侵袭。

龙砂医学流派代表性传承人顾植山说，按西医的说法，新型冠状病毒是这次疫情的直接致病源，但中医对疫病的认识与此不同，比如《黄帝内经》里就有天、人、邪"三虚致疫"的理论。

刘清泉说，中医讲究"正气存内，邪不可干"。中医治病的理念、思路是治患病的人，而不是单纯对抗病毒。因此，中医药治疗不是直接杀病毒。

人类能消灭病毒吗？中医学者陈家功认为，中医运用药物来调动身体的五脏六腑，一起抵御外邪。所有防治手段只是帮助患者维护自身的生命力，生命力最终保障生命度过困难期而康复。

"有些重症患者病毒转阴后，免疫功能紊乱或者低下，极易复发"。张伯礼院士指导武汉市中医院开设新冠肺炎康复门诊，为出院后的病人提供专业的指导，以促进其完全康复。他认为，中药治疗可清除余邪，扶助正气，改善患者症状，同时可促进肺部炎症的吸收，减少粘连，促进损伤脏器组织的彻底修复，修复提高其免疫功能。

防控疫情，需要中西医结合

2020年2月7日凌晨3时许，武汉金银潭医院会议室内灯火通明，黄璐琦摘下眼镜，揉了揉太阳穴，就最新的中医诊疗方案同在场专家做进一步商定。这已是他带领第一支国家中医医疗队来武汉的第15天，连日的高强度运转，让在场所有人都很疲惫，但大家内心都憋着一股劲儿：付出中医人的最大努力，为坚决打赢疫情防控阻击战贡献中医力量。

治疗新冠肺炎，中医有药方，为何还搞中西医结合？

"我从来不认为一定要通过纯中医治疗，显示中医药更高明"。刘清泉说，目前西医尚无特效治疗病毒的药物。如果能通过西药抗病毒手段精准杀灭病毒，那当然更好。但如果没有，在对抗疾病面前，中西医就要各显所长，在不同的方面、阶段发挥各自不同的作用。

中、重症患者住院治疗，需要西医的支持疗法，比如有呼吸困难的，提供呼吸支持，如吸氧、呼吸机等，中医可减少肺组织渗出、缓解喘憋等症状、稳定血氧饱和度、保护重要脏器功能等。

刘清泉说，在面对这场重大的疫情时，中西医的愿望是一致的，只要有益于疾病的康复，就联合起来。该用中医就要用中医的诊疗方案，该用西医就用西医的治疗方案，战胜共同的敌人，取得最后的胜利。

北京崔月犁传统医学研究中心研究员、中医学者李致重指出，在中国，西医、中医两种医学并存，中医的主体特色是"个体化的具体治疗"，西医的主体特色是"群体化的统一治疗"。在流行性传染病的灾难降临时，合理地发挥中西医的临床优势与特色，降伏病魔，惠及民生。

国家卫健委与国家中医药管理局联合公布《新型冠状病毒感染的肺炎诊疗方案（试行第五版）》，要求各有关医疗机构要在医疗救治工作中积极发挥中医药作用，加强中西医结合，建立中西医联合会诊制度，促进医疗救治取得良好效果。

张伯礼认为，中西医是两套不同的医学体系，各有优势，应相互补充，取长补短。在疫情面前，应建立起有效的救治机制，自上而下，有机结合，协作攻关，共同打赢疫情防控阻击战。

中医治重症，为啥疗效好

2020年4月24日，最后一例新冠肺炎重症患者治愈，武汉新冠肺炎重症病例实现清零。

中医药在重症、危重症新冠肺炎患者救治中深度介入，组织专家制订三版新冠肺炎重症、危重症中医诊疗方案，推荐4个方剂和8个中药注射剂，精准施策，多管齐下，减缓、阻止了重症向危重症的转化，促使危重症转为普通症，从而提高了治愈率，降低了死亡率。

中央指导组成员、国家中医药管理局党组书记余艳红说，全国4900余名中医药人员驰援湖北。从救治情况看，中医药治疗新冠肺炎总有效率达90%以上。轻症治疗和恢复期治疗中医药早期介入，重症、危重症实行中西医结合，有效缓解病情发展。

一人一策　精准施治

在武汉市第一人民医院重症病房，62床的新冠肺炎病人李某一度病情危重，高热不退，咳喘不止。全小林查看病情后，当即开出一个中药方。患者服用3剂中药后，病情开始好转，生命体征稳定，转入普通病房。

全小林曾经3天跑了4家医院，看了80多位危重症病人。他一进医院，就穿上防护服，直奔ICU病房查看病人，了解病情，应用中医方法治疗危重症患者。在他的推动下，这些医院救治重症病人的中医参与率明显提高。

重症病情发展相对迅速，根据病情变化，一人一策，随症化裁，注重体质、疾病、症状"三结合"，同病不同治，同病不同方，精准施治，临床效果显著。

73岁的河北省患者郑某住院15天，中药处方开了15次。患者入院后，突然出现间断意识模糊、烦躁，病情危急。中医专家辨证为"浊毒热结，腑气不通"，开具小承气汤合麻杏石甘汤。患者服药后，第二天上午排大便2次，意识逐渐恢复。几天后，患者又突然胸闷憋喘加重，当即再次调整处方，给予葶苈大枣泻肺汤合瓜蒌薤白半夏汤紧急服下。次日，患者症状缓解，舌象复原。

成都中医药大学附属医院感染科主任扈晓宇带队的医疗队，接管华中科技大学同济医学院附属协和医院肿瘤中心Z9和Z10两个病区，共收治新冠肺炎患者176例，累计治愈出院141例，其中重症、危重症患者51例。这其中，气管插管患者0例，使用有创呼吸机0例，使用ECMO（体外膜氧合）0例。扈晓宇说："中医参与度越高的，中西医磨合得好的医疗队，重症、危重症患者的救治情况就好，治愈率很高，死亡率也低。"

在救治重症和危重症病人中，中医为何疗效好？全小林说："重症病人痰湿还阻塞在肺部，呼吸就越来越困难，氧饱和度逐渐降低，中医救治重症、危重症时，要宣肺化痰，从肺、脾、肾三个角度去治，能够改善体内环境，疗效明显。"

"中医用药如用兵。中医治疗新冠肺炎，不是单靶点发挥作用。"中国中医科学院广安门医院急诊科主任齐文升介绍，以治疗新冠肺炎为例，宣肺清泻、疏散上焦，化湿和胃、斡旋中焦，活血解毒、畅通下焦。治疗过程中，早期祛邪为主，中期以清热化湿为主，后期以扶正为主。根据病人病情的演变辨证施治，这就是中医起效的原因。

古法新用　　融会贯通

"提升危重症患者救治成功率，是我们努力的方向。"北京中医药大学支援湖北医疗队总领队、北京中医药大学东直门医院党委书记叶永安说。

2020年2月28日，叶永安带领中医团队首次进入湖北省中西医结合医院ICU病房。望、闻、问、切作为中医临床收集数据的主要手段，在ICU病房，却很难达到理想的效果。病人上着呼吸机，无法实现问诊，无法观察舌象，胳膊上捆着监测袖带，手背扎着输液针，再加上医生戴着两层手套，切脉也很困难。在很难掌握更多信息的情况下，中医如何实现精准辨证？

"在传统的脏腑辨证、卫气营血辨证不足以获得更多信息的情况下，我们综合五运六气理论、三部九候诊法以及临床客观检查指标，精准评估患者的病情。"叶永安古法新用，在颈动脉、踝关节周围把脉，灵活采用脏腑辨证及卫气营血等理论，为患者遣方用药。

"是你们救了我的命啊！"一位79岁高龄的危重症患者因病情平稳即将转入专科医院时，紧紧地拉住叶永安的手说。老人姓付，发病10

余天，入院时肺部影像学呈持续性恶化，时清时寐，偶有躁狂，情绪恐惧，整夜不能入眠。结合对证的中药治疗后，患者症状改善明显。治疗一周后从病危转为平稳状态。

在雷神山医院，上海中医药大学附属岳阳中西医结合医院心血管内科主任樊民为呼吸困难、胸口疼痛难忍的重症患者刘女士做针灸。针刺、捻转、行针，20分钟后，刘女士症状逐渐舒缓，半小时后逐渐恢复正常。

"针刺治疗方法可用于减少或替代重症患者呼吸机治疗。"樊民拿出一根经过改造的毫针，在外面加了一个塑料的套管。这是因为隔离病房里穿着防护服，护目镜很容易起雾，戴着几层手套的话手感比较差。他与同事在毫针外面加了一个塑料的套管，这样既避免了感染，又能扎准穴位。

叶永安提出，对于ICU危重症患者诊疗的困难，中医人应注重采用多种经典理论相结合，融会贯通于患者的治疗，方可取得临床疗效，让更多的患者受益于博大精深的中医药学。

因人制宜　治法多样

53岁的河北张家口患者张某入院后，很快上了呼吸机，熬好的中药清肺排毒汤只能通过"鼻饲"给药，病房医生每天给予指尖穴位按摩。经过中西医结合精心治疗，张某的病情日渐好转，撤下呼吸机。但患者意识恢复后，时而神情淡漠，时而焦虑烦躁，医务人员采用中医五行音乐疗法治疗。患者精神好转，最终治愈出院。

新冠肺炎重症、危重症患者病情复杂而多变。中医专家因人制宜，广泛使用鼻饲、灌肠、肚脐贴、穴位贴、中药注射液等多种疗法。

在救治新冠肺炎患者的过程中，重症患者会出现"炎症风暴"。这种自身细胞因子的过度反应，对患者机体的损伤很大。中药注射液成为对付"炎症风暴"的有力武器。

"赶紧上中药注射液！"62岁的郭某入院后出现意识模糊，烦躁，眼窝凹陷，手足冰冷，病情极为危重。河北省中医药巡诊专家现场会诊，汤药浓煎频频鼻饲并灌肠给药，静脉使用中药注射液血必净。2天后，患者意识恢复，手足变得温暖。患者终于撤下呼吸机，病愈出院。

"血必净能活血化瘀、清热凉血，有效抑制'炎症风暴'。中药注射液是抢救治疗重症患者的有力武器"。张伯礼表示，初步临床研究显示，在危重症患者救治中，使用中药注射液能减轻症状，缩短病程，促进核酸转阴。对危重症患者果断、及早使用中药注射剂，可以收到疗效。

基于临床急用、实用和效用为导向，本着第一时间救治病人的指导思想，我国紧急启动了中医药防治新冠肺炎的防治项目，科研助力临床救治。黄璐琦说："重症患者有80%愿意接受中西医结合治疗。寻找中医药疗效的高级别循证证据，有利于优化临床方案并加以推广，提高临床救治率。"

中医抗疫，西医怎么看

面对突如其来的新冠肺炎疫情，中医全程参与、全程发挥作用，彰显了中医的特色和优势，成为我国打赢疫情防控阻击战的"利器"，也为全球抗疫贡献了中国智慧和中国力量。

中医行不行？中药灵不灵？事实胜于雄辩，疗效才是硬杠杠。请听几位亲历者讲述中医抗疫故事。

市民眼中的中医——"中药救了全家的命"

2020年4月8日，武汉解除封城。当晚20时许，武汉市武昌区东湖春树里小区的王先生匆匆赶到武汉大学中南医院发热门诊，他要做新冠肺炎核酸检测。第二天，他带着核酸检测阴性的报告，驱车10多个小时直奔浙江台州。让人想不到的是，王先生全家曾经挣扎在死亡边缘。2020年1月20日晚，王先生的岳母突感不舒服，没以前那么精神，流清鼻涕，不发热。只当是普通感冒，她就吃了点连花清瘟胶囊。

2020年1月23日，武汉封城。岳母一直不发热，但乏力感越来越重。大年三十早上，岳母没像往年那样忙碌着做年饭。她无力地说：

"你们也长大了，该你们做年饭了。"她实在撑不住了，站得时间久了就感觉累。家里没有一点过年的气氛。岳母病没好，岳父又躺倒了。吃感冒发热药，症状没有减轻。不能再拖，王先生决定尽快带两位老人上医院。

2020年1月31日，王先生带老人去医院检查。CT检查结果显示：岳母双肺变白，双肺病毒感染；岳父单肺感染。医生初步判断是新冠肺炎，但正式确诊要等核酸检测结果。所有的定点医院只收确诊的病人。检测结果要等，病床也要等，可病情不等人。老人的病情越来越严重，他们没有力气从床上起来了，呼吸也越来越困难，一直不发热的岳母也开始发热了。两位老人生活完全不能自理了。王先生打电话到社区，前面还有100多位病人在排队。无望！王先生只有回家隔离了。当晚，老婆也发热到了38℃。王先生四处托人打听住院床位。一床难求，医院床位都是满的。几经周折，王先生联系上了黄璐琦。听说是救治新冠肺炎，黄璐琦爽快地让王先生加了他的微信，并联系中国中医科学院广安门医院主任医师李光熙为他开了中药方。

2020年2月1日一早，王先生就直奔同仁堂，按方抓药。王先生生平第一次煎中药，上网查百度才把中药煎好。岳母把送来的药喝得一滴不剩，而岳父胃不舒服，送的中药一滴未喝。老人病情没好转，王先生也感染了。送老人去医院检查时，他突然感觉下腿肌肉剧烈酸疼，低烧37.5℃。他的乏力感越来越严重，几乎没有力气从床上起来，饭也不想吃。王先生默默地念道："上有老，下有小。我千万不能倒下。"于是，他和老婆决定也喝中药。他们煎好药，4个人一起喝完了。当天，王先生喝了2剂药，到下午感觉整个人突然有精神了。太神奇了，他一口气将早上没吃的剩面条吃了两碗，感觉人一下子好了很多。中药的效果太神奇了。可是老人们还是不见好转，难道中药效果因人而异？无奈之下，王先生再次向黄璐琦求助。黄璐琦让他直接联系李光熙医生。李光熙说："你们吃的药量不足，药量要加倍。"当天晚上，王先生把两剂药放在一起合煎。

2020年2月7日早上，岳母说，感觉好多了，呼吸畅通很多。当天下午，老婆的体温从早上的37.4℃降到36.5℃。到晚上，岳母能从病床上走下来了。真不敢相信，岳母病了那么久，都奄奄一息了，还能治过来。这更坚定了王先生喝中药的决心！令人担忧的是，岳父情况越来越严重，体温不断上升，早上37.5℃，晚上38.7℃，整个人非常难受。他闹着不想活了，要从长江二桥跳下去。没有办法，王先生再次求助李光熙。他询问了岳父出汗和排便情况。没出汗、没排便，医生说需要调整方子，先把汗排出来。

2020年2月8日一早，体温38℃的岳父交出他的所有银行卡，还闹着要跳江。岳母不停地劝："老伴啊，我都要死的人，都喝好了，你怎么不喝啊？孩子们那么辛苦弄来药，你怎么不喝啊？"岳父被说服了。王先生飞速从同仁堂取回新开的中药，2剂药一起煎！岳父这次听话了，不到10分钟把药就喝完了。当天16时34分，岳父终于出汗了，体温降到37.6℃。全家人终于松了一口气。晚上18时35分，他体温降为36.7℃。全家人受到鼓舞，下午又煎1剂药给他喝，听话的岳父又是一饮而尽！晚上，岳父喝粥时，马上就吐了，结果人反而舒服很多。李医生说，中医讲汗、吐、下、和，出了汗、吐完就完事了。岳父终于好了！

2020年2月9日，岳父体温正常，36.5℃，反而是老婆体温37.8℃。这几天忙着救老人，忽略了老婆。王先生赶紧询问李医生，原因在于邪气没有退净，让按岳父的方子去抓药。结果，只吃了1剂药，体温就降到36.5℃。

"中药救了我的命，救了我们全家的命！"46岁的王先生第一次喝中药，效果出乎意料，他真正领悟到了中医的博大精深。

中医眼中的中医——"中医不是慢郎中"

"终于要回家了！"在湖北省武汉市汉口医院，看着空荡了许多的隔离病区，广东省中医院中医经典病房主任颜芳心里还有几分不舍。

2020年2月9日，作为广东省中医院第三批援鄂医疗队队员，颜芳驰援武汉。此行武汉他被赋予了一个特殊"使命"——实地证明中医经方究竟能不能有效参与防疫。10年前，他受命组建了一个中医特色型科室，即全部运用中医经典理论、名老中医经验救治各种急危重症。出发前，颜芳内心仍不免忐忑。他坦言："如果不管用，或失败，对我们肯定有打击。"

汉口医院并非广东中医人的"主战场"，这里的病区主要由广东省援助湖北医疗队的多支西医医疗队负责。颜芳就收到"战友"们的邀请，即协同西医专家一起查房。为了方便互相辨认，大家在防护服上写上自己的名字，颜芳和两位队友还郑重地加上两个大字——"中医"。尽管前期心理有准备，颜芳在诊疗时却遭遇了意想不到的"尴尬"。"我们穿着防护服到病房诊疗，刚开始病人以为是西医查房，当我们介绍说自己是广东过来的中医，给大家开中药，话刚说完，有位男患者就当场拒绝说，我们不吃中药"。颜芳说当时现场气氛很尴尬。

46床患者周女士打破了这一尴尬。当听到颜芳来自广东省中医院医疗队时，她挣扎着说："我愿意喝中药！"一个多月前，身为退休医生的周女士感染新冠病毒，住进了自己原来工作的医院隔离病区。她刚入院时，病情很危重，喘促乏力，床边竖着两个"大炮筒"（氧气筒），床头的监护仪显示，吸氧情况下血氧饱和度才85%，情况十分危重。第二天，当颜芳再次查房时，她欣喜地说："吃了1剂中药后，我感觉身体在转暖，气也顺了，整个人比之前舒服很多。"奇迹不断出现，第三天，周女士排痰量增多，胃口改善；第四天，已经5天没有解大便的她开始排便；第五天，床边监护仪显示其血氧饱和度已经达到100%，而且床边的"大炮筒"已经从两个减为一个。当她终于能够坐起来时，她握着颜芳的手，一直强调："千万别减我的中药！是它救了我的命！"

原来，许多患者开始担心因为中药需求量的增大，有可能中断而没药可用了。于是纷纷向医生"抢要"更多的中药，以备"断药"之需。最终，医生保障用药承诺后，"抢药"之风才逐渐"平息"。

"抢药"风波刚过，"藏药"事件又起。

2020年2月14日，颜芳在查房时发现， 37床的田阿姨悄悄地将药"藏"了起来。田阿姨说："我以前不相信中医，但是昨天把你们开的药喝了两套，好像有一种惊人的效果。 我觉得中医真的不错！"颜芳说："嗯，对！我们中医其实很快的！"田阿姨说："对！"颜芳说："中医不是慢郎中！"

从此，她把中药当成了救命药，担心喝完了就没有了。于是，她就舍不得吃，直到颜芳主任承诺她保证供应后，她才又开始恢复了按量服用。经征得阿姨同意，工作人员录制了小视频。没想到，这段小视频当天就在微信被广泛转发，田阿姨也瞬间成了"网红"。

原本，颜芳还有些顾虑田阿姨的看法，可当他们第二天再次来查房时，却看到她已从原来卧床到现在可以靠墙壁而坐，精气神明显好转。

"还没等我们开口，田阿姨就直接说：'谢谢你啊，颜主任！你让我成网红啦！'"田阿姨的话让颜芳一时没有反应过来，然后赶紧接过了话茬："是啊！我们都沾了您这个网红的光！"

查房后，当颜芳和同事们提出能否和"网红"合影时，田阿姨马上说："等等，我得先梳个头！形象很重要！"一边说着一边从抽屉里摸出一把梳子，认真地梳好了头发，整理好衣服，高高兴兴地和这些让她信任，让她重生的医生们合了张影。

那段日子，每天拎着药袋在病房查房成为一道风景。当他们一进入病区，躺在病床上的患者就会亲切地说："中医来了！"如此亲切的称谓让颜芳百感交集。

在武汉抗疫情前线，度过中医经典病房建科10周年的纪念日，这让颜芳实在想不到。如果以中医药如火如荼的抗疫之战做背景板，以中医人可歌可泣的大义之举做主题曲，以汉口医院中医药参与后的出色疗效做生日蜡烛，那么这个10周年的庆典，不是别有一番意义，不是更令人难忘吗？

西医眼中的中医——"赶紧给患者开中药"

"救危重症患者，你们没上呼吸机？"

"我们只是呼吸机的搬运工。"扈晓宇笑着说。援鄂结束，他将未拆封的呼吸机送还医院。医疗设备完璧归赵，表面看起来是中西医携手的胜利，实质却是中西医相互磨合的艰难认同。

2020年2月15日，扈晓宇带队的医疗队混编组成四川援鄂第七、八批重症医疗队，中医10名、西医65名，其中ICU医生36名。

"我们做好准备苦战一场，随队携带了20台呼吸机（有创、无创各10台），2台ECMO，还有若干心电监护、除颤仪等ICU设备"。扈晓宇说。编队中的ICU医生摩拳擦掌，准备大干一场。在他们看来，救治重症患者非上ICU不可。

医疗队管理的病区分布在两个楼层，一层是中西医混合编组，另一层由纯西医接管。中医遭遇的第一个尴尬：没有第一时间开通中药处方权。

收到的第一批患者是上转患者，年龄80多岁、90多岁的占多数，基础疾病很多，感染新冠病毒后病情进展很快，几天内就有两名病人去世，病房情况日趋严峻。当时，扈晓宇的心情像外面的雪天一样，降到了冰点。

病区开设第四天，武汉协和医院开通了中药处方权限，并指定扈晓宇为肿瘤中心院区中西医结合诊疗专家组副组长。在他的牵头下，医疗队临时党委成立了中医突击队有针对性地实行中医药分区治疗。对于红区收治的危重症和重症患者，以四川省特色处方"川方1号"灵活化裁，一人一策。

"总的说来，救治难度非常大。"扈晓宇坦言。不只新冠肺炎重症患者难治，问题还出在少数西医同行的掣肘上。中药发给患者，有些西医对患者说，吃中药会吃坏肝的。患者就不吃了。

武汉抗疫指挥部要求所有的新冠肺炎病人必须用中药，但少数西医非常执着。扈晓宇表达不满："在国家的统一安排下，你必须用中药。你不能这样拉稀摆摆（说了不算）。" 幸好第七、八批重症医疗队的总领队杨进、陈心足表态："如果有谁不让吃中药，我们将找他谈话。"

疗效是硬道理，治愈率是硬杠杠。数据表明，以10天为一个疗程，吃中药的患者，胸部CT改善率为79.6%，危重患者转为普通型或轻症的转换率为80%，核酸的转阴率为50%，对发热、咳嗽、消化道症状的缓解率高达90%以上，在单位时间内，有中医干预的新冠肺炎组的治愈率远远高于纯西医组。

由于中西医认知体系的巨大差异，在短时间内要让西医接受中医还是有点难，比如患者同时用西药和中药，出现腹泻，西医说是中药导致腹泻。到底是药物的问题还是疾病的问题？这需要冷静客观的分析和时间的验证。扈晓宇开出的川方中药用量很大，麻黄15克，附子20克，三棱和莪术用量在30～40克。事实是，单纯用中药，病人没有出血倾向，也没有胃肠道反应，病情却一天天地好转。

"赶紧给他开中药！"亲眼见证疗效后，这些曾经固执的西医开始对中医药"路转粉"。20天后，中西医和谐了很多。西医每天把需要开中药的病人诊断治疗情况发到微信群里，中医迅速对接，进入病房后开出中药处方。中西医顺畅合作也让这个病区的治疗效果显著提升。

2020年3月15日，病区迎来患者"清零"的日子。共收治新冠肺炎患者176例，累计治愈出院141例，其中重症、危重症患者51例；转院33例，病亡2例。令人称奇的是，两个病区气管插管的患者0例，使用有创呼吸机0例，使用ECMO 0例。

当这个成绩报到四川援鄂医疗总队时，其他编队的医生有点不信，觉得多是轻症，这回编队中的西医也不干了，直接拿出数据，找他们理论，说是中医起了很大的作用！

"在西医基础治疗和床位数基本一致的情况下，我们两支有中医参与的医疗队各项数据基本都优于同天开科的其他援鄂医疗队。"扈晓宇说。住院时间短，医疗费用低。中药一天也就花费100～200元，但要是上了有创呼吸机，或者是上了ECMO的话，费用可不是一笔小数目。

治疗重症患者，由于没有气管插管，西医ICU同行也减少了插管带来的病毒暴露机会，虽然没机会"大显身手"，有点小小的遗憾，但看着那些尚未拆封、从未进过污染区"全身而退"的医疗设备，他们最终为中医的疗效所折服。他们笑言，中医药不仅拯救病人，也挽救了价值上千万的医疗设备。

"从我个人经验角度来说，中西医磨合得好的医疗队，重症、危重症患者的救治情况就好，治愈率很高，死亡率也低。中西医携手才能打败新冠肺炎这个共同的敌人。"扈晓宇说。

红区里的中医——如同在悬崖边施药

在湖北省中西医结合医院呼六病区，叶永安苦苦思索。其他患者吃了他开的汤药，症状改善明显，而31床的田老太太，病情却始终不见起色，特别是她的症状似乎与病情不那么相符，这位70多岁的老人身上，究竟发生了什么？叶永安带领医疗队员走到老太太床边，询问起老人的病情："老人家为什么这么难受？"老太太哇的一声大哭起来，紧紧地拉着大夫的手说："医生，一定要救救我老头的命。"

原来，老两口都感染上了新冠肺炎，虽然经过了前期的输液治疗，可效果并不明显。老太太咳嗽没有减轻，晚上咳得撕心裂肺，连护士都替她担心。76岁的周老爹情况更糟糕，带着氧气也憋得不行，呼吸困难不断加剧。因为病情的进行性加重，他们被救护车送到湖北省中西医结合医院呼八病区。

周老爹既往有心脏病、重度前列腺增生病史，入院后持续低氧血症，静息脉氧持续低于93%。入住呼八病区后，周老爹的症状仍没有好转，连晚上上厕所的力气也没有了，乏力的老太太还得帮忙。最终，因感染性休克，病情危重，周老爹被紧急送进了ICU插管抢救。

2020年3月初，湖北省中西医结合医院对病区做出调整，把呼八病区的19名重症患者有序地转入呼六病区，进一步提高医疗效率。就这样，田老太太转到了叶永安所负责的病区，然而她的心里还一直惦记着休克的老伴。她说，要走的话，她也要走到老伴的前面。焦虑、担忧，甚至恐惧，让这位老年人食不下咽，夜不能寐。正是因为这个原因，田老太太的病情始终不能得到真正的缓解。

了解了情况后，叶永安开始对"证"下药。他首先安排了医疗队郭楠医生与ICU沟通，确保老太太能够第一时间了解周老爹的情况，极大地解决了老人家的"胡思乱想"。随后，叶永安受邀进入新冠肺炎ICU重症病房内，带领医疗组组长梁腾霄进行中医查房。此次查房的重点是呼吸机辅助机械通气的患者，而周老爹正在其中。

叶永安采用脏腑辨证及卫气营血等理论，综合五运六气理论，给周老爹用药上加大了益气养阴药的剂量，同时重用温阳药以治阳衰。幸运的是，中药汤剂治疗一天后，周老爹循环及呼吸明显趋于稳定，肺脏氧合能力快速改善，呼吸机支持压力水平减低，给氧浓度由60%稳定降至40%。两天后，周老爹奇迹般具备了拔管指征，并顺利拔管脱机。

叶永安说："救治重症、危重症患者如同在悬崖边施药，不能有丝毫的闪失。这是对中医所学知识的高度浓缩，中医人应注重天人合一，采用多种经典理论相结合，融会贯通于患者的治疗，方可取得临床疗效。"中医治疗要调整个体身体状态至阴平阳秘，进而达到疾病自去的效果。

当几天后，叶永安教授再次来到ICU查房时，拔管后的周老爹说话还不太清晰，但是他执意用还带着输液针头的双手合十，感谢叶永安和他的团队，让在场的每一位医务人员都感到了莫大的欣慰与骄傲。

听到周老爹一点点好转的消息，田老太太露出久违的笑容："老头子在里面蛮好的。"为了更好地照顾即将转出的周老爹，老太太的求生欲望被大大地调动起来，觉得黑漆漆的中药一点也不苦。看到药袋上一日3次，她每天早上4点就起来开始吃药，咳嗽次数明显减少，乏力等症状也快速恢复。

在叶永安的安排下，周老爹转出后与老太太住在了一间病房。当周老爹转入病房时，老太太激动地拉着老伴的手，一直都不放开。两位老人的伉俪情深，也感动了在场的医护人员。次日，叶永安带队查房时，老太太激动万分，扑通一下就跪了下来，可是吓坏了医疗队员们，急忙将她扶起。

"人都是讲良心的"。老太太拿出自己的黑色小背包，把医疗队46名医生、护士的名字都写下来。她说，回去要让儿女都记住，要记住恩人、英雄的名字。

从武汉一线返回前，叶永安收到老人、儿子发来的视频，他说："父亲转出ICU病房时，对他说的第一句话就是，要好好地感谢叶永安教授他们（医护人员），能活着一定要好好地活着。父亲说，他是一名老兵，他最希望的事情就是，等他能够站起来，一定给医疗队敬一个军礼！"

敬军礼，是一位老兵对叶永安教授团队最高的敬意。回归正常工作，叶永安还惦记着武汉的患者，患者的真情感动了他。

预防新冠肺炎，"艾"祛"湿"是啥

新型冠状病毒借飞沫、接触传播，水分是重要的帮凶。在干燥环境，新型冠状病毒预计超过 5 分钟就不具备传染性了。病毒进入人体，生存也需要湿性体质。空气中的"湿"为新冠病毒人与人传播提供条件，体内"湿"气为新冠病毒生存发病提供条件。

黄金昶认为，预防新冠肺炎，要从"湿"下手，环境之"湿"与体内之"湿"同治。防止病毒传播与发病，要切断环境传播的湿邪，改善体内环境"湿气"。切断传播环境主要是利用诊室和居室艾烟氤氲，破坏体内环境主要是艾灸相关穴位与改变不良饮食习惯。

艾烟氤氲，破坏病毒传播外环境

2019年12月，武汉约半数时间在下雨，2020年1月约有10天在下雨。

黄金昶介绍，处理瘟疫改善外环境，中医多用艾烟。艾烟可除湿、杀菌、杀病毒。晋代岭南名医葛洪在《肘后备急方》记载瘟疫流行时"断瘟病令不相染，密以艾灸病人床四角，各一壮，佳也"。后世医家多用这种方法可有效预防疫病传染。

作为国家重点基础研究发展计划"973课题"，湖南中医药大学常小荣教授主研的《艾烟空气消毒的研究进展》提出，艾烟消毒作为一种行之有效的空气消毒方法，对多种病原微生物具有杀灭作用，具有与紫外线消毒、消毒溶液等其他消毒方法相同，甚至更为理想的消毒效果，并且范围更广泛。

黄金昶介绍，艾烟消毒很简单，点燃艾条、艾叶或艾绒，让其充分燃烧半小时。烟雾缭绕密闭1小时，然后开窗通风，每天一次。燃艾时要远离易燃、易爆物品，人最好离开房间。

艾烟防疫的优势在于，艾烟氤氲，弥漫到整个房间，在整个空间无死角除湿消毒，有效防止人传人现象。黄金昶建议，高发地区医院及家庭进行持续不少于14天的房间艾烟消毒处理，有效消除空气中新冠病毒。

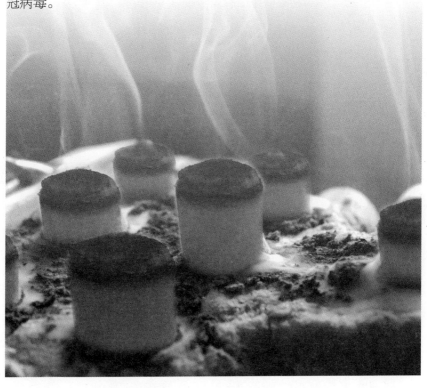

有人恐惧艾烟是否有大量PM2.5，北京中医药大学黄剑博士论文《艾灸诊室PM2.5物理化学特征与毒理研究》证实，艾烟PM2.5的健康效应与暴露风险不明显，验证了艾烟安全性。2003年SARS期间，广州中医药大学第一附属医院整个医院坚持艾灸，实现零感染。中国针灸学会发文推荐艾灸预防与治疗新冠肺炎。

艾灸穴位，祛湿强体，改善内环境

一场疫情让我们明白，未来拼的不是学历和权力，而是免疫力。疫情来袭，考验每个人，尤其是免疫力差的人。其实，在中医看来，会不会"中招"，关键在于体质。华南海鲜市场并非人人感染新冠肺炎，哪类人群易感？

黄金昶分析，外因通过内因起作用，内因在疾病发生过程中起决定作用。同样的环境有人得病，有人却不得病，新冠肺炎易感人群是内湿体质的人。

此次疫情罪魁祸首是"湿邪"，中医把湿邪分为内湿、外湿。顾名思义，外湿是自然界的潮湿；内湿是脾胃虚弱内生的，也可以是外湿直接入侵导致的，或者过食甜食、生冷、肉食引起的。内湿人群表现为大便黏滞、汗出以头部为主，夏天容易被蚊子叮咬、眼袋下垂、舌苔腻、血脂高、胆红素高、淋巴细胞数低，易发湿疹、足癣、糖尿病，血压舒张压高以下午高为主，蛋白尿等。

常言道"千寒易除，一湿难去"，提示湿邪黏腻极其不易祛除。黄金昶强调，去除内湿要从源头做起，健脾祛湿，以防湿邪缠身，可用山药、炒薏苡仁、赤小豆熬粥健脾祛湿；还有忌生冷，少吃肉食与甜味食品（包括水果、蜂蜜、蛋糕、糖、红薯、酸奶及甜味很足的南瓜等），避免伤脾生湿。

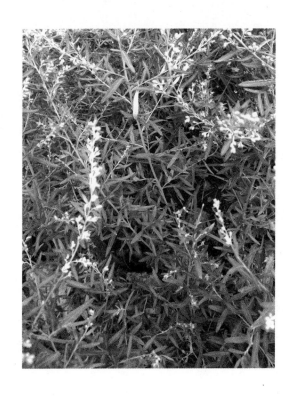

如何提高免疫功能？黄金昶建议，可参考药王孙思邈《千金要方》提出的艾灸方法，"凡人吴蜀地游宦，体上常须两三处灸之，勿令疮暂瘥，则瘴疠温疟毒气不能着人也"，强调艾灸增强体质，不容易染病。《本草纲目》中记载："艾以叶入药，性温，味苦，无毒，纯阳之性，通十二经，具回阳、理气血、逐湿寒……等功效。"艾有去除寒湿的功效。

预防新冠肺炎，既得选穴增强免疫功能，又要选穴祛寒与湿，才能事半功倍。黄金昶推荐，艾灸中脘（健脾胃祛内湿要穴）、大椎（散表寒祛外湿要穴）、身柱（宣肺清热、补肺强体要穴），如患者有腹泻症状，可加神阙，悬灸或雀啄灸，每次每穴20～30分钟，每日一次，以皮肤耐受为度。以上午艾灸为佳。

黄金昶特别提醒：湿性体质群体更要少出门、加强房间艾烟消毒，加强艾灸增强体质、加强饮食调护，平安度过疫情。

雷神山清零，中医药参与率如何做到100%

2020年4月14日，雷神山医院住院病人清零。

回首雷神山医院一个半月的艰苦奋战，国家第四批援鄂中医医疗队上海中医药大学附属龙华医院领队方邦江感触颇深。他说，中医先行，第一时间介入，在新发传染病的救治中彰显特色和优势。截至2020年3月29日24时，病区共收治患者114名，治愈出院患者107名，中医药治疗参与率100%。收治的病人中，最大93岁，重症和危重症占24%。

2020年2月15日，30名医护人员紧急集合，在次日凌晨3点抵达武汉。医疗队由8名医生22名护士组成，他们中有国家中医药管理局岐黄学者方邦江，有获得首届全国护理岗位技能竞赛银奖的上海市首届十佳护士陆巍护士长，有呼吸科秦朝辉主任医师，有参与汶川大地震救治工作的席丽君护士长，有在护理岗位工作11年的老党员周睿。方邦江带队进驻武汉雷神山医院，担任该院感染三科五病区主任。抵达武汉后，整个团队立即投入到紧张的备战中，从新建一间传染病区开始。

2020年2月25日，开始收治病人第5天，病区第一个病人就痊愈出院，这也是第四批国家中医医疗队首例治愈出院的患者。针对新冠肺炎发病特点，方邦江提出了疫毒夹湿的新冠肺炎致病理论，按照"急性虚证"和"截断扭转"治疗思想，构建了治疗轻症、普通型、危重症、恢复期全程补虚、截断逆转等体现中医整体观念、辨证论治治疗新型冠状病毒肺炎诊疗体系的中医、中西医结合治疗方案，并相继在雷神山重症监护病区及其他病区临床应用，取得了良好的疗效。

辨证施治，突出中西医结合综合治疗的优势。队员们仔细分析每一位患者的病情，充分发挥中医药的优势，辨证论治开出汤药，同时因人而异，实施心理疗护、针灸、功法等非药物治疗。病区的中医药使用率100%，中医外治疗法、功法疗法达90%以上。

在负压隔离病房里，由于穿着防护服、戴着手套，传统针灸不易定位且存在误伤等安全风险。方邦江做出调整，将传统针灸改为采用管针、揿针等更为安全的针刺方式。同时针对负压隔离病房的特殊环境，开展了无烟艾灸，保持病房空气清净。为弥补穿戴隔离服装切脉不准的问题，他们应用中医智能脉象诊断仪，不断完善中医诊断手段。为了解决患者深部痰液引流不畅的问题，开展了应用腹部按压提压术，为患者增强腹部压力，促进患者的痰液引流。针对呼吸衰竭患者，使用针灸等技术减少或替代呼吸机治疗，效果显著。

陆巍带领护理团队把龙华医院相关的中医优势护理技术嫁接到雷神山医院病区，积极实施中医辨证护理，将八段锦功法、穴位贴敷、艾灸、耳穴贴压、中药香囊等中医护理技术运用到促进患者康复的护理过程中，针对新冠肺炎患者的"湿"以及消化道症状，她请教多名中医专家后改良了原穴位贴敷协定方的配方，增加了藿香以化湿和胃。

中日友好医院国医大师晁恩祥团队、上海市名中医吴银根教授等对多名重症新冠肺炎患者进行了多学科远程会诊，针对目前临床中的重症疑难病例，以及中西医结合治疗方案需要进一步完善的病例，分别从病情研判、用药效果、康复调理等方面进行认真研讨，一起为新冠肺炎患者"把脉开方"。通过充分讨论、融合，更清晰快速地掌握新型冠状病毒肺炎在中医方面的演变规律，抓住切入点，从而阻断疾病发展，让病人快速有效康复。

在日常诊疗工作展开的同时，龙华医院团队在病区内开展了中医药表里双解方治疗普通新冠肺炎、截断扭转策略治疗重症新冠肺炎、穴位贴敷扶正治疗新冠肺炎、现代冥想新冠肺炎辅助康复音乐疗法等4个临床项目，同时开展多中心临床研究，初步研究结果显示中医、中西医结合治疗在患者退热，核酸转阴时间，阻止轻症、普通型患者转为重症、危重症，缩短治愈时间，降低患者死亡率方面效果明显。此外，陆巍带领团队开展中医护理研究项目，注重数据收集和挖掘，在新型冠状病毒肺炎患者的中医临床护理中找寻规律，总结经验，推广应用，服务更多患者。

张老伯曾先后在武汉两家定点医院ICU治疗，长期使用抗病毒药物、抗生素和激素等治疗，病情未见好转，转至雷神山医院接受中医药治疗，经过几天的治疗情况好转，治愈出院。张老伯的女儿也是一位奋战在抗疫战场上的医务人员，是武汉大学中南医院影像科的知名专家。作为一名西医，她对父亲诊治过程颇为感慨："抗击疫情，中医药不可替代。"

中医战疫为何成疫情防控亮点

　　这是一场百年来影响范围最广的全球性大流行病——200多个国家和地区受到波及，全球确诊病例超过1500万例。

　　几千年来，中华民族能一次次转危为安，靠的就是中医药。迎战疫情，中医药交出了一份漂亮的"中医答卷"，贡献了独具特色的"中国智慧"。《抗击新冠肺炎疫情的中国行动》白皮书点赞中医药："中医药参与救治确诊病例的占比达到92%。湖北省确诊病例中医药使用率和总有效率超过90%。"

　　2020年6月2日，习近平总书记主持召开专家座谈会时强调："中西医结合、中西药并用，是这次疫情防控的一大特点，也是中医药传承精华、守正创新的生动实践。"

激发出中西医结合的新动能

　　面对前所未知、突如其来、来势汹汹的疫情天灾，中国果断打响疫情防控阻击战。

　　疫情之下，全国中医界同舟共济、尽锐出击。5批中医国家医疗队合计773人驰援武汉，近5000多名中医人的身影遍布湖北各定点医院。72岁的张伯礼，64岁的仝小林，52岁的黄璐琦，他们是院士也是战士，始终奋战在抗疫第一线。

2020年1月25日，大年初一，武汉市金银潭医院迎来首批中医国家医疗队，队员由中国中医科学院广安门医院和西苑医院的医务人员组成。这支医疗队犹如暗夜里的一束火光，激发出中西医结合的新动能。

进驻金银潭医院，医疗队面临着棘手的难题：没有中药房，没有中药饮片和中药颗粒剂，没有中药处方信息系统。在这片"不毛之地"，他们"安营扎寨"，全面接管南楼一病区。

新冠肺炎疫情发生以来，习近平总书记多次强调，"坚持中西医并重""坚持中西医结合""坚持中西药并用"。中央应对新冠肺炎疫情工作领导小组要求，强化中西医结合，促进中医药深度介入诊疗全过程，及时推广有效方药和中成药。中西医结合，成为防控新冠肺炎总体战的主旋律。

新冠肺炎诊疗方案从第三版到第七版，中医药方案日臻完善。在没有特效药和疫苗的情况下，中医药在抗疫中派上大用场。首次大范围有组织实施早期干预、首次全面管理一个医院，首次整建制接管病区，首次中西医全程联合巡视和查房，首次在重症、危重症患者中深度介入，探索形成了以中医药为特色、中西医结合救治患者的系统方案，成为中医药传承创新的一次生动实践。国际社会高度评价："中西医结合的方式是抗击疫情的重要方案，正在为全球抗疫做出贡献。"

于文明说，面对新冠肺炎这样的新发突发传染病，中医药之所以能发挥出独特优势和作用，得益于党中央将疫情防控作为头等大事来抓，得益于中西医并重卫生健康方针，得益于中医药专家同仁与西医药专家同仁精诚合作，完善诊疗方案，充分发挥了中医药和西医药互相补充协调发展这一中国特色卫生健康发展模式的独特价值作用。

全过程全方位发挥作用

每一次大疫的发生，都是一次大战，也是一场大考。新冠肺炎被中医定性为"寒湿疫"。王永炎说："寒湿疫在近300年来已很罕见，能否准确地把握病机是对中医人的一次大考。"

大疫出良方。面对凶猛的病毒，如何针对核心病机快速拿出有效的"通治方"，阻断疫情的蔓延？

葛又文出身中医世家。结合从武汉发回的患者病情资料，在统筹考虑《伤寒杂病论》经典名方基础上，葛又文将麻杏石甘汤、五苓散等多个方剂精心优化组合，创新运用，并亲身试药，反复推敲，在一周内确定了包含21味药的清肺排毒汤处方。他说，这个方剂不以药为单位，而以方剂为单位去作战，方与方协同配合，使其在同等药量的情况下产生了几倍量的效果，寒湿热毒排出的速度就更快。

2020年1月27日下午1时，以临床"急用、实用、效用"为导向，国家中医药管理局紧急启动中医药防治新冠肺炎有效方剂临床筛选研究。清肺排毒汤在多省多地不同年龄层次的214例确诊病人中临床有效率达90％以上。

当时，武昌区形势非常严峻，在1月下旬高居全市发病率之首。仝小林意识到，只有尽快让每一个病人都吃上中药，才能阻断疫情蔓延之势。他与当地专家充分讨论后，拟定出通治方——"武汉抗疫方"，适用范围是新冠肺炎轻症、普通型、疑似病人和居家隔离的发热病人。

用药如用兵，治疫如救火。武汉新冠肺炎指挥部医疗救助组下发通知：2020年2月3日24时前，武汉各定点救治医疗机构确保所有患者服用中药。由政府签发文件大面积发放中药救治病人，这在中华人民共和国成立以来还是第一次。在武汉地区，武汉抗疫方、清肺排毒汤以及化湿败毒方实现了社区全覆盖。

全小林介绍，服用中医通治方，高危人群可以预防，轻症不至于转重症，重症不至于死亡，为治疗留出很大的"缓冲带"，起到很好的防控作用。

国家中医药管理局数据显示，截至2020年5月20日，纳入"清肺排毒汤"临床救治观察的10个省份（不包括湖北省）66家定点医院1337例本土患者中有1323例（占98.95%）临床治愈出院，这其中有57例是重症患者。救治对象中无一例轻症转为重症、普通型转为危重症。在国务院联防联控机制召开的新闻发布会上，北京中医药大学副校长王伟表示，清肺排毒汤是治疗新冠肺炎的特效药。

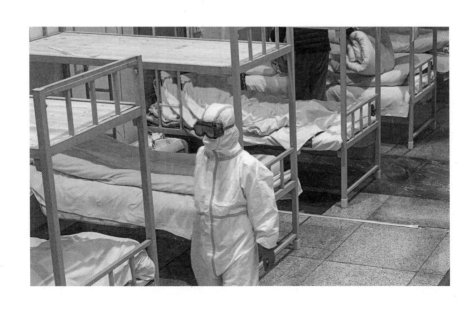

在新冠肺炎治疗中，中医药全过程全方位发挥作用。《抗击新冠肺炎疫情的中国行动》白皮书向世界昭示：筛选金花清感颗粒、连花清瘟胶囊/颗粒、血必净注射液和清肺排毒汤、化湿败毒方、宣肺败毒方等"三药三方"为代表的针对不同类型新冠肺炎的治疗中成药和方药，临床疗效确切，有效降低了发病率、转重率、死亡率，促进了核酸转阴，提高了治愈率，加快了恢复期康复。

"硬实力"向世人证明疗效

有一味中药名为金银花，也称忍冬花。它能忍耐冬天的寒冷，在春天会开出金色、银色两种花。中国抗疫走过最寒冷的冬天，迎来山花烂漫的春天。

2020年4月24日，最后一例新冠肺炎重症患者治愈，武汉新冠肺炎重症病例实现清零。

2020年3月18日，我国首个获批进入临床试验治疗新冠肺炎的中药新药——化湿败毒颗粒临床研究启动会召开。国家中医药管理局副局长闫树江说，化湿败毒颗粒作为我国第一个具有完全自主知识产权、用于治疗新冠肺炎获批进入临床试验的中药创新药物，彰显了中医药在应对新发、突发重大公共卫生事件中的独特优势和作用。

一部中华民族的历史，也是一部战疫史。抗击新冠肺炎，为中医战疫积累了规律性的经验。只要给中医阵地，中医人就能用"硬实力"向世人证明中医药的疗效。

后　记

一场突如其来的新冠肺炎疫情打乱了我们的生活。"我们在一条又长又黑的隧道里待了两年半，现在刚开始看到隧道尽头的曙光……"世界卫生组织回应说："我们尚未走出（疫情）隧道，还有很长的路要走。"

在疫情肆虐的暗夜里，中医如同一道温暖的光。白衣执甲、闻令而动、尽锐出击，疫情挡不住中医人"望、闻、问、切"。在抗击新冠肺炎的斗争中，中医人接受病毒考验，经历疫情洗礼，不放弃、不退缩、不止步，百折不挠地展现中国精神、中国力量、中国担当。

习近平总书记指出："中西医结合、中西药并用，是这次疫情防控的一大特点，也是中医药传承精华、守正创新的生动实践。"大疫如同大考，考出了中医的实力和水平。让我们来盘点这份漂亮的"中医答卷"。

我们不难发现，中医药传承创新发展，离不开社会面"清零"。国粹需要国法来保护。我国中医药领域的基础性、纲领性法律——《中华人民共和国中医药法》实施5周年来，为经典名方的审批"松绑"，放宽中医诊所的准入门槛，打通民间中医依法转正的路径，强化中医药在传染病防治和突发公共卫生事件应急工作中的重要作用，筑牢中医药传承创新发展的法律根基。实际上，社会面"清零"就是清障，就是用法律武器清障，去除"以西律中"的束缚，清除中医药传承创新发展的障碍，构建起遵循中医药特点的法规体系。

我们不难发现，中医药传承创新发展，离不开文化面"清零"。抗疫遭遇难言的尴尬：被患者"打脸"，公开拒绝用中药；被西医拆台，不让患者吃中药；被疫情所困，传统的望、闻、问、切无法施展。中医行不行，中药灵不灵，不是说不清，也不是讲不明，而是社会缺乏对中医药最基本的认同。中国悠久的传统优秀文化如同中医的"根"和"魂"。实际上，文化面"清零"就是"清空"，用文化认同来消除对中医药的偏见和歧视，树立文化自信，培养爱中医、看中医、用中药的社会土壤，让中医成为现代中国人的生活方式。

我们不难发现，中医药传承创新发展，离不开政策面"清零"。打赢疫情防控阻击战，中医药创造了多个"首次"：首次大范围有组织实施早期干预；首次全面管理一个医院；首次整建制接管病区；首次中西医全程联合巡诊和查房；首次在重症、危重症患者的救治中深度介入……中医药抗疫的生动实践，源于政策面"清零"，得益于《中共中央国务院关于促进中医药传承创新发展的意见》等一系列政策文件的出台。政策面"清零"就是清理，彻底清理不遵循中医药发展规律的政策文件，建立符合中医药特点的服务体系、服务模式、管理模式、人才培养模式，使传统中医药发扬光大。

奋进新征程，建功新时代。中医药进入一个前所未有的高光时刻，呈现打破坚冰、大地春回的暖意。中医药是中华民族的伟大创造。传承创新发展中医药成为中华民族复兴的大事。置身传承精华、守正创新的新阶段，趁着天时、地利、人和的大好时机，去痼疾、补短板、强弱项、扬优势，咬定青山不放松，脚踏实地加油干，岐黄之术将展现出无限生机。

古老的中医药历久弥新，其独特的价值和作用不断彰显。无论是把脉问诊呵护健康，还是早日驱散疫情阴霾，中医药走过万水千山，万变不离其宗——遵循中医药发展的根本规律。这是我们政策制定的出发点和落脚点。如果离开中医药的主体地位，丢掉中医药的原创思维，哪怕融合再多的高科技，也是徒具其表。在现代化的新征程上，遵循自身发展规律，中医药实现创造性转化、创新性发展指日可待。

毛泽东主席说："中国医药学是一个伟大的宝库，应当努力发掘，加以提高。"破解中医药发展的瓶颈，切实解决好发展不平衡、不充分的问题，亟需加快构建中医药发展新格局。让中华民族瑰宝惠及世界，为全球健康提供"中国处方"，中医药走出去征程漫漫，中医药国际化的大趋势不可阻挡。一抓一大把，一熬一大锅，一喝一大碗，中医药在主战场上还得苦练内功，做大、做强国内市场，畅通国内外双循环，增强走向世界的底气和实力。面向人民生命健康，发掘中医药宝库，打开这个神秘的"黑匣子"，还需跨界融合，不断向科学技术的广度和深度进军，真正实现中医药的高质量发展，为人类卫生健康共同体建设贡献中国智慧。

疫情就是命令。作为一名党报新闻人，笔者责无旁贷地进入战时状态，义不容辞地投入疫情报道，始终战斗在抗击疫情新闻报道的最前沿，以笔抗疫，坚守主阵地，唱响主旋律，尽一份媒体记者的职责和担当。报道张伯礼、黄璐琦、仝小林既是院士又是战士的光辉形象，讴歌中医人悬壶济世，与病毒抗争的英雄事迹，彰显中医药人的责任和担当。

疫情期间，中医药成了热词，屡上热搜。为此，出版社将我的第二本中医药文集定名为《中医热搜话题百问百答》。作为一名非中医人士，担此重任，荣幸之至。全书分为抗疫、传承、精华、守正、创新五个部分。收录的文章多是第一次公开发表，希望能为中医药科普尽绵薄之力。

报道中医药十多年，收获中医人满满的关爱。在此感谢"人民英雄"国家荣誉称号获得者张伯礼院士、国医大师王琦院士、中国中医科学院广安门医院主任医师仝小林院士欣然为本书作序，笔者感恩于心。每一篇稿件也凝聚着《人民日报》社各位领导、同事对笔者的关心和厚爱，衷心地道一声感谢。调任《人民日报》健康客户端、《健康时报》社一年来，感谢这个有爱的集体包容和接纳。走出至暗的夜，寻找温暖的光，感谢一路陪伴的家人、亲朋、好友。

兹以本书献给致力弘扬岐黄之术的中医药人：你们正把传统的变成现代的，把经典的变成流行的，把学术的变成大众的，把民族的变成世界的，你们把自己的热爱，变成一个和成千上万的人分享快乐的事业。

今年10月8日，时值《人民日报》健康客户端中医药频道创办1周年。立足新时代媒体融合发展，唯愿中医药的声音传得更开、传得更广、传得更深入。

作者

2022年10月8日